Inspanningsfysiologie bij kinderen

Inspanningsfysiologie bij kinderen

onder redactie van
dr. T. Takken
dr. M. van Brussel
dr. H.J. Hulzebos

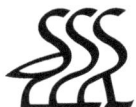

Bohn Stafleu van Loghum
Houten 2008

© 2008 Bohn Stafleu van Loghum, onderdeel van Springer Uitgeverij
Alle rechten voorbehouden. Niets uit deze uitgave mag worden verveelvoudigd, opgeslagen in een geautomatiseerd gegevensbestand, of openbaar gemaakt, in enige vorm of op enige wijze, hetzij elektronisch, mechanisch, door fotokopieën of opnamen, hetzij op enige andere manier, zonder voorafgaande schriftelijke toestemming van de uitgever.

Voor zover het maken van kopieën uit deze uitgave is toegestaan op grond van artikel 16b Auteurswet 1912 j° het Besluit van 20 juni 1974, Stb. 351, zoals gewijzigd bij het Besluit van 23 augustus 1985, Stb. 471 en artikel 17 Auteurswet 1912, dient men de daarvoor wettelijk verschuldigde vergoedingen te voldoen aan de Stichting Reprorecht (Postbus 3051, 2130 KB Hoofddorp). Voor het overnemen van (een) gedeelte(n) uit deze uitgave in bloemlezingen, readers en andere compilatiewerken (artikel 16 Auteurswet 1912) dient men zich tot de uitgever te wenden.

Samensteller(s) en uitgever zijn zich volledig bewust van hun taak een betrouwbare uitgave te verzorgen. Niettemin kunnen zij geen aansprakelijkheid aanvaarden voor drukfouten en andere onjuistheden die eventueel in deze uitgave voorkomen.

ISBN 978 90 313 5084 1
NUR 894

Ontwerp omslag: Nanja Toebak, Den Bosch
Ontwerp binnenwerk: Studio Bassa, Culemborg
Automatische opmaak: Pre Press, Zeist

Bohn Stafleu van Loghum
Het Spoor 2
Postbus 264
3990 GA Houten

www.bsl.nl

Inhoud

	Personalia	10
	Voorwoord	11
1	**Algemene inspanningsfysiologie**	12
	Inleiding	12
	Longen	13
	Bloed	14
	Hart	14
	Lichaamscirculatie	16
	Spiervezeltypen	19
	Anaerobe inspanning	20
	Intensieve duurinspanning	20
	Lichte tot matig-intensieve duurinspanning	21
	Metabole Scoop	21
	Ademhaling	22
	Hartminuutvolume	23
	Warmtehuishouding tijdens inspanning	24
	Conclusie	25
	Literatuur	26
2	**Inspanningsfysiologie en ontwikkeling van het gezonde kind**	28
	Inleiding	28
	Aerobe capaciteit	28
	Verschil tussen jongens en meisjes	29
	Etnische verschillen	30
	VO_{2max} of VO_{2piek}	31
	Ventilatie	31
	Energy cost of locomotion	31
	Anaerobe capaciteit	32
	Metabole non-specialist	34

	Spierkracht	34
	Spierfysiologie en ontwikkeling	35
	Herstel na inspanning	36
	Conclusie	39
	Literatuur	40
3	**Fysieke activiteit bij kinderen**	**42**
	Inleiding	42
	Het belang van goede fysieke fitheid	42
	Sport en fitheid	43
	Ziekte en fitheid	44
	Hoeveel bewegen is genoeg?	44
	Beweging en chronische ziekte	47
	Conclusie	48
	Literatuur	48
4	**Het meten van het inspanningsvermogen bij kinderen**	**50**
	Inleiding	50
	Laboratoriumtests	51
	Submaximaaltests	53
	Veldtests	55
	Shuttle tests	57
	Ontwikkeling van een eigen veldtest	58
	Conclusie	59
	Literatuur	59
5	**Training bij kinderen**	**62**
	Inleiding	62
	Trainingswetten	63
	FITT-factoren	67
	Training bij kinderen	69
	Conclusie	88
	Literatuur	89
6	**Astma**	**93**
	Inleiding	93
	Fysiek functioneren	94
	Fysieke fitheid	96
	Inspanningsonderzoek	97
	Training	99
	Conclusie	102
	Literatuur	103

7	**Cerebrale parese**	106
	Inleiding	106
	Fysieke activiteit	107
	Fysieke fitheid	107
	Training	108
	Contra-indicaties voor training	113
	Conclusie	113
	Literatuur	113
8	**Chronischevermoeidheidssyndroom (CVS)**	115
	Inleiding	115
	Aerobe capaciteit van CVS-patiënten	117
	Conclusie	120
	Literatuur	120
9	**Inspanning bij patiënten met cystic fibrose (CF)**	122
	Inleiding	122
	Inspanningstolerantie	123
	Ventilatoire beperking	125
	Cardiale beperking	126
	Perifere beperking	126
	Trainingsinterventies	127
	Training	128
	Conclusie	131
	Literatuur	132
10	**Diabetes mellitus**	135
	Inleiding	135
	Diabetes mellitus type I	136
	Diabetes mellitus type II	139
	Conclusie	142
	Literatuur	142
11	**Hartaandoeningen**	144
	Inleiding	144
	Fysieke activiteiten	144
	Fitheid	145
	Training	146
	Atriumseptumdefect (ASD)	151
	Tetralogie van Fallot	152
	Transpositie van de grote vaten	155
	Fontan-circulatie	157

Coarctatio aortae 162
Conclusie 163
Literatuur 164

12 Juveniele idiopathische artritis 169
Inleiding 169
Fysieke activiteit en inspanningstolerantie 170
Training 171
Literatuur 172

13 Mentale retardatie en het syndroom van Down 174
Inleiding 174
Fysieke activiteit en fitheid 174
Training 177
Type en hoeveelheid training 179
Conclusie 179
Literatuur 180

14 Nierinsufficiëntie 182
Inleiding 182
Achtergrond 182
Inspanningstolerantie 184
Training 186
Conclusie 188
Literatuur 189

15 Obesitas 191
Inleiding 191
Achtergrond 191
Bewegen en fitheid 192
Bewegen en diëten 193
Gezinsinterventie 194
Vet maar fit 195
Aanpak 195
Conclusie 196
Literatuur 197

16 Oncologie 198
Inleiding 198
Inspanningstolerantie 199
Training 201
Literatuur 203

17	**Osteogenesis imperfecta**	205
	Inleiding	205
	Natuurlijk beloop van de motorische ontwikkeling bij OI en andere vaardigheden	206
	Inspanningstolerantie	207
	Training	208
	Type en hoeveelheid training	210
	Advies	210
	Conclusie	211
	Literatuur	212
18	**Spierziekten**	214
	Inleiding	214
	Dystrofinopathieën	214
	Metabole myopathieën	216
	Inflammatoire myopathieën	220
	Conclusie	222
	Literatuur	223
19	**Spina bifida**	227
	Inleiding	227
	Fysieke activiteiten	230
	Fysieke fitheid	231
	Training	232
	Conclusies	232
	Literatuur	233
	Register	235

Personalia

Drs. M. van Bergen, bewegingswetenschapper, UMC Utrecht, locatie Wilhelmina Kinderziekenhuis

Dr. M. van Brussel, klinisch inspanningsfysicloog, UMC Utrecht, locatie Wilhelmina Kinderziekenhuis

Drs. J. de Groot, fysiotherapeut, Hogeschool Utrecht, Lectoraat Leefstijl en Gezondheid en UMC Utrecht, locatie Wilhelmina Kinderziekenhuis

Dr. H.J. Hulzebos, klinisch inspanningsfysioloog en (sport)fysiotherapeut, UMC Utrecht, locatie Wilhelmina Kinderziekenhuis

Dr. T. Takken, medisch fysioloog en klinisch inspanningsfysioloog, UMC Utrecht, locatie Wilhelmina Kinderziekenhuis

Dr. O. Verschuren, kinderfysiotherapeut, Revalidatiecentrum De Hoogstraat, Utrecht

Voorwoord

De geneeskunde van het kind heeft de laatste decennia grote veranderingen ondergaan. Vroeger letaal verlopende aandoeningen gaan nu over in een fase van chroniciteit; van oudsher chronisch verlopende ziekten kennen thans door een ander medicamenteus beleid een gunstiger beloop. De behandeling van deze kinderen was in het verleden voornamelijk gericht op de bestrijding van symptomen en op de tekortkomingen in lichaamsfuncties, terwijl het huidige beleid vooral op de ontwikkelingscapaciteit en ontwikkelingsmogelijkheden is georiënteerd. Wetenschappelijk onderzoek heeft van deze laatste benadering een positief effect aangetoond. Tijdens deze studies is echter ook gebleken dat de ontwikkelingsmogelijkheid van kinderen van meerdere factoren afhankelijk is. Het inspannings- en uithoudingsvermogen zijn hierbij belangrijke, zo niet onmisbare voorwaarden, omdat deze aspecten in belangrijke mate bepalend zijn voor deelname aan het maatschappelijke leven. Voor een kind is dit gewoon naar school kunnen gaan, en mee kunnen doen aan sport en spel. Veel kinderen met een chronische aandoening ondervinden hierin nog beperkingen. In de grote pediatrische centra zijn daarom afdelingen pediatrische klinische inspanningsfysiologie ontstaan welke een belangrijke rol hebben gekregen in de diagnostiek en behandeling van kinderen met chronisch verlopende aandoeningen.

Het is dan ook zeer verheugend dat Nederlandse pediatrische klinisch inspanningsfysiologen met grote kennis en ervaring en werkzaam in een gerenommeerd academisch kinderziekenhuis hun expertise op schrift hebben gesteld zodat iedereen betrokken bij de zorg voor deze kinderen daarvan gebruik kan maken. Na een introductie van de basisbegrippen uit de pediatrische inspanningsfysiologie bespreken zij de meest voorkomende chronische verlopende ziekten en aandoeningen op de kinderleeftijd.

Moge dit boek bijdragen aan een betere zorg voor deze kinderen.

Prof. dr. P.J.M. Helders

Algemene inspanningsfysiologie

Dr. T. Takker

Inleiding

Tijdens inspanning veranderen vele fysiologische processen in het lichaam. Zo nemen reeds binnen enkele seconden hartslag, ventilatie en zuurstofopname toe. Daarnaast treden er regionale en lokale veranderingen op. De bloedstroom naar actieve spiergroepen, de longen en het hart neemt toe, terwijl die naar inactieve spiergroepen en organen (bijvoorbeeld de darmen) afneemt. Dit maakt dat het lichaam uitgedaagd wordt tijdens inspanning. Bij toenemende intensiteit van de inspanning zal de belasting getolereerd worden tot een bepaalde grens. Waar deze grens ligt en hoe deze maximale grens bepaald wordt, is voor iedere persoon anders. Terwijl een wielrenner na 200 kilometer fietsen nog niet aan het einde van zijn Latijn is, is bijvoorbeeld een longpatiënt al uitgeput als hij thuis de trap heeft opgelopen. Tijdens inspanning worden diverse orgaansystemen dus tegelijkertijd op hun functioneren getest. Wat is de zwakste schakel? Waar een van de onderdelen suboptimaal functioneert, zal tijdens maximale inspanning – of een maximale inspanningstest – de activiteit vroegtijdig moeten worden afgebroken. Op deze wijze kan, door middel van inspanning, het niet goed functionerende orgaansysteem worden gedetecteerd. Maar wat als alle systemen optimaal functioneren, zoals bij topsporters? Wat bepaalt dán de maximale inspanningstolerantie? Een belangrijke factor om hierachter te komen is de VO_{2max}, de zuurstofopname die tijdens maximale inspanning op zeeniveau bereikt wordt. Deze zuurstofopname wordt gezien als de gouden standaard voor de inspanningstolerantie en de cardiorespiratoire fitheid van een persoon (Shephard et al., 1968). In figuur 1.1 is het zuurstoftransportsysteem schematisch weergegeven.

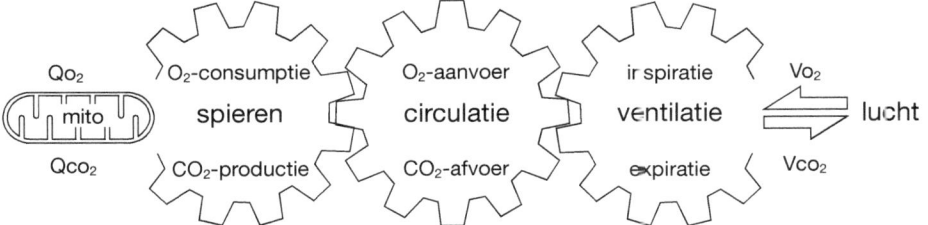

Figuur 1.1 Schematische weergave van het zuurstoftransportsysteem. Naar: Wasserman et al., 1999.

Qo_2 = O_2-verbruik; Qco_2 = co_2-productie; Vo_2 = zuurstofopname; Vco_2 = co_2-productie.

De zuurstofopname is te beschrijven door middel van de vergelijking van Fick (Fick, 1870).

Vo_2 = slagvolume × hartfrequentie × V (A-V)O_2 = arterioveneus zuurstofverschil in het bloed.

De zuurstoftransportcapaciteit van het lichaam kan beperkt worden op het niveau van de respiratie (ademhaling), de centrale circulatie (hartfunctie), de perifere circulatie (bijvoorbeeld de bloedstroom in de spieren) en het spiermetabolisme (bijvoorbeeld de spiermassa en het vezeltype; zie figuur 1.2).
Er kunnen verschillende systemen in het zuurstoftransport en -verbruik worden onderscheiden, onder andere de longen, het hart, de bloedvaten en de spieren. Bij gezonde mensen wordt de Vo_{2max} met name beperkt door het slagvolume van het hart.

Longen

De longen vormen de interactie tussen de buitenlucht en het zuurstoftransportsysteem. In de longen vindt er gaswisseling door diffusie plaats. Tijdens de passage van bloed door de long wordt zuurstof (O_2) uit de lucht die zich in de longen bevindt, gebonden aan het hemoglobine (het ijzer in de erytrocyt waaraan zuurstof gekoppeld wordt) in het bloed. Tegelijkertijd wordt, vanuit dat hemoglobinemolecuul, koolstofdioxide (co_2) aan de lucht in de long afgegeven, die vervolgens wordt uitgeademd. Het bloed dat op deze wijze is voorzien van zuurstof wordt aansluitend door het hart de lichaamscirculatie ingepompt naar de hersenen, de spieren en de overige organen.

Bij longaandoeningen, zoals cystic fibrose of astma, zal deze gasuitwisseling suboptimaal verlopen, waardoor de maximale inspanningstolerantie gereduceerd kan zijn. Niet elke reductie van de longfunctie hoeft een inspanningsintolerantie op te leveren. Wanneer de longfunctie bijvoorbeeld nog voldoende reservecapaciteit heeft, hoeft een verminderde longfunctie geen reductie in het maximale inspanningvermogen op te leveren.

Bloed

Ook het bloed kan een beperkende factor zijn. In de longen vindt immers uitwisseling plaats van zuurstof en koolstofdioxide tussen de lucht en het bloed. Bloed is opgebouwd uit vloeistof en deeltjes; de ratio tussen de deeltjes en het volume wordt hematocriet genoemd. Hoe hoger dit hematocriet is, hoe groter de zuurstoftransportcapaciteit van het bloed is. Bloedarmoede (anemie) bijvoorbeeld zorgt voor een lagere concentratie erytrocyten (rode bloedcellen) in het bloed. Ook de kwaliteit van de bloedcellen is belangrijk: een te lage concentratie hemoglobine kan voor een suboptimaal zuurstoftransport zorgen. Verder kan de rode bloedcel een afwijkende structuur hebben. Bij het negroïde ras bijvoorbeeld komt sikkelcelanemie frequent voor, een aandoening waarbij rode bloedcellen van vorm zijn veranderd, waardoor er minder zuurstof aan geborden kan worden.

Hart

De volgende stap in het zuurstoftransportsysteem is het hart. Het hart is te beschouwen als twee spieren, die niet, zoals andere spieren een of meerdere gewrichten overspannen, maar die hol zijn en die, afhankelijk van elkaar, ritmisch samentrekken. Door deze contractie zorgt het hart ervoor dat er eerst bloed van de rechterkamer van het hart naar de longcirculatie (arteria pulmonalis) wordt gepompt en er diffusie plaatsvindt van zuurstof en koolstofdioxide in de long waarna, via de longader, het zuurstofrijke bloed via de linkerkamer van het hart de perifere circulatie in wordt gepompt.
Het niet goed of suboptimaal functioneren van een van deze twee harthelften kan de oorzaak zijn van inspanningsintolerantie. Patiënten met chronisch hartfalen bijvoorbeeld hebben, vanwege een tekortschietende pompfunctie van het hart, een complex van klachten en verschijnselen. Maar er kan ook interactie bestaan tussen hart- en longproblematiek. Een vasculair probleem in de longen, met ten gevolge daarvan een hoge weerstand en een hoge bloeddruk aldaar, kan

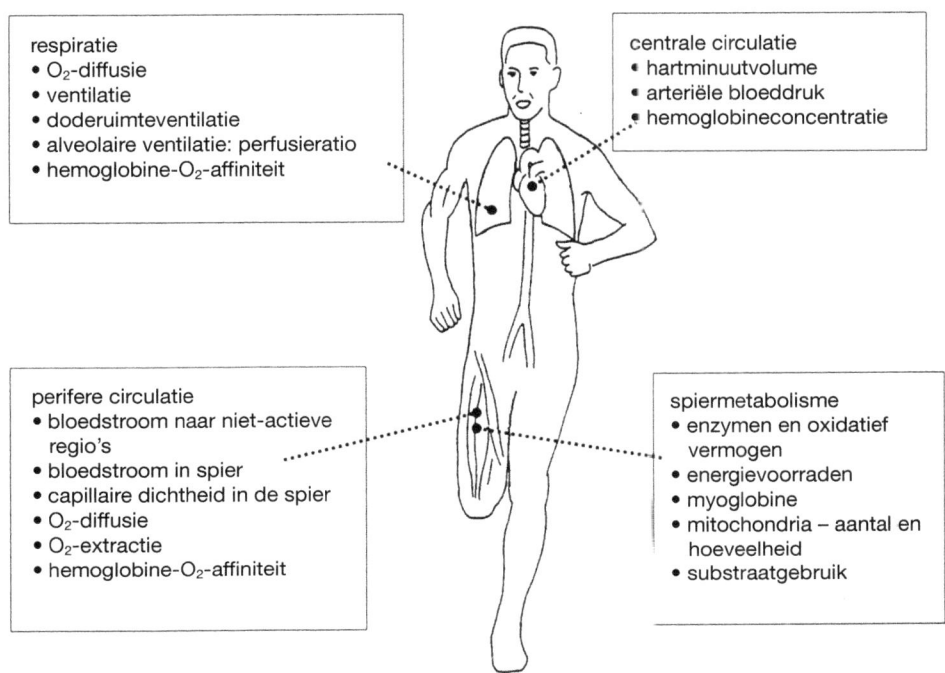

Figuur 1.2 *Factoren die een belangrijke rol spelen in het zuurstoftransport en -verbruik tijdens inspanning. Bron: Takken, 2007.*

leiden tot een vergroting van de rechterventrikel van het hart, omdat het hart extra krachtig moet pompen om het bloed naar de longen toe te krijgen. Bij een erg hoge bloeddruk in de long kan er zelfs een gat ontstaan tussen de rechter- en de linkerhartkamer, het zogenaamde patent foramen ovale.

Patent foramen ovale
In het hart van een foetus bestaat altijd een open verbinding tussen beide harthelften, zodat via deze rechts-linksshunt de zuurstofvoorziening in het lichaam wordt gewaarborgd. De longen van een foetus zitten immers vol met vruchtwater. Sluiting tussen beide kamers vindt na de geboorte plaats, maar dit proces wordt bij een groot deel van de mensheid nooit geheel voltooid, waardoor bij een te hoge pulmonaire vaatweerstand en een te

> hoge bloeddruk (pulmonale hypertensie) het patent foramen
> ovale open kan gaan.

Bij een open patent foramen ovale zal een deel van het bloed, voordat het is ontdaan van koolstofdioxide en voorzien van zuurstof, weer de circulatie instromen. Hierdoor zal de zuurstofvoorziening in de organen en weefsels verminderd zijn en er een inspanningsintolerantie kunnen ontstaan, afhankelijk van de ernst van de aandoening (hoofdstuk 11).
Bovendien kan tijdens inspanning de zuurstofvoorziening naar het hart zelf verminderd zijn, omdat een van de bloedvaten van de coronaire circulatie (de circulatie van de hartspier zelf) dichtgeslibd zit met bijvoorbeeld een atherosclerotische plaque of een bloedprop. Hierdoor kan er lokaal een zuurstoftekort ontstaan (ischemie), waardoor het spierweefsel van het hart afsterft (necrose). Als gevolg hiervan zal de pompfunctie van het hart afnemen, waardoor de bloedvoorziening in de periferie verminderd zal zijn.

Lichaamscirculatie

Vanuit de linkerkamer wordt het bloed naar de organen en spieren gepompt. Zoals eerder beschreven, zal de bloedstroom naar niet-actieve regio's (bijvoorbeeld darmen en inactieve spiergroepen) afnemen en die naar actieve regio's toenemen. In actieve spiergroepen zal tijdens inspanning de vraag naar voedingsstoffen (brandstoffen, zoals vetten en glucose) toenemen, alsmede de vraag naar zuurstof om deze brandstoffen te oxideren (verbranden) voor de vrijmaking van de energie uit deze brandstoffen. De afgifte van nutriënten en zuurstof is afhankelijk van diverse factoren.

SPIERMETABOLISME
Allereerst is de zuurstofvraag van het spierweefsel afhankelijk van de intensiteit van de inspanning. Bij inspanning met een lage intensiteit wordt een ander type spiervezel gerekruteerd dan bij inspanning met een hoge intensiteit (Myers & Ashley, 1997). Er zijn verschillende routes om energie vrij te maken voor de spiercontractie. Deze stofwisselingsroutes om adenosinetrifosfaat (ATP) te produceren, staan weergegeven in tabel 1.1.

Tabel 1.1 Reactievergelijkingen voor energieproductie in de skeletspier.

1. ATP-hydrolysereactie

$ATP \rightarrow ADP + Pi + energie$

2. creatinekinasereactie

$ADP + CP + H^+ \leftrightarrow ATP + Cr$

3. adenylaatkinase- / AMP-deaminasereacties

$2\ ADP \leftrightarrow ATP + AMP\ /\ AMP + H_2O \rightarrow NH_3 + IMP + 2\ Pi$

4. glycolyse (anaeroob)

$glycogeen_{(n)} + 3\ Pi + 3\ ADP \rightarrow glycogeen_{(n-1)} + 2\ lactaat + 2\ H_2O + 2\ ATP$

$glucose + 2\ ADP + 2\ NAD^+ + e^- + H^+ \rightarrow pyruvaat + NADH + H^+$

5. oxidatieve fosforylering (aeroob):

$glycogeen_{(n)} + 6\ O_2 + 37\ Pi + 37\ ADP \rightarrow glycogeen_{(n-1)} + 6\ CO_2 + 42\ H_2O + 37\ ATP$

$glucose + 6\ O_2 + 36\ Pi + 36\ ADP \rightarrow 6\ CO_2 + 42\ H_2O + 36\ ATP$

$C_{16}H_{32}O_2\ (vetzuur;\ palmitaat) + 23\ O_2 + 129\ (ADP + Pi) \rightarrow 129\ ADP + 16\ CO_2 + 145\ H_2O$

O_2 = zuurstof; Pi = inorganisch fosfaat; ADP = adenosinedifosfaat; CO_2 = koolstofdioxide; H_2O = water; ATP = adenosinetrifosfaat; CP = creatinefosfaat; H^+ = waterstof; Cr = creatine; AMP = adenosinemonofosfaat; NH_3 = ammoniak; IMP = inosinemonofosfaat; NAD^+ = nicotinamide adenine dinucleotide; e^- = elektron. Naar: Lewis & Haller, 1991.

DRIETRAPSRAKET

De energievoorziening tijdens inspanning kan gezien worden als een drietrapsraket. Het lichaam beschikt over verschillende energiebronnen, te weten: ATP, creatinefosfaat (CP), glucose in het bloed, glucose dat is opgeslagen in de lever en de spier (glycogeen), eiwitten en vetten. Die energiebronnen komen in verschillende hoeveelheden in het lichaam voor en bezitten een verschillend vermogen om in de tijd energie te kunnen leveren. Er wordt verondersteld dat de eiwitverbranding tijdens inspanning verwaarloosbaar is.

Bij aanvang van inspanning wordt allereerst de zogenaamde fosfaatpool aangesproken. Deze pool bestaat uit de energierijke fosfaten ATP en CP in de spier (tabel 1.1, vergelijking 1 en 2). Deze stofwisselingsroute kan veel energie in een korte tijd vrijmaken. Die hoeveelheid energie is echter vrij snel uitgeput. Bij aanvang van intensieve inspanning wordt, reeds na 10 tot 20 seconden, de anaerobe glycolyse de belangrijkste leverancier van energie (tabel 1.1, vergelijking 4). Bij anaerobe glycolyse wordt er, zonder zuurstof, energie vrijgemaakt uit de afbraak van glucose en spierglycogeen. De zuurstofopname is tijdens inspanning na 2 tot 3 minuten helemaal op gang. Dit wordt de *steady state* genoemd. Wanneer er een probleem is met de anaerobe glycolyse (vanwege een stofwisselingsziekte of vanwege uitputting van de voorraden glucose en glycogeen), zal de benodigde energie uit adenylaatkinase/AMP-deaminasereacties vrij moeten komen. Hierbij wordt ADP omgezet in ATP, waarbij ammoniak (NH_3) wordt geproduceerd (tabel 1.1, vergelijking 3), wat vaak duidelijk te ruiken is aan de adem van een patiënt of sporter.

Het aerobe energiesysteem (verbranding van vetten en koolhydraten) is de voornaamste energieleverancier tijdens duurinspanning. Bij duurinspanning worden er, met behulp van zuurstof, vetten, glucose en glycogeen verbrand (tabel 1.1, vergelijking 5). Bij deze energieroute kan er langdurig energie worden vrijgemaakt (capaciteit); de hoeveelheid vrijgemaakte energie per tijdseenheid (vermogen) is echter beperkt. We hebben voldoende vetvoorraden om dagen achter elkaar te kunnen lopen met een lage intensiteit, terwijl we maar een korte tijd een zeer intensieve sprint kunnen volhouden.

Figuur 1.3 is een weergave van het samenspel tussen de verschillende energiesystemen.

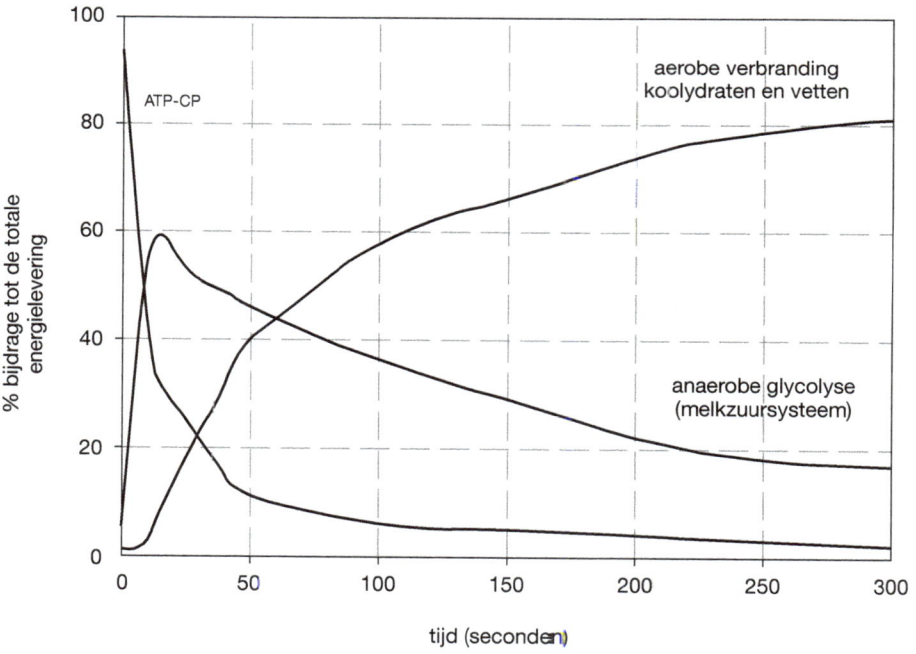

Figuur 1.3 *De energiesystemen tijdens inspanning.*

Spiervezeltypen

Een spier is niet één orgaan. Spieren zijn opgebouwd uit spiervezels en deze weer uit cellen.

Er zijn drie typen spiervezels te onderscheiden: type-I-, type-IIa- en type-IIx-vezels. Type-I-vezels zijn oxidatieve vezels die goed in staat zijn om vetten en glucose te oxideren met behulp van zuurstof. Type-IIa-vezels kunnen dit ook, maar daarnaast kunnen ze ook zónder zuurstof energie vrijmaken uit glucose en glycogeen, waarbij lactaat wordt gevormd. Type-IIx- of type-IIb-vezels zijn vooral in staat om, zonder zuurstof, energie te genereren uit glucose uit het bloed (glycolyse) en glycogeen uit de lever en spier (glycogenolyse). De relatie tussen de oxidatieve capaciteit en de glycolytische activiteit van spiervezels laat dus zien dat spiervezels met een hoge oxidatieve capaciteit een lage glycolytische capaciteit bezitten en vice versa. In de literatuur wordt ook wel gesuggereerd dat deze driedeling niet zo zwart-wit is, maar meer als een continuüm moet worden beschouwd tussen type-I- en type-IIx-vezels; bij hoog-intensieve inspanningen zijn er op spierniveau andere behoeften als bij lichte inspanning.

In de spiercellen in de spiervezels vindt de samentrekking (contractie) plaats. De samentrekking van de spiercellen verloopt via de hechting van de spiereiwitten actine en myosine. Voor de relaxatie van deze koppeling is energie (adenosine trifosfaat, ATP) nodig. De aerobe energievoorziening, het vrijmaken van energie met behulp van de oxidatie van vetten en glucose, vindt plaats in de mitochondria. Dit zijn kleine cellen in de spier waarin de chemische reactie plaatsvindt, waardoor vetzuren en glucose worden afgebroken en worden omgezet in ATP. Deze ATP is nodig voor de ontkoppeling van de crossbridges tussen de actine- en de myosinefilamenten in de spiercel. Voor de aerobe energievoorziening is dus van belang dat er zo veel mogelijk zuurstof terechtkomt waar het nodig is. De bloedvaten worden steeds kleiner en vertakken zich steeds verder, totdat ze zo nauw zijn dat er nog maar één rode bloedcel tegelijk doorheen kan, de capillair. De wand van een capillair is zó dun dat het zuurstofmolecuul los kan komen van het hemoglobinemolecuul en door de capillairwand kan diffunderen. (Diffusie is het bewegen van een molecuul op basis van een concentratieverschil.) Het molecuul zal van plaatsen met een hoge concentratie naar plaatsen met een lage concentratie bewegen. Het zuurstofmolecuul kan dan via het myoglobine naar de mitochondria diffunderen, alwaar het verbruikt wordt voor de oxidatie van vetten en glucose. De hierbij vrijgekomen energie wordt gebruikt voor de spiercontractie.

Ook kunnen er tijdens extreme inspanningen eiwitten worden verbrand. Het aandeel van de eiwitten in de totale energievoorziening is echter meestal verwaarloosbaar.

Anaerobe inspanning

De benodigde energie tijdens kortdurende intensieve inspanning (anaerobe inspanning) wordt met name geleverd door de voorraad ATP en CP in de spier en door de glycolyse (tabel 1.1). Zoals in figuur 1.3 te zien is, komt de anaerobe glycolyse vrij snel op gang. Onderzoek van spierbiopten heeft aangetoond dat bij kortdurende intensieve inspanning al na ongeveer 10 seconden de glycogeenvoorraad, met name in de snelle spiervezels, sterk is afgenomen. Glycogeen speelt bij dit type inspanning kennelijk een zeer belangrijke rol als energiebron.

Intensieve duurinspanning

Zoals uit figuur 1.2 is op te maken, zal met het toenemen van de intensiteit van de inspanning meer energie uit spierglycogeen en plasmaglucose gehaald worden en minder uit vetzuuroxidatie. De beperkte voorraad glycogeen in de spier raakt echter op een gegeven moment relatief uitgeput, mede door de beperkte capaciteit van het lichaam om toegediende glucose, zoals sportdrankjes, te verbranden, waardoor het lichaam moet overschakelen op vetverbranding. Van Loon et al. (2003) vonden dan ook dat goed getrainde wielrenners (n = 8) tijdens een 2 uur durende fietstest op 50 procent van hun maximale wattage, meer aanspraak gingen maken op energie uit vrije vetzuren en verbranding van bloedglucose, en minder op energie uit spierglycogeen en vetcellen in de spier (intramusculaire triglyceriden). Dit is ook duidelijk te zien aan de daling van de respiratoire gaswisselingsverhouding, de 'respiratory-exchange ratio' (RER= de verhouding tussen koolstofdioxideproductie en zuurstofopname) tijdens een duurinspanningstest. Hoe meer het lichaam overschakelt op vetverbranding, des te lager de RER wordt.
Door duurtraining kan de spier op eenzelfde belasting meer vetzuren gebruiken voor de stofwisseling, waardoor het verbruik van glycogeen uit de spier en de lever lager wordt bij eenzelfde inspanning (Van Loon et al., 1999). Hierdoor komen duursporters bij gelijke prestatie de bekende 'man met de hamer' later tegen dan ongetrainde sporters.

Lichte tot matig-intensieve duurinspanning

Zoals uit figuur 1.2 valt af te lezen, is tijdens lichte inspanning (activiteiten met lage intensiteit) de vrije-vetzuurverbranding van belang voor de energievoorziening. Tijdens dit soort inspanning zullen met name de type-1-spiervezels (oxidatieve spiervezels) worden gerekruteerd. Hier draagt de aerobe stofwisseling dus zorg voor een groot deel van de energievoorziening en is de bloedvoorziening naar de spier erg belangrijk. De benodigde zuurstof moet vanaf het hemoglobinemolecule terechtkomen in de mitochondria in de spiervezel, waar de oxidatie zal plaatsvinden. De vetverbranding is op zijn hoogst bij ongeveer 65 procent van het maximale vermogen om zuurstof op te nemen. Voor gewichtsreductie is dit dan ook de optimale trainingsintensiteit bij gezonde personen (Achten et al., 2002).

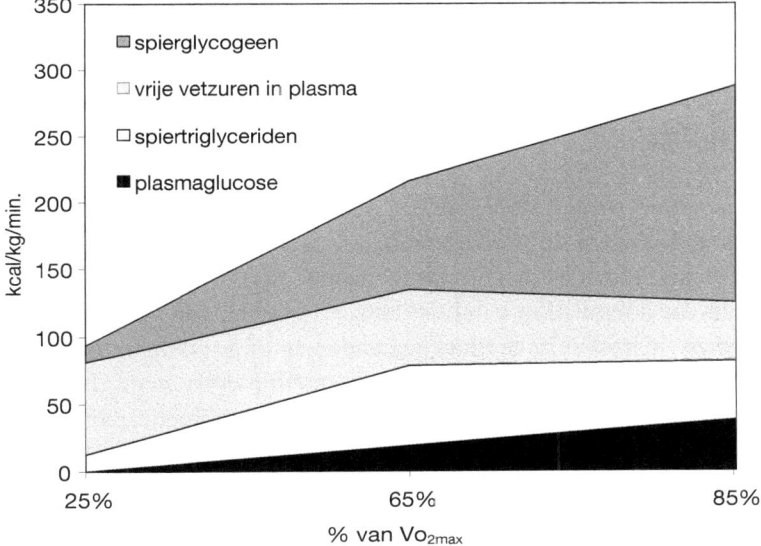

Figuur 1.4 *Het effect van intensiteit van de inspanning op de keuze van het brandstofverbruik bij mannen. Bron: Romijn et al., 1993.*

Metabole Scoop

Een belangrijk begrip uit de fysiologie is de aerobe scoop. De aerobe scoop is het verschil tussen de maximale zuurstofopname en de zuurstofopname in rust (basaalmetabolisme). De aerobe scoop is de hoeveelheid zuurstof die voor inspanning beschikbaar is. Uit onderzoek bij mens en dier weten we dat ongeveer 40 tot 60 procent van de aerobe scoop aangewend kan worden voor langdurige inspanning. Training zal bij goed getrainde personen het rustmetabolisme nauwelijks doen toenemen, maar wel het maximale metabolisme. Training vergroot dan ook de aerobe scoop bij duursportatleten, terwijl bij chronisch zieken, vooral bij patiënten met aandoeningen die gepaard gaan met ontstekingen, als gevolg van training een toename in rustmetabolisme wordt gevonden. Bovendien zal bij de laatste groep, vanwege het ziekteproces en vanwege de vaak verminderde fysieke activiteiten (hypoactiviteit), de maximale zuurstofopname afnemen. Hierdoor ontstaat een sterke reductie in de aerobe scoop: de reservecapaciteit tussen rust en maximaal is gereduceerd, evenals het percentage van de scoop dat deze groep mensen vol kan houden zonder moe te worden. Chronisch zieken zijn dan ook vaak minder goed in staat om fysieke activiteiten uit te voeren, waardoor er een vicieuze cirkel ontstaat van verminderde activiteit, reductie in uithoudingsvermogen en toenemende vermoeidheid, die weer leidt tot een afname in fysieke activiteiten (Bar-Or, 1983).

Ademhaling

Diverse onderzoeken laten zien dat de ademhaling normaal gesproken wordt gereguleerd door de kooldioxidespanning in het bloed. Wanneer de kooldioxideconcentratie toeneemt, zal ook de ventilatie toenemen. De ademhaling kan ook 'bewust' worden gereguleerd, door bijvoorbeeld sneller in en uit te gaan ademen of de adem in te houden. Ook andere stimuli kunnen de ademfrequentie overnemen (hyperventilatie). Een hoge ademfrequentie kan de kooldioxidespanning in het bloed zodanig laag doen worden dat het bewustzijn wordt verloren.
Tijdens inspanning is, tijdens normale omstandigheden, de ventilatie gekoppeld aan de kooldioxideconcentratie in het bloed (let op, niet aan de kooldioxideproductie). In het bloed zijn diverse kooldioxidebuffers aanwezig. Een toename van de kooldioxideconcentratie in het bloed is niet ongunstig. Deze zorgt niet alleen voor een verwijding van het vaatbed, waardoor er meer bloed naar de actieve spieren kan stromen, maar ook voor het gemakkelijker loskomen van zuurstof van het hemoglobinemolecuul (bohr-effect).
Een ander gevolg van de buffering van H^+-ionen en de stijging van de kooldioxideconcentratie in het bloed is dat de kooldioxide-uitstoot aan de mond niet gelijk hoeft te zijn aan de kooldioxideproductie in de spier (Chuang et al., 1999). Dit komt doordat kooldioxide op deze

manier wordt opgeslagen (gebufferd) in het bloed en gebonden aan hemoglobine (op een andere bindingsplaats dan zuurstof). Ook is er een klein deel van de kooldioxide opgelost in bloed. Dit is echter maar een fractie (ongeveer een twintigste deel) van wat er aan kooldioxide wordt gebufferd in de vorm van bicarbonaat. Vanwege de buffering noemt men de ratio tussen de kooldioxideproductie (VCO_2) en zuurstofspanning-opnamevermogen (VO_2) op weefselniveau het respiratoir quotiënt (RQ). Wanneer deze aan de mond wordt gemeten met behulp van ademgasanalyseapparatuur wordt het de RER genoemd. De RQ en de RER zijn dus niet hetzelfde. Tijdens steady state inspanning komen deze twee echter goed overeen.

In de paragraaf over het metabolisme tijdens inspanning zagen we dat er per zuurstofmolecule meer CO_2 wordt geproduceerd wanneer er glucose wordt verbrand dan wanneer er vetten worden verbrand. De ventilatie is dus onder andere afhankelijk van de gebruikte brandstof tijdens inspanning.

Hartminuutvolume

Het hartminuutvolume is de hoeveelheid bloed dat het hart per minuut weg kan pompen de circulatie in. Als we de vergelijking van Fick beschouwen (VO_2 = slagvolume × hartfrequentie × arteriële gemixte veneuze zuurstofverschil in het bloed), is het hartminuutvolume afhankelijk van het slagvolume van het hart en de hartfrequentie.

Hoe stelt het hartminuutvolume zich in tijdens inspanning? De hartfrequentie staat in rust onder invloed van twee zenuwen, de nervus vagus en de nervi accelerantes. De nervus vagus doet de hartfrequentie dalen, de nervi accelerantes laat deze toenemen. Tijdens inspanning, of net ervoor zelfs, neemt de activiteit van de nervi accelerantes toe, mede onder invloed van een aantal hormonen (onder andere adrenaline), waardoor de hartfrequentie zal toenemen. De hartfrequentie neemt lineair toe met de belasting. Het slagvolume van het hart neemt in eerste instantie ook toe, tot ongeveer 50 procent van de VO_{2max}. Hier bereikt het slagvolume zijn maximale waarde en wordt het hartminuutvolume alleen nog vergroot door de hartfrequentie. Bij goed getrainde atleten echter neemt het slagvolume toe tot aan de maximale belasting (Gledhill et al., 1994). Bij langdurige submaximale inspanning met een gelijkblijvende intensiteit zal er reductie in het slagvolume optreden, terwijl de hartfrequentie toeneemt (Gonzalez-Alonso et al., 2000). Tijdens inspanning neemt ook het arteriële gemixte veneuze zuurstofverschil toe, vanwege een daling in de zuurstofconcentratie in het gemixte veneuze bloed. Het slagvolume is afhankelijk van de veneuze terugstroom van bloed uit de lichaamscirculatie. Tijdens inspanning wordt deze terugstroom bevorderd door de pompwerking van de spieren tijdens de contracties. Met een toenemende belasting wordt eerst het slagvolume van het hart vergroot en daarna pas de hartfrequentie. Ook gaat het hart bij een grotere terugstroom van het bloed en daarmee grotere vulling van het hart, krachtiger uitpompen. Bij een te grote vulling worden de spiervezels van het hart echter zo uitgerekt dat het hart minder kracht kan leveren, het zogeheten Frank-Starling mechanisme, genoemd naar de twee fysiologen die, onafhankelijk van elkaar, dit fenomeen hebben beschreven.

Het is niet voor niets dat het lichaam eerst het slagvolume vergroot en daarna pas de hartfrequentie. Na een periode van duurtraining zien we eenzelfde fenomeen optreden; bij een bepaalde inspanningsbelasting zal de hartfrequentie dalen en niet het slagvolume. Dit komt doordat een verhoging van de hartfrequentie zorgt voor verlaging van de relaxatietijd en vermindering van de doorbloeding van het hart, wat ongunstig is voor de werking van het hart. Bovendien is een hogere hartfrequentie energetisch gezien ongunstiger, omdat de verhoging van het hartminuutvolume door middel van de hartfrequentie meer energie zal kosten dan wanneer het hartminuutvolume door middel van een vergroting van het slagvolume wordt verhoogd.

Vanaf een relatief matige intensiteit is er een lineaire relatie tussen hartfrequentie en zuurstofopname. Hierdoor is het eenvoudig om via het meten van de hartfrequentie een schatting te maken van de zuurstofopname van een bepaalde inspanning. Van deze relatie wordt dankbaar gebruik gemaakt bij de toepassing van hartslagmeters.

Warmtehuishouding tijdens inspanning

Mensen zijn *homeothermen*, dat wil zeggen dat we onze lichaamstemperatuur binnen een bepaalde kleine 'range' moeten houden (35-42 °C) om te overleven. Bij te hoge lichaamstemperaturen vallen veel eiwitten in het lichaam uiteen (denatureren), bij een te lage temperatuur zullen meerdere lichaamsprocessen veel langzamer verlopen en bijvoorbeeld weefsels afsterven (koudeletsel). Tijdens inspanning neemt de lichaamstemperatuur toe. Het menselijk lichaam doet er alles aan om de kerntemperatuur (temperatuur van hersenen en hart) circa 37 °C te houden. Bij een toename van de temperatuur van de huid of het bloed komen er in het thermische regulatiecentrum in de hersenen (hypothalamus) verschillende mechanismen op gang om de lichaamswarmte kwijt te raken. De kerntemperatuur is afhankelijk van de intensiteit van de inspanning. Het blijkt dat bij volwas-

1 Algemene inspanningsfysiologie

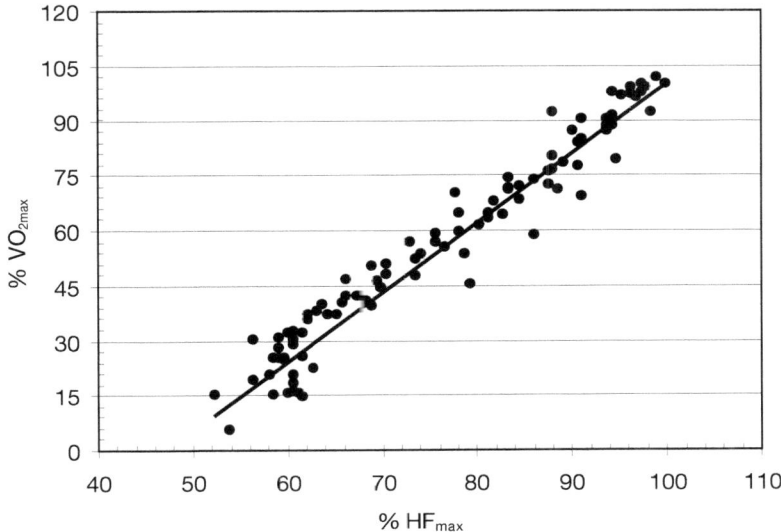

Figuur 1.5 De relatie tussen hartfrequentie en zuurstofopname tijdens een maximale inspanningstest.

senen over een brede range omgevingstemperaturen (4-30 °C) de lichaamstemperatuur tijdens inspanning onafhankelijk is van de omgevingstemperatuur en door het lichaam wordt ingesteld op basis van het percentage van de VO_{2max} waarop wordt ingespannen (Nielsen, 1938).

Kinderen en jongeren moeten goed opletten tijdens sporten in warme en koude omstandigheden. Vanwege hun grotere lichaamsoppervlak ten opzichte van hun lichaamsgewicht raken zij bij een lage omgevingstemperatuur sneller warmte kwijt en nemen zij bij een hoge omgevingstemperatuur eerder warmte op uit de omgeving. Bovendien hebben kinderen een kleiner bloedvolume dan volwassenen, waardoor het verlies van eenzelfde hoeveelheid vocht (zweet) een groter effect heeft op de circulatie. Daarnaast functioneren de zweetklieren van kinderen nog niet zo goed als bij volwassenen: per klier is de zweethoeveelheid per tijdseenheid lager (Falk, 1998). Sportende kinderen goed kleden tegen de kou en veel laten drinken onder warme omstandigheden is dus belangrijk.

Conclusie

In dit hoofdstuk is in het kort de fysiologische achtergrond achter de inspanningstest beschreven. Een belangrijk begrip hierbij is de vergelijking van Fick, waarmee de relatie tussen het hartminuutvolume, het zuurstofverbruik door de weefsels en de zuurstofopname van het lichaam wordt beschreven. Deze vergelijking zal veelvuldig terugkomen in de volgende hoofdstukken. Tijdens inspanning blijken er diverse energieleverende systemen actief te zijn, afhankelijk van de duur en de intensiteit van de inspanning en van de voedingstoestand. Deze systemen kunnen behoorlijk worden beïnvloed door ziekten aan de ene kant en door training aan de andere kant. Verder is de precieze regulatie tijdens inspanning nog een relatief onontgonnen terrein. Veel vragen zijn nog onbeantwoord. Kinderen hebben een andere inspanningsfysiologie dan volwassenen. Dit zal in het volgende hoofdstuk behandeld worden.

Literatuur

Achten J, Gleeson M, Jeukendrup AE. Determination of the exercise intensity that elicits maximal fat oxidation. Med Sci Sports Exerc. 2002;34:92-7.

Bar-Or O. Pediatric sports medicine for the practitioner. New York: Springer-Verlag; 1983.

Chuang ML, Ting H, Otsuka T, Sun XG, Chiu FY, Beaver WL, et al. Aerobically generated CO_2 stored during early exercise. J Appl Physiol. 1999;87:1048-58.

Falk B. Effects of thermal stress during rest and exercise in the paediatric population. Sports Med. 1998;25:221-40.

Fick A. Ueber die Messung des Blutquantums in den Herzventrikeln. Sitx. der Physik-Med. Ges. Wurzburg 1870;2:16.

Gledhill N, Cox D, Jamnik R. Endurance athletes' stroke volume does not plateau: major advantage is diastolic function. Med Sci Sports Exerc. 1994;26:1116-21.

Gonzalez-Alonso J, Mora-Rodriguez R, Coyle EF. Stroke volume during exercise: interaction of environment and hydration. Am J Physiol Heart Circ Physiol. 2000; 278:H321-30.

Lewis SF, Haller RG. Physiologic measurement of exercise and fatigue with special reference to chronic fatigue syndrome. Rev Infect Dis. 1991;13 Suppl 1:S98-108.

Loon LJ van, Jeukendrup AE, Saris WH, Wagenmakers AJ. Effect of training status on fuel selection during submaximal exercise with glucose ingestion. J Appl Physiol. 1999;87:1413-20.

Loon LJ van, Koopman R, Stegen JH, Wagenmakers AJ, Keizer HA, Saris WH. Intramyocellular lipids form an important substrate source during moderate intensity exercise in endurance-trained males in a fasted state. J Physiol. 2003;553:611-25.

Myers J, Ashley E. Dangerous curves. A perspective on exercise, lactate, and the anaerobic threshold. Chest. 1997;111:787-795.

Nielsen M. Die Regulation der Körpertemperatur bei Muskelarbeit. Scandinavisches Archives fuer Physiologie 1938;9:193-230.

Romijn JA, Coyle EF, Sidossis LS, Gastaldelli A, Horowitz JF, Endert E, et al. Regulation of endogenous fat and carbohydrate metabolism in relation to exercise intensity and duration. Am J Physiol 1993;265:E380-91.

Shephard RJ, Allen C, Benade AJ, Davies CT, Di Prampero PE, Hedman R, et al. The maximum oxygen intake. An international reference standard of cardiorespiratory fitness. Bull World Health Organ. 1968;38:757-64.

Takken T. Inspanningstests. 2e druk. Maarssen: Elsevier Gezondheidszorg; 2007.
Wasserman K, Hansen JE, Sue DY, Casaburi R, Whipp BJ. Principles of Exercise Testing and Interpretation. 3rd ed. Baltimore, MD, USA: Lippincott, Williams & Wilkins; 1999.

Inspanningsfysiologie en ontwikkeling van het gezonde kind

Dr. T. Takken
Dr. H.J. Hulzebos

Inleiding

Bij kinderen nemen, met de toename van de leeftijd, lichaamsgewicht en -lengte toe, maar niet altijd even snel of evenredig. Er zijn perioden van groeispurt en perioden van stilstand. Ook veranderen door de groei de proporties. Pasgeboren baby's hebben relatief gezien korte benen, een grote romp en een groot hoofd (Åstrand et al., 2003). Met de ontwikkeling naar volwassenheid worden de benen relatief gezien langer en het hoofd en de romp kleiner (Åstrand et al., 2003). Deze groei en ontwikkeling maken dat kinderen niet als kleine volwassenen beschouwd mogen worden. Waar bij volwassenen door het verouderingsproces het prestatievermogen afneemt, zien we bij kinderen het inspanningsvermogen juist toenemen (Krahenbuhl et al., 1985). Dit maakt kinderen uniek. Standaarden voor volwassenen kunnen daarom niet gebruikt worden bij kinderen en jongeren.
Het inspanningsvermogen wordt door drie factoren bepaald: de aerobe capaciteit, de anaerobe capaciteit en de spierkracht. In dit hoofdstuk zullen we ingaan op de ontwikkelingsaspecten van deze drie factoren.

Aerobe capaciteit

De aerobe capaciteit, ofwel de hoogste zuurstofopname tijdens uitputtende inspanning waarbij grote spiergroepen worden gebruikt (VO_{2piek}), is een belangrijke prestatiebepalende factor voor duursporten. Robinson (1938) was de eerste onderzoeker die liet zien dat de VO_{2piek} van kinderen (jongens) toeneemt tussen de leeftijd van 6 en 18 jaar. Vervolgens liet Åstrand (1952) eenzelfde trend zien voor meisjes. Onderzoek liet ook zien dat kinderen vanaf 5 jaar goed testbaar zijn

(LeMura et al., 2001). Sommige onderzoekers hebben zelfs met succes kinderen vanaf 3,5 jaar aan een maximale inspanningstest kunnen onderwerpen. Zie figuur 2.1.

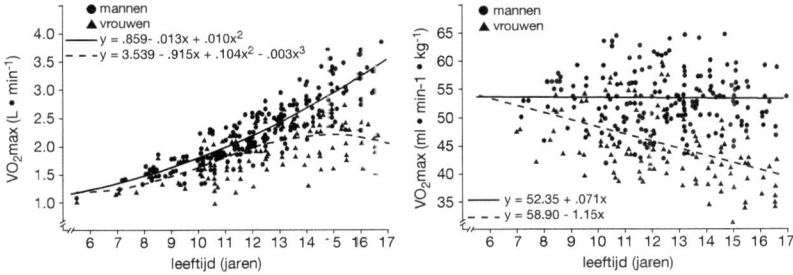

Figuur 2.1 De VO_{2piek} en $VO_{2piek/kg}$ in relatie tot leeftijd en geslacht. Bron: Krahenbuhl et al., 1985.

Verschil tussen jongens en meisjes

Onderzoeken laten zien dat bij jongens de VO_{2piek} gelijk is aan die bij meisjes of dat deze hoger is. Volgens de meta-analyse van Krahenbuhl et al. (1985) bestaat er geen verschil tot de leeftijd van 12 jaar. Vanaf die leeftijd gaat het verschil toenemen, totdat dit 50 procent bedraagt op de leeftijd van 16 jaar (Krahenbuhl et al., 1985). Dit verschil wordt volgens deze onderzoekers veroorzaakt doordat jongens een hogere fysieke activiteit vertonen in het dagelijks leven en een relatief grotere spiermassa ontwikkelen dan meisjes.

De $VO_{2piek/kg}$ blijft bij kinderen vaak constant gedurende de ontwikkeling (Bink & Wafelbakker, 1968; Binkhorst et al., 1985), maar er zijn ook onderzoeken die hebben gevonden dat meisjes een lichte daling vertonen in de $VO_{2piek/kg}$ en jongens een lichte stijging naarmate gewicht, lengte en leeftijd toenemen (Krahenbuhl et al., 1985). Dat de $VO_{2piek/kg}$ bij jongens significant hoger ligt dan bij meisjes geeft aan dat jongens per minuut meer zuurstof op kunnen nemen per kilogram lichaamsgewicht. Dit verschil wordt veroorzaakt door een grotere opstapeling van subcutaan vet bij meisjes, waardoor het lichaamsgewicht wel toeneemt, maar niet het maximale zuurstofvermogen (Krahenbuhl et al., 1985). Per kilogram spiermassa verschilt de zuurstofopname tussen jongens en meisjes niet (Godfrey, 1974).

De VO_{2piek} kan worden beschreven aan de hand van de vergelijking van Fick: VO_2 = slagvolume × hartfrequentie × arterioveneus zuurstofverschil. De toename in VO_{2piek} moet dus door veranderingen in deze drie factoren verklaard worden. Tussen kinderen en volwassenen is er een duidelijk verschil tussen het maximale slagvolume van het hart tijdens inspanning; dat van kinderen is kleiner (Godfrey, 1974). Het maximale slagvolume van het hart is dus een belangrijke factor. Tijdens submaximale inspanning hebben kinderen een hogere hartfrequentie dan volwassenen (Bar-Or, 1983a).

De maximale hartfrequentie bij kinderen is onafhankelijk van leeftijd en geslacht, terwijl bij volwassenen deze juist met de leeftijd afneemt (Van Leeuwen et al., 2004). Vuistregels voor het schatten van de maximale hartfrequentie die gelden voor volwassenen (zoals: 220 − leeftijd) gaan dus niet op voor kinderen. Gezonde kinderen hebben een maximale hartfrequentie van 193 ± 7 slagen per minuut tijdens fietsergometrie (Van Leeuwen et al., 2004). Tijdens maximale inspanningstests op de loopband ligt de maximale hartfrequentie 5 à 6 hartslagen hoger.

De zuurstoftransportcapaciteit van het bloed (hematocriet en hemoglobineconcentratie) nemen tijdens de kinderleeftijd langzaam toe. Op volwassen leeftijd verschillen deze twee variabelen tussen mannen en vrouwen. Volwassen mannen hebben gemiddeld een hogere hematocriet en hemoglobineconcentratie dan vrouwen (Bar-Or & Rowland, 2004).

Bij prepuberale jongens en meisjes is het arterioveneus zuurstofverschil bij maximale inspanning gelijk, maar na de puberteit niet meer; dan is er een geslachtsspecifiek verschil ontstaan. Volwassen mannen hebben een aanzienlijk groter maximaal arterioveneus zuurstofverschil dan jongens, terwijl dat van vrouwen en prepuberale meisjes niet verschilt (Bar-Or & Rowland, 2004). Tijdens submaximale inspanning is het arterioveneus zuurstofverschil wel groter bij kinderen dan bij volwassenen (Bar-Or, 1983a).

Etnische verschillen

Het merendeel van de onderzoeken op het gebied van de VO_{2piek} bij kinderen en jongeren is uitgevoerd bij kinderen van Kaukasische oorsprong (blanke kinderen van Europese afkomst). Echter, er zijn aanwijzingen dat vergeleken met blanke kinderen, kinderen van Afrikaanse afkomst (Trowbridge et al., 1997) en ook Turkse kinderen (Gursel et al., 2004) een lagere VO_{2piek} hebben. Hiermee moeten we wel rekening houden, alhoewel er geen goede referentiewaarden bestaan voor allochtone kinderen.

VO_{2max} of VO_{2piek}

Ongeacht leeftijd of gewicht neemt de zuurstofopname progressief toe met de inspanningsintensiteit. In theorie bereikt de zuurstofopname een plateau op het moment dat de mate van inspanning verder toeneemt en het zuurstofverbruik niet meer (Hill & Lupton, 1923). De meting van dit plateau in VO_2 wordt gebruikt als een maat voor maximale zuurstofopname (VO_{2max}). Dit plateau wordt echter doorgaans niet vaak geobserveerd bij het testen van kinderen en jongeren, namelijk slechts in 30 procent van de tests (Rowland, 1993). Bovendien wordt dit plateau ook niet altijd geobserveerd bij volwassenen (Lucia et al., 2006). Als indicatie voor de werkelijke VO_{2max} wordt de 'piek'-VO_2 gebruikt (VO_{2piek}), de hoogst gemeten zuurstofopname gedurende een inspanningstest op het moment dat een proefpersoon subjectieve tekenen geeft van maximale inspanning (Rowland, 1993).

Ventilatie

Ondanks de hoge correlatie tussen longfunctie en VO_{2piek} is de longfunctie bij kinderen maar zelden de beperkende factor tijdens inspanning (Åstrand, 1952). Alleen kinderen met een forse beperking in longfunctie zullen een ventilatoire beperking laten zien (Bar-Or & Rowland, 2004). Specifieke ontwikkelingsaspecten op het gebied van de ademhaling zijn echter wel van invloed. Bij kinderen neemt de maximale ventilatie tijdens inspanning met de leeftijd toe, terwijl tijdens inspanning het maximale ventilatoire equivalent voor zuurstof (VE/VO_2) met de leeftijd afneemt (Bar-Or & Rowland, 2004). Dit laat zien dat de ademhaling efficiënter verloopt naarmate kinderen ouder worden. Ook de ademfrequentie neemt af met leeftijd, wat gecompenseerd wordt door een grotere toename in teugvolume (Bar-Or & Rowland, 2004). Dit is mogelijk door toename van het thoraxvolume vanwege de lengtegroei.

In figuur 2.2 staat de trend weergegeven van de veranderingen van de verschillende respiratoire parameters in relatie tot de ontwikkeling.

Energy cost of locomotion

Een belangrijk ontwikkelingsaspect is de toename van de efficiëntie waarmee zich een kind kan voortbewegen (efficiëntie van voortbewegen of 'energy cost of locomotion'). Deze ontstaat doordat de zuurstofopname per kilogram lichaamsgewicht met de ontwikkeling van een kind niet veel verandert. Morgan et al. (2002) voerden een long-

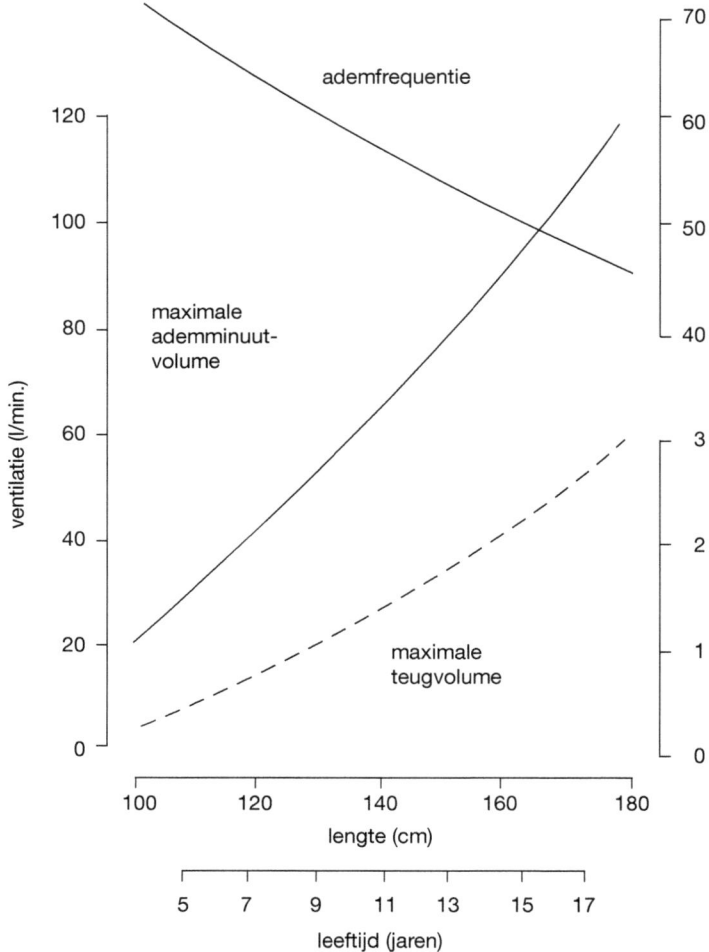

Figuur 2.2 *Ventilatoire parameters in relatie met leeftijd. Bron: Godfrey, 1974.*

itudinaal onderzoek uit bij kinderen van 6 tot 10 jaar en vonden dat de zuurstofopname bij 6-jarigen 27 procent hoger was dan bij 10-jarigen; dit gold voor elke loopsnelheid (figuur 2.3). De efficiëntie van voortbewegen van kinderen met een bewegingsstoornis (bijvoorbeeld cerebrale parese) is nog lager: hun energy cost of locomotion ligt aanzienlijk hoger dan die van gezonde kinderen (Morgan et al., 2002).

Anaerobe capaciteit

In de klinische setting wordt de anaerobe capaciteit niet zo vaak gemeten als de aerobe. Een van de redenen is dat er geen goede nor-

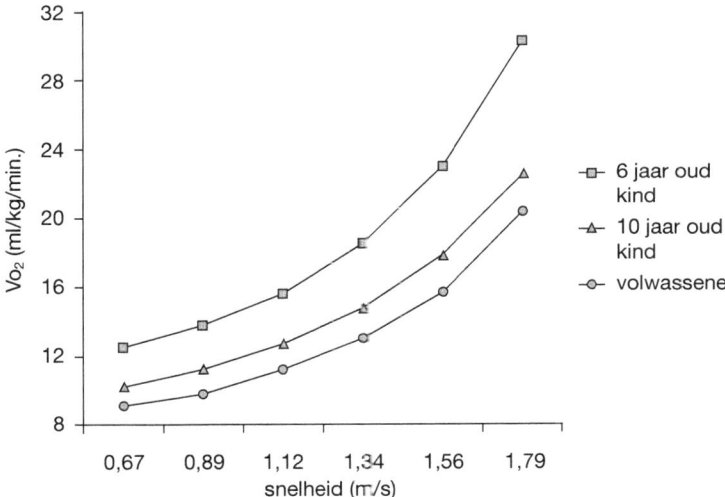

Figuur 2.3 *De relatie tussen loopsnelheid en zuurstofopname bij gezonde 6- en 10-jarige kinderen en volwassenen met cerebrale parese (CP). Bron: Morgan et al., 2002.*

matieve data beschikbaar zijn voor kinderen. Voor het meten van de anaerobe capaciteit is de Wingate Anaerobe Test (WAnT) de meest gebruikte test. Afname van de WAnT in diverse pediatrische patiëntengroepen heeft laten zien dat deze test betrouwbaar en valide is ten opzichte van andere maten voor de anaerobe capaciteit (Inbar et al., 1996; Tirosh et al., 1990). De WAnT laat met toenemende leeftijd een duidelijke vooruitgang zien van de anaerobe capaciteit.

De resultaten op de WAnT zijn een afspiegeling van de capaciteit van de gebruikte spiergroepen om energierijke fosfaten te gebruiken ten behoeve van de spiercontractie, waarbij het piekvermogen wordt gebruikt als een indicator voor de maximale snelheid van dat gebruik, en het gemiddelde vermogen een indicatie geeft van de totale capaciteit aan energierijke fosfaten in de spier en het glycolytische systeem (Inbar et al., 1996; Van Praagh & Dore, 2002). Uit onderzoek van spierbiopten (Eriksson et al., 1973; Eriksson & Saltin, 1974), of onderzoek met magnetische resonantie spectroscopie, is gebleken dat de totale hoeveelheid energierijke fosfaten in de spier bij kinderen aanzienlijk lager is dan bij volwassenen (Zanconato et al., 1993). Bovendien is bij kinderen de glycolytische activiteit in de spier lager dan bij volwassenen. Na uitputtende inspanning hebben kinderen dan ook lagere maximale lactaatconcentraties in hun bloed en spieren dan jongvolwassenen (Eriksson & Saltin, 1974; Robinson, 1938). Zowel bij jongens en meisjes nemen tijdens een WAnT het piek- en het gemiddeld vermogen toe met het lichaamsgewicht of de leeftijd (figuur 2.4).

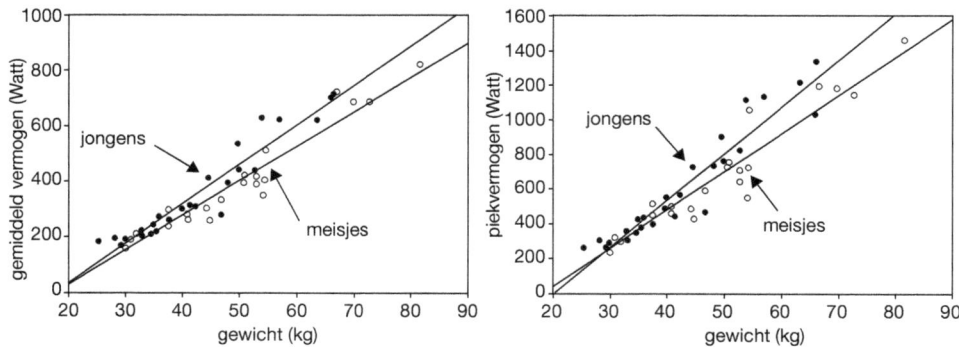

Figuur 2.4 *De toename in anaerobe capaciteit gemeten met de WAnT bij jongens en meisjes in relatie tot de leeftijd. Links: gemiddeld vermogen; rechts: piekvermogen. Bron: Takken et al., ongepubliceerde observaties.*

Metabole non-specialist

Er is gesuggereerd dat kinderen metabole non-specialisten zijn (Bar-Or, 1983b). Hiermee wordt bedoeld dat kinderen veelal vergelijkbaar scoren op zowel anaerobe als aerobe prestaties. Deze suggestie komt voort uit observaties dat jonge talentvolle sporters vaak zowel goed zijn in sprintonderdelen als in duursporten (Bar-Or, 1983b). Dit zou betekenen dat bij kinderen het aerobe en anaerobe prestatievermogen met elkaar samenhangen.

Blimkie et al. (1986) introduceerden de 'anaerobic-to-aerobic power ratio', (anaerobe-aerobe vermogenratio) een maat voor de samenhang tussen het aerobe en anaerobe vermogen. Ook in deze ratio is een duidelijk ontwikkelingsaspect te zien, maar geen duidelijke geslachtspecifieke verschillen. Zoals uit de positieve correlatie in figuur 2.5 valt op te maken, ontwikkelt bij kinderen het anaerobe vermogen zich sneller dan het aerobe vermogen.

Spierkracht

Bij zoogdieren is de kracht-genererende capaciteit van skeletspieren per oppervlakte spiervezel vrijwel universeel (Schmidt-Nielsen, 1984).

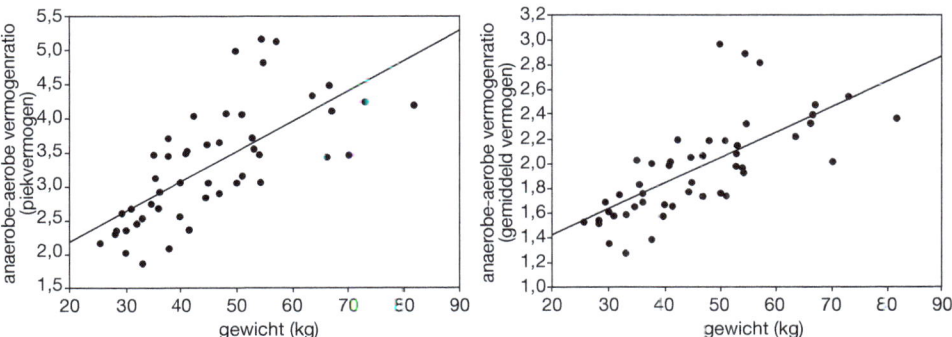

Figuur 2.5 *Anaerobe-aerobe vermogenratio in relatie tot lichaamsgewicht. De drie uitbijters op de rechter afbeelding (waarden > 2,7) zijn die van een judoka, een voetballer en een schaatser. Bron: Takken et al., ongepubliceerde observaties.*

De lengte van de spier is van belang voor de snelheid van verkorten. Daarnaast spelen voor het genereren van spierkracht aansturing en intramusculaire coördinatie een belangrijke rol. Met de toename van het lichaamsgewicht en de spiermassa, neemt bij kinderen de spierkracht dan ook toe (figuur 2.6). Vanaf een jaar of 12 (bij een lichaamsgewicht van 40 à 50 kilogram) ontstaan er geslachtsspecifieke verschillen.

Spierfysiologie en ontwikkeling

Histologisch onderzoek van Colling-Saltin (1978) laat een duidelijke ontwikkeling zien van spiervezels van embryo tot neonaat. De spiervezels differentiëren zich in deze periode van immature vezels (IIc) in de derde maand na de conceptie naar 'fast-twitch' vezels (type IIb) en type-IIa- en -I-vezels. Deze ontwikkeling is grotendeels afgerond op de leeftijd van 2 à 3 jaar (Boisseau & Delamarche, 2000). Echter, uit het kleine aantal onderzoeken waarin spierbiopten zijn genomen bij kinderen, lijkt het erop dat er tijdens de puberteit ook een verschuiving plaatsvindt van type-I naar type-II-spiervezels (Eriksson & Saltin, 1974). Dit verklaart mogelijk ook waarom kinderen bij inspanning van eenzelfde intensiteit meer vetten verbranden dan volwassenen (Boisseau & Delamarche, 2000; Timmons et al., 2003).

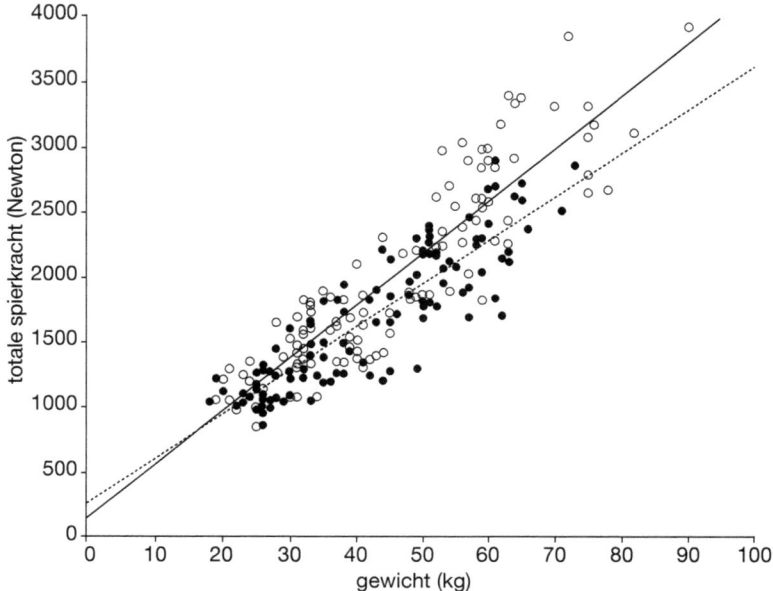

Figuur 2.6 *Totale spierkracht in relatie tot gewicht bij gezonde Nederlandse jongens (witte stippen) en meisjes (zwarte stippen) in de leeftijd van 4 tot 16 jaar. Bron: Beenakker et al., 2001.*

Herstel na inspanning

Verschillende onderzoeken hebben aangetoond dat kinderen sneller herstellen dan volwassenen na een submaximale, maximale of supramaximale inspanning (Beraldi et al., 1991; Hebestreit et al., 1993; Ohuchi et al., 2005; Zanconato et al., 1991). Dit sneller herstel is fysiologisch waar te nemen aan de hartfrequentie, de zuurstofopname, de CO_2-afgifte en de ventilatie. Ook de lactaatconcentratie en de zuurgraad van het bloed herstellen bij kinderen na lichamelijke inspanning sneller (Hebestreit et al., 1996). In figuur 2.7 is te zien dat jongens al na 2 minuten zijn hersteld na een WAnT, terwijl mannen nog niet geheel hersteld zijn na 10 minuten.

Figuur 2.8 laat het herstel zien in de zuurstofopname en de hartfrequentie 10 minuten na een WAnT. Er is duidelijk te zien dat jongens sneller herstellen dan mannen op bovengenoemde fysiologische parameters.

Het is mogelijk om de snelheid van herstel te kwantificeren, onder meer met behulp van de halfwaardetijd, de tijd die nodig is voor een herstel van 50 procent na een maximale inspanning (Hebestreit et al.,

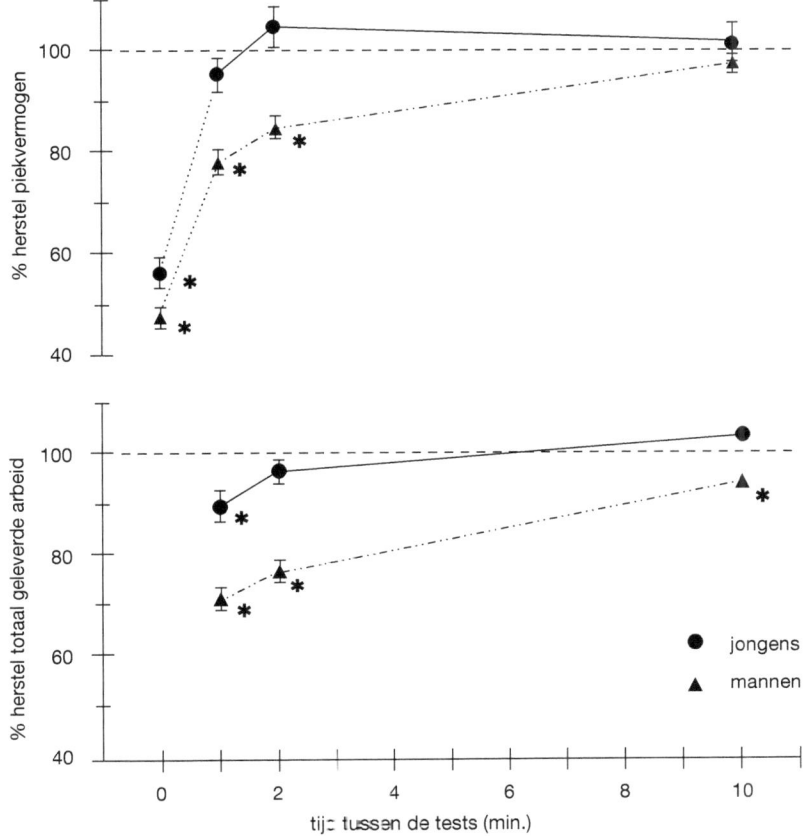

Figuur 2.7 *Herstel van vermogen (boven) en hartfrequentie (onder) na een WAnT bij jongens en jong volwassen mannen. Bron: Hebestreit et al., 1993.*

1993). In tabel 2.1 is deze halfwaardetijd voor verschillende fysiologische functies weergegeven voor jongens en mannen. Ook deze halfwaardetijd toont weer aan dat een kind na een supramaximale inspanning veel minder tijd nodig heeft voor dat herstel dan een volwassene.

Het snellere herstel, dat zowel geldt voor jongens als voor meisjes, is het duidelijkst waarneembaar bij hoog-intensieve lichamelijke inspanningen; het is minder duidelijk bij matig-intensieve inspanning (Beraldi et al., 1991; Zanconato et al., 1991). Het is nog niet geheel duidelijk waarom het herstel na inspanning bij kinderen sneller verloopt dan bij volwassenen. Daarbij zijn bovendien de mechanismen voor herstel waarschijnlijk verschillend voor verschillende fysiologische systemen. Een sneller herstel van de hartfrequentie wordt toe-

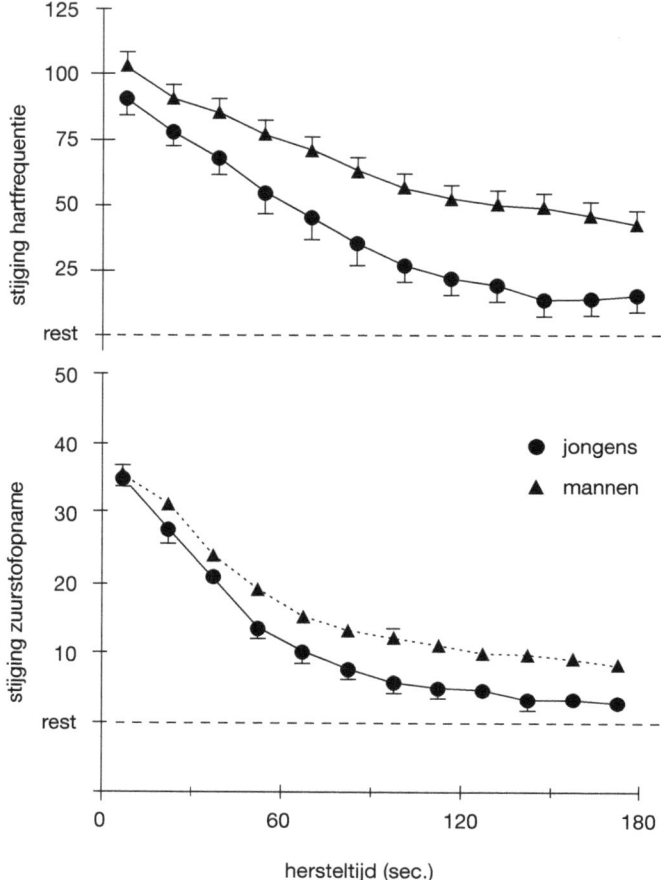

Figuur 2.8 Herstel van hartfrequentie (boven) en zuurstofopname (onder) na een WAnT bij jongens en jong volwassen mannen. Bron: Hebestreit et al., 1993.

Tabel 2.1 Snelheid van herstel met gemiddelden (standaarddeviaties) van jongens en mannen na afname van een WAnT. Bron: Hebestreit et al., 1993.

halfwaardetijd (s)	jongens	mannen
hartfrequentie	64,0 (21,1)	132,8 (68,0)
ventilatie	61,2 (23,2)	99,9 (68,0)
CO_2-afgifte	64,4 (10,5)	93,4 (17,5)
O_2-opname	40,9 (3,6)	52,5 (8,6)

geschreven aan een grotere parasympathische activiteit van het zenuwstelsel (Ohuchi, 2005). Er zijn ook aanwijzingen dat bij kinderen tijdens inspanning minder catecholamines vrijkomen en dat H^+-ionen bij hen sneller geklaard kunnen worden (Beraldi et al., 1991). Het sneller herstel van de zuurstofopname wordt mogelijk veroorzaakt door een kortere circulatietijd en/of een kleinere diffusieafstand van spiervezels tot aan het capillaire vaatbed, die beide zorgen voor het beter klaren van metabolieten (Hebestreit et al., 1993). Een andere verklaring is de kleinere zuurstofschuld aan het begin van een inspanning, vanwege snellere zuurstofopnamekinetica (Bar-Or & Rowland, 2004), waardoor het minder tijd vraagt om deze zuurstofschuld aan het eind van de inspanning weer in te lossen. Het sneller herstel van het mechanische vermogen wordt mogelijk verklaard doordat een kind minder gebruik maakt van de anaerobe glycolyse tijdens hoogintensieve inspanningen. Dit is onder andere te zien aan een lagere lactaat- en H^+-concentratie in het bloed direct na afloop van een lichamelijke inspanning (Hebestreit et al., 1993). Een laatste verklaring voor het sneller herstel van kinderen in vergelijking met volwassenen is een kleinere inspanningsgebonden afname van het plasmavolume bij de eerste groep (Hebestreit et al., 1996).

Het is algemeen bekend dat bij volwassenen fysiologische functies sneller terug zijn op hun rustwaarde bij actieve rust (activiteiten met een lage intensiteit) dan bij passieve rust. Ditzelfde patroon is te zien bij kinderen. Dotan et al. (2000) vonden dat de lactaatconcentratie in het bloed bij 9- tot 11-jarige jongens en meisjes na een hoog-intensieve inspanning (150% van de VO_{2piek}) sneller herstelde als deze kinderen actief bleven op een submaximaal niveau (40-60% van de VO_{2piek}) dan wanneer deze kinderen passief (inactief) herstelden (Dotan et al., 2000).

Conclusie

Kinderen zijn vanaf een leeftijd van 5 à 6 jaar goed te testen op aerobe en anaerobe capaciteit en spierkracht. Groei en ontwikkeling van fysiologische systemen maken dat kinderen niet als miniatuurvolwassenen beschouwd mogen worden. Algemeen aanvaarde inspanningsfysiologische 'wetten' zijn niet altijd van toepassing op kinderen. Resultaten verkregen uit inspanningsonderzoeken moeten altijd aan groei en geslachtsspecifieke normen gerelateerd worden voor een juiste interpretatie. Echter, het natuurlijk beloop impliceert dat er altijd met 'normale' ontwikkeling rekening moet worden gehouden wanneer een kind langdurig wordt vervolgd.

Literatuur

Åstrand P-O, Rodahl K, Dahl HA, Stromme SB. Textbook of Work Physiology. 4th ed. New-York: McGraw-Hill; 2003.

Åstrand P-O. Experimental studies of physical working capacity in relation to sex and age. Copenhagen: Ejnar Munskgaard; 1952.

Bar-Or O, Rowland T. Pediatric Exercise Medicine. From Physiologic Principles to Healthcare Application. Champaign, IL: Human Kinetics; 2004.

Bar-Or O. Pediatric sports medicine for the practitioner. New York: Springer-Verlag; 1983a.

Bar-Or O. Sports Medicine for the practitioner: From Physiological Principles to Clinical Applications. New York: Springer; 1983b.

Beenakker EA, Hoeven JH van der, Fock JM, Maurits NM. Reference values of maximum isometric muscle force obtained in 270 children aged 4-16 years by hand-held dynamometry. Neuromuscul Disord. 2001;11:441-6.

Beraldi E, Cooper DM, Zanconato S, Armon Y. Heart rate recovery following 1 minute exercise in children and adults. Pediatr Res. 1991;29:575-9.

Bink B, Wafelbakker F. Physical working capacity at maximum levels of work, of boys 12-18 years of age. Zeitschrift fuer arztlichen Fortbildung (Jena). 1968;62:957-61.

Binkhorst RA, Saris WH, Noordeloos AM, Hof MA van 't, Haan AF de, editors. Maximal oxygen consumption of children (6 to 18 years) predicted from maximal and submaximal values in treadmill and bicycle tests. Champaign, IL: Human Kinetics Publishers; 1985.

Blimkie CJR, Roche P, Bar-Or O. Anaerobic-to-aerobic power ratio in adolescent boys and girls. In: Rutenfranz J, Roche P, Bar-Or O, editors. Children and Exercise XII. Champaign, IL: Human Kinetics; 1986. p. 31-7.

Boisseau N, Delamarche P. Metabolic and hormonal responses to exercise in children and adolescents. Sports Med. 2000;30:405-22.

Colling-Saltin A. Enzyme histochemistry on skeletal muscle of the human foetus. J Neurol Sci. 1978;39:169-85.

Dotan R, Falk B, Raz A. Intensity effect of active recovery from glycolytic exercise on decreasing blood lactate concentration in prepubertal children. Med Sci Sports Exerc. 2000;32:564-70.

Eriksson BO, Gollnick PD, Saltin B. Muscle metabolism and enzyme activities after training in boys 11-13 years old. Acta Physiol Scand. 1973;87:485-97.

Eriksson O, Saltin B. Muscle metabolism during exercise in boys aged 11 to 16 years compared to adults. Acta Paediatrica Belgica. 1974;28 Suppl:257-65.

Godfrey S. Exercise testing in children. London: W.B. Saunders Company Ltd.; 1974.

Gursel Y, Sonel B, Gok H, Yalcin P. The peak oxygen uptake of healthy Turkish children with reference to age and sex: a pilot study. Turk J Pediatr. 2004;46:38-43.

Hebestreit H, Meyer F, Htay H, Heigenhauser GJ, Bar-Or O. Plasma metabolites, volume and electrolytes following 30-s high-intensity exercise in boys and men. Eur J Appl Physiol Occup Physiol. 1996;72:563-9.

Hebestreit H, Mimura K, Bar-Or O. Recovery of muscle power after high-intensity short-term exercise: comparison between boys and men. J Appl Physiol. 1993;74: 2875-80.

Hill AV, Lupton H. Muscular exercise, lactic acid and the supply and utilization of oxygen. Quarterly Journal of Medicine 1923;16:135-71.

Inbar O, Bar-Or O, Skinner JS. The wingate anaerobic test. Champaign, IL: Human Kinetics; 1996.

Krahenbuhl GS, Skinner JS, Kohrt WM. Developmental aspects of maximal aerobic power in children. Exerc Sport Sci Rev. 1985;13:503-38.

Leeuwen PB van, Net J van der, Helders PJM, Takken T. Exercise parameters in healthy Dutch children [in Dutch, English summary]. Geneeskunde en Sport. 2004;37:126-32.

LeMura LM, Duvillard SP von, Cohen SL, Root CJ, Chelland SA, Andreacci J, et al. Treadmill and cycle ergometry testing in 5- to 6-year-old children. Eur J Appl Physiol. 2001;85:472-8.

Lucia A, Rabadan M, Hoyos J, Hernandez-Capilla M, Perez M, San Juan AF, et al. Frequency of the VO_{2max} Plateau Phenomenon in World-Class Cyclists. Int J Sports Med. 2006;27(12):982-92.

Morgan DW, Tseh W, Caputo JL, Keefer DJ, Craig IS, Griffith KB, et al. Longitudinal profiles of oxygen uptake during treadmill walking in able-bodied children: the locomotion energy and growth study. Gait Posture. 2002;15:230-5.

Ohuchi H, Hamamichi Y, Hayashi T, Watanabe T, Yamada O, Yagihara T, et al. Post-exercise heart rate, blood pressure and oxygen uptake dynamics in pediatric patients with Fontan circulation Comparison with patients after right ventricular outflow tract reconstruction. Int J Cardiol. 2005;101:129-36.

Ohuchi H. Cardiopulmonary response to exercise in patients with the Fontan circulation. Cardiol Young. 2005;15 Suppl 3:39-44.

Praagh E van, Dore E. Short-term muscle power during growth and maturation. Sports Med. 2002;32:701-28.

Robinson S. Experimental studies of physical fitness in relation to age. Arbeitsphysiologie 1938;10:251-323.

Rowland TW. Does peak VO_2 reflect VO_{2max} in children?: evidence from supramaximal testing. Med Sci Sports Exerc. 1993;25:689-93.

Schmidt-Nielsen K. Scaling: Why is Animal Size so Important? Cambridge: Cambridge University Press; 1984.

Timmons BW, Bar-Or O, Riddell MC. Oxidation rate of exogenous carbohydrate during exercise is higher in boys than in men. J Appl Physiol. 2003;94:278-84.

Tirosh E, Bar-Or O, Rosenbaum P. New muscle power test in neuromuscular disease. Feasibility and reliability. Am J Dis Child. 1990;144:1083-7.

Trowbridge CA, Gower BA, Nagy TR, Hunter GR, Treuth MS, Goran MI. Maximal aerobic capacity in African-American and Caucasian prepubertal children. Am J Physiol. 1997;273:E809-14.

Zanconato S, Buchthal S, Barstow TJ, Cooper DM. 31P-magnetic resonance spectroscopy of leg muscle metabolism during exercise in children and adults. J Appl Physiol. 1993;74:2214.

Zanconato S, Cooper DM, Armon Y. Oxygen cost and oxygen uptake dynamics and recovery with 1 minute of exercise in children and adults. J Appl Physiol. 1991;71:993-8.

Fysieke activiteit bij kinderen 3

Dr. T. Takken

Inleiding

Gezonde kinderen lopen vandaag de dag een aanmerkelijk gezondheidsrisico. Met een toename aan inactiviteit vanwege computergebruik, tv-kijken, ongezonde voedingsgewoonten en afname van het reguliere sportaanbod in de meeste gemeenten in ons land, gecombineerd met de afname van het aantal uren schoolgymnastiek in de week, is het niet verwonderlijk dat kinderen steeds vaker leiden aan zogenaamde inactiviteitgerelateerde ziekten, zoals overgewicht (obesitas), en medisch onverklaarde vermoeidheidsklachten hebben. In dit hoofdstuk zal worden ingegaan op het belang van bewegen en fitheid bij gezonde en chronisch zieke kinderen.

Het belang van goede fysieke fitheid

Volkswijsheden als 'rust roest' en 'use it or loose it' bestaan al sinds de Griekse oudheid, maar spreekwoorden en gezegdes vormen geen wetenschappelijk bewijs. Pas halverwege de vorige eeuw werd het eerste harde wetenschappelijk bewijs geleverd voor het belang van fysieke fitheid en fysieke activiteit met de publicatie van het onderzoeksresultaat van de Britse professor Jeremy Morris et al. (1953). Deze onderzoekers vergeleken de sterfte onder het Londense buspersoneel met een zittende baan (chauffeurs) met de sterfte onder dit buspersoneel met niet-zittende baan (conducteurs). Uit hun onderzoek bleek dat de conducteurs een lagere sterftekans hadden en een verlaagd risico op hart- en vaatziekten dan de chauffeurs. Er zijn sindsdien vele andere onderzoeken gevolgd die ditzelfde fenomeen hebben laten zien. Een bekend onderzoek is de 'Harvard Alumni Study', uitgevoerd bij bijna 17.000 oud-studenten van de Harvard Universiteit in Amerika. Ook uit dit onderzoek bleek dat personen die een fysiek inactief bestaan leiden (inactieven) een grotere overlijdenskans hebben dan de fysiek actieven (Paffenbarger et al., 1986). Zie figuur 3.1.

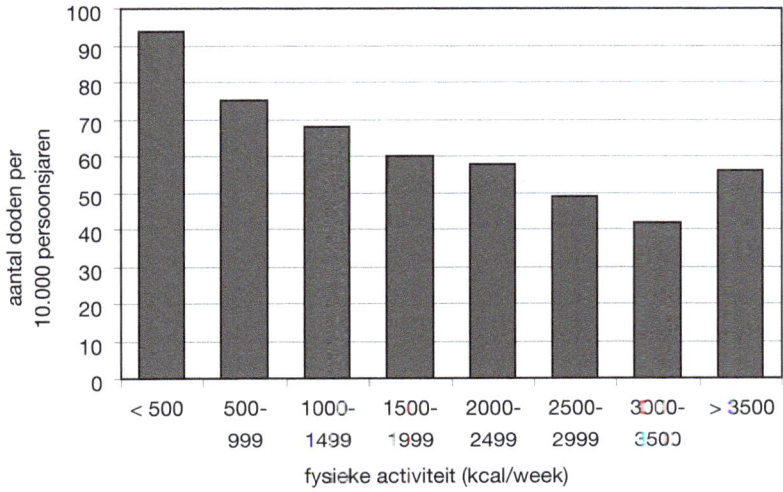

Figuur 3.1 *De relatie tussen fysieke activiteiten en het aantal doden per 10.000 persoonsjaren. Het verband tussen een toename in de sterftekans bij een afnemende fysieke activiteit is duidelijk zichtbaar. Extreem hoge fysieke activiteit is gerelateerd aan een iets verhoogde sterftekans. Naar Paffenbarger et al., 1986.*

Een onderzoek van John Myers et al. (2002) laat zien dat niet alleen fysieke activiteit, maar ook fysieke fitheid belangrijk is. Zij vonden in hun onderzoek, waarin meer dan 6000 proefpersonen waren geïncludeerd, een relatie tussen inspanningsvermogen tijdens een maximale inspanningstest op de loopband en overlevingskans. Met elke stijging van de maximale zuurstofopname van 3,5 ml/kg/min. (1 metabole equivalent (1 MET) = gemiddeld energieverbruik in rust = een zuurstofopname van 3,5 ml/kg/min.) nam de overlijdenskans met maar liefst 12 procent af. Deze onderzoeksgegevens laten dus onomstotelijk zien dat fysieke activiteit en fysieke fitheid belangrijke factoren zijn voor gezondheid en levensduur.

Sport en fitheid

Ook voor de sporter is fitheid van belang. Naast psychologische gesteldheid, techniek en tactiek zijn fysieke factoren bepalend voor de prestatie. Deze laatste verschillen per sport en zijn trainbaar en meetbaar. Iedere sporter wil zo goed mogelijk presteren. Daarom wil de duursporter een zo groot mogelijke VO_{2max} hebben met een zo groot mogelijke efficiëntie, om een zo hoog mogelijke snelheid zo lang mogelijk te kunnen volhouden, terwijl een krachtsporter zich richt op zijn spiermassa en de aansturing van zijn spieren. Voor de laatste zijn die belangrijker dan de gesteldheid van hart, bloed en longen.

Ziekte en fitheid

Waarom is fysieke fitheid voor zieken van belang? Van volwassen patiënten is bekend dat de kans op overlijden samenhangt met hun fitheid: hoe lager de fitheid des te groter de kans op overlijden (Blair et al., 2001, Myers et al., 2002). Maar fitheid hangt ook samen met functie! Het uitvoeren van adl-activiteiten kost energie. De grootste hoeveelheid energie komt vrij door de verbranding van vetten en koolhydraten. De maximale zuurstofopname (VO_{2piek} of VO_{2max}) is bepalend voor de maximale hoeveelheid energie die met behulp van zuurstof kan worden vrijgemaakt, het aerobe metabolisme (Takken, 2004). Elke liter zuurstof komt ongeveer overeen met 20 kJ aan energie. Patiënten met een gereduceerde fitheid kunnen activiteiten op een minder intensief niveau uitvoeren dan gezonde personen met een hogere fitheid. Er is ongeveer een minimale VO_{2max} van 19 ml/kg/min. nodig om de gewone activiteiten van het dagelijks leven uit te kunnen voeren (Ainsworth et al., 2000). Patiënten die onder dit minimum zitten, zijn daartoe niet meer goed in staat. Voor de adl-activiteiten is dan ook de anaerobe drempel van belang, de zuurstofopname die langdurig volgehouden kan worden zonder dat er excessieve vermoeidheid optreedt (hoofdstuk 5).
Fitheid kan echter zowel verbeteren als verloren gaan! De spier is een van de meest plastische weefsels van het lichaam. Door inactiviteit neemt zowel spiermassa als functie af, door training kunnen de eigenschappen van de spier weer verbeteren. Zo bleek uit onder meer de 'Dallas bedrest and training study' dat inactiviteit een groot effect heeft op het inspanningsvermogen (Saltin et al., 1968). Uit dit onderzoek kwam naar voren dat 3 weken bedrust een groter deconditionerend effect heeft op het inspanningsvermogen dan 30 jaar veroudering (McGuire et al., 2001)!

Hoeveel bewegen is genoeg?

Gestructureerde beweegprogramma's kunnen het beloop en het herstel van een aantal chronische ziekten en beperkingen gunstig beïnvloeden. Was vroeger 'rust' het meest gegeven advies aan patiënten, tegenwoordig raakt de gezondheidszorg er steeds meer van doordrongen dat juist 'beweging' gezondheidsbevorderend kan zijn. Enige tijd geleden is de Nederlandse norm voor gezondheidsbevordering via bewegen, kortweg Nederlandse Norm Gezond Bewegen (NNGB), opgesteld (Kemper et al., 2000). Dit is een minimale bewegingsnorm waaraan een ieder die gezond wil blijven, zou moeten voldoen.

Nederlandse Norm Gezond Bewegen

Jeugd (jonger dan 18 jaar)
Dagelijks een uur matig intensieve lichamelijke activiteit, waarbij de activiteiten minimaal tweemaal per week gericht zijn op het verbeteren of handhaven van lichamelijke fitheid (kracht, lenigheid en coördinatie).

Volwassenen (18-55 jaar en 55-plussers)
Een halfuur matig-intensieve lichamelijke activiteit op ten minste 5, maar bij voorkeur alle dagen van de week.
Niet-actieven, zonder of met beperkingen: Elke extra hoeveelheid lichaamsbeweging is meegenomen.
Duur en intensiteit van lichamelijke activiteit zijn inwisselbaar (30 minuten wandelen in plaats van 15 minuten hardlopen of 5 dagen per week 30 minuten matig-intensief in plaats van 3 dagen 30 minuten intensief). Matig-intensieve lichamelijke activiteiten kunnen voor jeugd, volwassenen en senioren verschillende activiteiten zijn. Bewegen om de fitheid te bevorderen, vereist een hogere intensiteit dan bewegen voor gezondheidsbevordering. Voor mensen met lichamelijke beperkingen of chronische aandoeningen worden bewegingsrichtlijnen op maat geadviseerd. Bewegen levert voor zeer veel mensen een positieve bijdrage aan de gezondheid, ook tijdens revalidatie en herstel. Algemeen advies: integreer lichamelijke activiteit in het dagelijks leven! Het gaat niet enkel om (georganiseerde) sportbeoefening.

Bron: Kemper et al., 2000.

Er zijn bij de NNGB kanttekeningen te plaatsen. Zo geldt bijvoorbeeld voor iedereen dezelfde norm, terwijl we weten dat de respons c.q. het trainingseffect na fysieke inspanning in grote mate individueel bepaald zijn (Bouchard et al., 1999). Hoewel in diverse landen vergelijkbare richtlijnen zijn opgesteld, neemt het overgewicht daar, evenals in ons land, toch nog toe, ook onder personen die deze bewegingsnorm wel halen. Vandaar dat veel wetenschappers vinden dat de bewegingsnorm van 30 minuten tot 1 uur per dag te laag is. De literatuur suggereert dat een gemiddelde volwassene met een normaal voedingspatroon minimaal 82 minuten per dag moet bewegen om zijn gewicht te behouden. Daarom hebben beleidsmakers in Canada voor kinderen hogere normen gesteld (Health Canada, 2002). Volgens deze Canadese normen moet niet alleen de fysieke activiteit van kinderen opgevoerd worden, maar moet ook de hoeveelheid stilzittende activiteiten worden ingewisseld voor fysieke activiteiten, zodat het nettoeffect nog groter zal worden (tabel 3.1).

Tabel 3.1 Richtlijnen voor dagelijkse beweging voor kinderen. Bron: Health Canada, 2002.

	extra dagelijkse activiteiten (min.)			afname activiteit (min.)
	matig-intensief[a]	hoog-intensief[b]	totaal	stilzitten[c]
maand 1	≥ 20	10	30	30
maand 2	≥ 30	15	45	45
maand 3	≥ 40	20	60	60
maand 4	≥ 50	25	75	75
maand 5	≥ 60	30	90	90

a = wandelen, inline-skating, fietsen, zwemmen, buitenspelen; b = voetballen, hardlopen; c = tv-kijken, achter de (spel)computer, bellen of lezen.

Fysieke activiteiten zijn gerelateerd aan de leeftijd van het kind (figuur 3.2). Jonge kinderen zijn actiever dan kinderen in de puberteit. Het minst actief zijn jongeren net na de puberteit, zowel jongens als meisjes. Dit wordt geweten aan het feit dat deze groep zich vaker verplaatst met een brommer in plaats van te voet of op de fiets en minder tijd besteedt aan bijvoorbeeld buitenspelen. In bijna alle onderzoeken wordt gevonden dat jongens actiever zijn dan meisjes. Verder zijn allochtone meisjes het meest 'at risk' voor het hebben van een inactieve levensstijl (Kimm et al., 2002).

De bovenstaande gegevens en richtlijnen gaan over fysieke activiteiten, maar hoeveel moet een gezond kind nu eigenlijk bewegen, dan wel trainen, om in fitheid vooruit te gaan? Deze vraag zal in hoofdstuk 5 worden beantwoord.

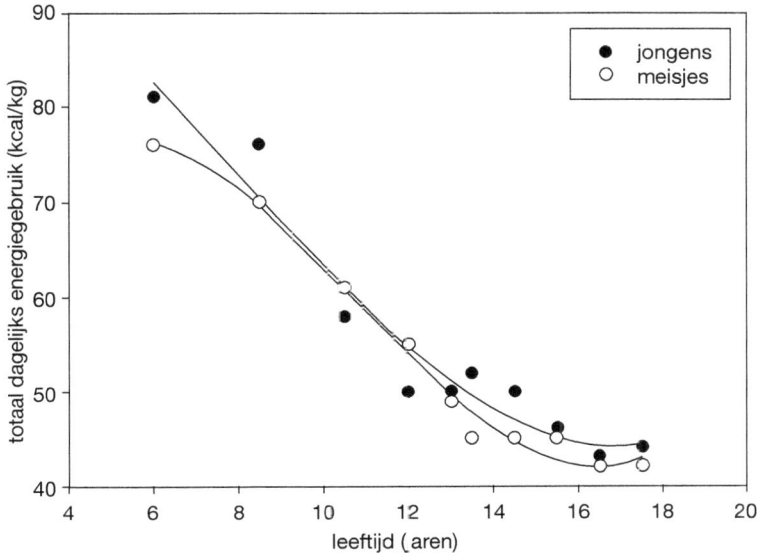

Figuur 3.2 *De relatie tussen leeftijd en de hoeveelheid fysieke activiteiten.* Bron: Saris, 1985.

Beweging en chronische ziekte

Bij chronische ziekten zijn niet alleen de effecten van de ziekte en/of de medicatie van invloed op verminderde fysieke fitheid.

Vermoeidheid

Vermoeidheid is een veel voorkomende klacht bij chronische ziekten en overlevenden van levensbedreigende ziekten, zoals leukemie. Ongeveer 30 procent van de patiënten die behandeld zijn voor kanker vertonen, zelfs langer dan een jaar na de laatste behandeling, nog steeds een grote mate van vermoeidheid (Dimeo, 2001), zelfs nog 5 tot 6 jaar daarna (Van Brussel et al., 2006).

Er spelen ook externe factoren mee. Kinderen met een chronische ziekte zijn vaak minder actief dan hun gezonde leeftijdsgenoten. Deze hypoactiviteit kan het resultaat zijn van pathofysiologische factoren van de ziekte of aandoening zelf, maar ook van psychosociale factoren, zoals een verminderd zelfrespect, pesten, angst, buitensluiting door leeftijdsgenoten of overbescherming door de ouders (Bar-Or & Rowland, 2004).

Uit wetenschappelijk onderzoek komt steeds meer naar voren dat een actieve levensstijl bij kinderen met chronische ziekten veel voordelen kent, ook bij het bestrijden van comorbiditeit (dyslipidemie, insulinegevoeligheid, accumulatie van visceraal vet). Maar inspanning kan ook nadelen hebben. Ook daaraan moet aandacht worden geschonken. Negatieve effecten van inspanning treden meestal op als reactie op een acute inspanningsactie, bijvoorbeeld hypoglykemie bij type-1-diabetes, inspanningsgeïnduceerde astma, daling van de zuurstofsaturatie in het bloed bij cystic fibrose en ischemische veranderingen bij sommige aangeboren hartafwijkingen (Bar-Or & Rowland, 2004). Het begrijpen van de onderliggende mechanismen van deze abnormale reacties vormen aanknopingspunten voor de preventie ervan. In de aandoeningspecifieke hoofdstukken zal er dieper op deze aandoeningen worden ingegaan.

Conclusie

Fysieke activiteit behoort een normaal, geaccepteerd onderdeel te zijn van het dagelijks leven. Een inactief bestaan leidt tot (vermijdbare) gezondheidsrisico's. Het huidige activiteitenniveau van onze gezonde kinderen is onder de recent vastgestelde bewegingsnorm, waardoor deze kinderen een aanzienlijk gezondheidsrisico lopen. Het bevorderen van lichamelijke activiteiten en het terugdringen van de inactiviteit, zoals tv-kijken en computerspelletjes doen, is een belangrijke taak voor allen die werkzaam zijn in de gezondheidszorg voor kinderen.

Literatuur

Ainsworth BE, Haskell WL, Whitt MC, Irwin ML, Swartz AM, Strath SJ, et al. Compendium of physical activities: an update of activity codes and MET intensities. Med Sci Sports Exerc. 2000;32:S498-504.

Bar-Or O, Rowland T. Pediatric Exercise Medicine. From Physiologic Principles to Healthcare Application. Champaign, IL: Human Kinetics; 2004.

Blair SN, Cheng Y, Holder JS. Is physical activity or physical fitness more important in defining health benefits? Med Sci Sports Exerc. 2001;33:S379-99.

Bouchard C, An P, Rice T, Skinner JS, Wilmore JH, Gagnon J, et al. Familial aggregation of VO_{2max} response to exercise training: results from the HERITAGE Family Study. J Appl Physiol. 1999;87:1003-8.

Brussel M van, Takken T, Net J van der, Engelbert RH, Bierings M, Schoenmakers M, et al. Physical function and fitness in long-term survivors of childhood leukaemia. Pediatr Rehabil. 2006;9:267-74.

Dimeo F. Effects of exercise on cancer-related fatigue. Cancer. 2001;92:1689-93.

Health Canada. Canada's Physical Activity Guide for Children. Available from: http://www.phac-aspc.gc.ca/pau-uap/paguide/child_youth/children/index.html; 2002.

Kemper HGC, Ooijendijk WTM, Stiggelbout M. Consensus over de Nederlandse Norm voor Gezond Bewegen. Tijdschrift voor gezondheidswetenschappen. 2000;78:180-3.

Kimm SY, Glynn NW, Kriska AM, Barton BA, Kronsberg SS, Daniels SR, et al. Decline in physical activity in black girls and white girls during adolescence. N Engl J Med. 2002;347:709-15.

McGuire DK, Levine BD, Williamson JW, Snell PG, Blomqvist CG, Saltin B, et al. A 30-year follow-up of the Dallas Bedrest and Training Study: I. Effect of age on the cardiovascular response to exercise. Circulation. 2001;104:1350-7.

Morris JN, Heady JA, Raffle PAB, Roberts CG, Parks JW. Coronary heart disease and physical activity of work. Lancet 1953;2:1053-7, 1111-20.

Myers J, Prakash M, Froelicher V, Do D, Partington S, Atwood JE. Exercise capacity and mortality among men referred for exercise testing. N Engl J Med. 2002;346:793-801.

Paffenbarger RS, Jr., Hyde RT, Wing AL, Hsieh CC. Physical activity, all-cause mortality, and longevity of college alumni. N Engl J Med. 1986;314:605-13.

Saltin B, Blomqvist G, Mitchell JH, Johnson RL, Jr., Wildenthal K, Chapman CB. Response to exercise after bed rest and after training. Circulation. 1968;38:VII-78.

Saris WH. The assessment and evaluation of daily physical activity in children. A review. Acta Paediatr Scand Suppl. 1985;318:37-48.

Takken T. Inspanningstests. Maarssen: Elsevier Gezondheidszorg; 2004.

Het meten van het inspanningsvermogen bij kinderen

4

Dr. T. Takken

Inleiding

Zoals in hoofdstuk 1 is beschreven, veranderen er tijdens inspanning vele lichamelijke processen. Hartslag en zuurstofopname gaan omhoog, de bloeddruk stijgt, alsmede de ademfrequentie. Ook kunnen er door training aanzienlijke trainingseffecten worden bewerkstelligd. De hartfrequentie zal bijvoorbeeld dalen op eenzelfde intensiteit van inspanning; ook zal de VO_{2piek} toenemen door training.
Inspanningstests zijn belangrijke meetinstrumenten om de inspanningsrespons vast te leggen bij gezonde kinderen en bij kinderen met een chronische ziekte of aandoening.
Een inspanningstest is geïndiceerd in een aantal situaties, zoals het vaststellen van het inspanningsvermogen als diagnostisch instrument, als provocatietest en ter evaluatie van een interventie (Paridon et al., 2006). Deze zijn in onderstaand kader beschreven.

Indicaties voor een inspanningstest
- vaststellen van het inspanningsvermogen:
  - vastleggen van functie: bekijken of de dagelijkse activiteiten van een kind binnen diens fysiologische mogelijkheden ligt;
  - onderzoeken of er een bepaalde deficiëntie is in een bepaalde fitheidscomponent: dagelijkse activiteiten worden soms eerder door spierkracht en uithoudingsvermogen beperkt dan door aerobe capaciteit (spierdystrofie);
  - vastleggen van een baseline voor aanvang van een interventieprogramma;
  - evalueren van de effectiviteit van een beweegadvies;

- in kaart brengen van een progressieve ziekte (cystic fibrose, spierdystrofie).
• inspanning als provocatietest:
- versterken van pathofysiologische veranderingen;
- uitlokken van veranderingen die tijdens rust niet zichtbaar zijn.
• inspanning als een diagnostische test:
- als niet-invasieve test om te kijken of een invasieve test noodzakelijk is;
- vastleggen van de ernst van ritmestoornissen;
- vastleggen van het succes van een chirurgische correctie;
- het tijdens inspanning bepalen van het effect van medicatie.
• vastleggen en onderscheiden van symptomen: pijn op de borst, kortademigheid, snelle vermoeibaarheid.
• vertrouwen winnen bij ouders en kind.
• het vasthouden van de motivatie voor de interventie en van de therapietrouw.

Bron: Bar-Or, 1985.

In dit hoofdstuk zullen de tests die in het laboratorium en in het veld het meest worden toegepast, kort beschreven worden. Voor een uitgebreidere beschrijving en mogelijke referentiewaarden wordt verwezen naar het boek *Inspanningstests* (Takken, 2007).

Laboratoriumtests

MAXIMALE INSPANNINGSTEST

De gouden standaard voor de lichamelijke fitheid van een persoon is de maximale zuurstofopname (VO_{2max} of VO_{2piek}). Deze kan worden gemeten door een maximale inspanningstest uit te voeren, waarbij ademanalyse wordt toegepast. Een maximale inspanningstest kan op vele manieren worden uitgevoerd. Veel laboratoria gebruiken hun eigen protocol. Indien de resultaten van een patiënt op de test worden vergeleken met de voor Nederland gebruikelijke referentiewaarden is het nodig om de test zo veel mogelijk te laten verlopen conform de testprocedures waarmee deze referentiewaarden zijn opgesteld (Binkhorst et al., 1992). De protocolkeuze hangt natuurlijk ook af van de klachten van de patiënt. Bij een kind met een naar verwachting slechte conditie (omdat bijvoorbeeld sprake is van cystic fibrose of een congenitale hartaandoening), wordt er gekozen voor een langzaam in intensiteit oplopend protocol. Gebeurt dit niet, dan wordt de maximale inspanningstest beëindigd voordat het cardiorespiratoire systeem maximaal is belast. Idealiter duurt een inspanningstest dan ook 8 tot 12 minuten voor volwassenen en adolescenten (Buchfuhrer et al., 1983), en 6 tot 10 minuten voor kinderen (Hebestreit, 2004). De ervaring leert dat kinderen vanaf 6 jaar goed te testen zijn in een laboratorium (LeMura et al., 2001).

LOOPBAND

Voor de twee meest gebruikte inspanningsvormen wordt een loopband of een fietsergometer gebruikt. Jonge kinderen (4 tot 10 jaar) kunnen het beste op de loopband getest worden, oudere kinderen (11 jaar en ouder) bij voorkeur op de fietsergometer. Een veel gebruikt loopbandprotocol voor een maximale inspanningstest is het Bruce Protocol (Chang et al., 2006; Paridon et al., 2006). Dit is een door Bruce et al. (1963) ontworpen protocol voor het evalueren van hartklachten bij volwassenen. Tijdens deze test wordt de belasting elke 3 minuten verhoogd door een verandering in zowel loopsnelheid als hellingshoek. Een nadeel van de Bruce Test is dat de eerste belastingsstap al te zwaar kan zijn voor kinderen met een slechte conditie. Een ander nadeel is dat door de relatief grote ongelijke stappen in intensiteit alleen een grove schatting te maken is van het maximale aerobe vermogen van een patiënt. Daarom verdient de zogenaamde *halve* Bruce Test de voorkeur, omdat in deze test elke 1,5 minuut snelheid en hellingshoek omhoog gaan (Takken, 2007). Voor de uitslag op de Bruce Test (volhoudtijd, VO_{2max} en $VO_{2max/kg}$) zijn er Nederlandse referentiewaarden beschikbaar voor kinderen van 4 tot 18 jaar (Binkhorst et al., 1992).

FIETSERGOMETER

Voor het testen van kinderen op de fietsergometer is het gebruik van het zogenaamde Godfrey Protocol (Godfrey, 1974) erg handig. Dit protocol laat de weerstand per minuut toenemen op basis van lichaamslengte. Bij kleine kinderen (< 120 cm) neemt de weerstand 10 W/min. toe tot uitputting, terwijl bij de langere kinderen de weerstand met 15 of 20 W/min. verhoogd wordt.

Maximale inspanningstests kunnen met een klein risico worden uitgevoerd bij kinderen met een hart- of longaandoening. Alpert et al. (1983) vonden een risico op voorvallen van 1,7 procent. In deze gevallen ontstond er pijn op de borst (0,69%), werd het kind duizelig of

4 Het meten van het inspanningsvermogen bij kinderen

Tabel 4.1 Het loopbandprotocol van de Bruce Test en de halve Bruce Test. Bron: Bruce et al., 1963.

stap	Bruce Test			halve Bruce Test		
	snelheid (km/uur)	hellingshoek (%)	tijd (min.)	snelheid (km/uur)	hellingshoek (%)	tijd (min.)
I	2,7	10	3	2,7	10	1,5
				3,4	11	1,5
II	4	12	3	4	12	1,5
				4,7	13	1,5
III	5,5	14	3	5,4	14	1,5
				6	15	1,5
IV	6,8	16	3	6,7	16	1,5
				7,3	17	1,5
V	8	18	3	8	18	1,5
				8,4	19	1,5
VI	8,9	20	3	8,8	20	1,5
VII	9,7	22	3			

Tabel 4.2 Godfrey Protocol voor fietsergometrie bij kinderen van verschillende lengte. Bron: Godfrey, 1974.

weerstand	< 120 cm	120-150 cm	> 150 cm
begin van de test	10 W	15 W	20 W
verhoging per minuut	10 W	15 W	20 W

viel het flauw (0,29%), daalde de bloeddruk (0,35%), of ontstonden er gevaarlijke ritmestoornissen (0,46%).
Er zijn een aantal criteria waarop een inspanningstest bij kinderen wordt afgebroken (tabel 4.3).

Submaximaaltests

DE ÅSTRAND TEST
Met een submaximale inspanningstest kan, met behulp van het Åstrand-Ryhming nomogram, een redelijke schatting (meetfout ca. 10%) van de maximale zuurstofopname worden gemaakt bij gezonde volwassenen (Astrand, 1960). Dit wordt gedaan aan de hand van de

Tabel 4.3 Criteria voor het afbreken van een inspanningstest. Bron: Bar-Or, 1983.

1 kliniek	a	symptomen: pijn op de borst, ernstige hoofdpijn, koorts, duizeligheid, blijvende misselijkheid, ernstige kortademigheid
	b	signalen: langdurige bleekheid, koude en vochtige huid, verwardheid, verkeerd/vreemd gaan bewegen
2 elektrocardiografisch (ecg)	a	ventrikeltachycardie
	b	supraventriculaire tachycardie
	c	daling of elevatie van het ST-segment > 3 mm
	d	ontstaan van een intracardiaal blok tijdens de inspanning
	e	premature ventriculaire contracties (PVC's) met toenemende frequentie
3 bloeddruk	a	buitensporige bloeddruk: systolische bloeddruk > 240 mmHg en/of diastolische bloeddruk > 120 mmHg
	b	daling van de systolische bloeddruk
	c	daling van de diastolische bloeddruk van meer dan 20 mmHg

hartfrequentie bij een bepaald submaximaal inspanningsniveau. Indien de zuurstofopname bij dit inspanningsniveau wordt gemeten, kan deze test toegepast worden bij diverse inspanningsvormen, namelijk: lopen, fietsen, wandelen en de steptest. Indien de zuurstofopname niet wordt gemeten, kan deze test alleen op de fiets- en de steptest worden toegepast. Deze manier van testen is snel (slechts een kortdurende inspanning), veilig (submaximaal inspanningsniveau) en goedkoop (geen dure apparatuur nodig). Het Åstrand-Ryhming nomogram gaat uit van een lineaire relatie tussen hartfrequentie en zuurstofopname.[1] Echter, het oorspronkelijke nomogram is niet gevalideerd voor personen jonger dan 18 jaar en geeft, indien toegepast bij kinderen, een onderschatting van circa 25 procent. Er zijn wel een aantal pogingen ondernomen om het nomogram aan te passen voor kinderen in de leeftijd van 10 tot 12 jaar (Buono et al. 1989; Woynarowska, 1989). Door middel van deze aanpassingen wordt de meetfout weer teruggebracht naar de oorspronkelijke waarde ervan (circa 10%). De correctie van het Åstrand-Ryhming nomogram voor kinderen in de leeftijd van 10 tot 18 jaar is als volgt (Buono et al., 1989):

VO_{2max} (L/min.) = 0,166 − (0,028 × leeftijd) + (0,026 × lichaamsgewicht) + (0,66 × VO_{2max} Åstrand Ryhming nomogram).

Met behulp van dit aangepaste Åstrand-Ryhming nomogram kan er dus een schatting gemaakt worden van de maximale zuurstofopname

---

[1] Een volledig nomogram is opgenomen in *Inspanningstests* (Takken, 2007).

bij gezonde kinderen. Deze methode is echter niet toereikend wanneer er betrouwbare individuele waarden nodig zijn. Daarnaast is de Åstrand Test nog nooit op betrouwbaarheid en validiteit onderzocht bij chronisch zieke kinderen. De verkregen waarden bij kinderen met een aandoening moeten daarom met voorzichtigheid worden geïnterpreteerd. Diverse factoren, zoals medicatie, kunnen de relatie tussen belasting en hartfrequentie beïnvloeden. Voorbeelden zijn methylfenidaat (Ritalin) bij kinderen met ADHD, dat de hartfrequentie in rust en tijdens inspanning verhoogt (Ballard et al., 1976) en bètablokkers bij kinderen met een hartaandoening of hoge bloeddruk.

Veldtests

Bij het uitvoeren van inspanningstests bij kinderen met een chronische ziekte is het uitvoeren van een maximale laboratoriuminspanningstest vaak onmogelijk door het zeer lage maximale aerobe vermogen van de patiënt, of doordat de benodigde apparatuur voor het uitvoeren van een inspanningstest niet ter plaatse is. Daarom worden vaak een 6-minuten wandeltest of een shuttle run/walk test afgenomen om een indruk te krijgen van het duur-uithoudingsvermogen van de patiënt, respectievelijk een indicatie te krijgen van het maximale aerobe vermogen.

DE 6-MINUTEN WANDELTEST
De 6-minuten wandeltest is een veel gebruikte submaximale inspanningstest (American Thoraxic Society (ATS), 2002; Sadaria & Bohannon, 2001). De 6 minuten komen voort uit de halvering van de welbekende Cooper-test, die 12 minuten duurt (Butland et al., 1982; Cooper, 1968). De intensiteit 'wandelen' is gekozen omdat wandelen voor veel chronisch zieke patiënten reeds een intensieve inspanning is (Takken, 2005). De test is toegepast bij onder meer ouderen, kinderen met hart- en longaandoeningen en kinderen met een reumatische aandoening. De test is bewezen betrouwbaar binnen een groot aantal patiëntengroepen (Sadaria & Bohannon, 2001). Voor deze test is zelfs een richtlijn opgesteld door de American Thoraxic Society (ATS, 2002). Voordelen van deze test boven andere wandeltests zijn: de zelfgekozen loopsnelheid, het minimale benodigde instrumentarium en de grote overeenkomst tussen de test en wandelen in het dagelijks leven.
De 6-minuten wandeltest kan gezien worden als een functionele inspanningstest. Bij patiënten heeft de testuitslag een goede associatie met de hoeveelheid adl-activiteiten. In een onderzoek bij patiënten met COPD bijvoorbeeld, werd gevonden dat de fysieke activiteiten

(gemeten met een activiteitenmonitor) significant gerelateerd waren aan de afgelegde afstand op de 6-minuten wandeltest (r = 0,60, p < 0,001; Belza et al., 2001). De test heeft daarom ook een meerwaarde boven andere veel gebruikte tests, zoals de Åstrand fietsergometrietest.

Trainingsadvies
In de praktijk zijn de resultaten van de 6-minuten wandeltest te gebruiken voor het inschatten van de juiste trainingsintensiteit voor duurtraining. Uit onderzoek van kinderen met jeugdreuma blijkt dat de 6-minuten wandeltest wordt volbracht op een intensiteit waarbij de ademfrequentie tijdens de inspanning net niet excessief stijgt (Paap et al., 2005). Deze intensiteit (uitgedrukt in loopsnelheid of in hartslagen), is een bruikbare trainingsintensiteit om aan te houden tijdens trainingssessies. Ook is gevonden dat de vooruitgang in de 6-minuten wandelafstand goed samenhangt met de vooruitgang in VO_{2piek} na een trainingsprogramma bij kinderen met een hartaandoening (Moalla et al., 2005).
Door de test frequent uit te voeren (elke 4 tot 6 weken), is het mogelijk de trainingsintensiteit van een patiënt af te stemmen op zijn belastbaarheid. Hierdoor zal de trainingsprikkel meer toegesneden zijn op de inspanningstolerantie van de patiënt.

Protocol 6-minuten wandeltest
De patiënt moet een uitgezet parcours afleggen (vaak een lange gang waarop heen en weer gelopen moet worden). De lengte van het parcours verschilt per onderzoek, variërend van 8 tot 50 meter. In de praktijk wordt de test ook wel op een indoorbaan afgenomen, zodat de patiënt niet hoeft te keren. Dit leidt tot een toename in de loopafstand. De patiënt loopt 6 minuten op zelf gekozen snelheid en probeert een zo groot mogelijke afstand af te leggen, zonder te gaan rennen.

Benodigdheden
een meetlint, een stopwatch en twee pylonen om de keerpunten te markeren
optioneel: een hartslag- en een pulsoximeter om de fysiologische respons tijdens de test vast te leggen
De behaalde loopafstand is de totale afgelegde afstand, gemeten na het verstrijken van 6 minuten.

De resultaten van de 6-minuten wandeltest kunnen maar gedeeltelijk verklaard worden door de maximale zuurstofopname. Ook andere factoren zijn van invloed op dit type tests, zoals snelheid, anaerobe capaciteit, efficiëntie en spierkracht (Rowland, 1995). Het resultaat is ook afhankelijk van de motivatie van de proefpersoon. Daarom moeten de aanmoedigingen gestandaardiseerd worden, zodat deze voor elke patiënt en bij elke meting gelijk zijn (ATS, 2002; Guyatt et al., 1984). Volgens deze laatste onderzoekers geeft aanmoediging een toename van gemiddeld 30,5 meter van de afgelegde wandelafstand bij een volwassen patiëntenpopulatie met hart- en longaandoeningen. In de ATS-richtlijnen staan de aanmoedigingen daarom gestandaardiseerd uitgeschreven (ATS, 2002). Uit onderzoek blijkt dat 1 à 2 oefensessies voldoende zijn om het leereffect van de 6-minuten wandeltest uit te sluiten. Dit leereffect is relatief klein en verdwijnt bij de derde afname van de test (Butland et al., 1982). Wanneer er slechts één enkele 6-minuten wandeltest wordt afgenomen voorafgaande aan een therapie, kan door het leereffect het effect van de therapie worden overschat. Recent zijn de resultaten van twee onderzoeken gepubliceerd met referentiewaarden voor gezonde kinderen (Geiger et al., 2007; Li et al., 2007).

Shuttle tests

DE 20-METER SHUTTLE RUN TEST

Tijdens de shuttle run test wordt er op een parcours van bijvoorbeeld 20 meter heen en weer gelopen (sporthal of veld). Deze test is oorspronkelijk ontwikkeld voor gezonde kinderen door Luc Leger et al. (1988). Het parcours moet afgelegd worden binnen een bepaalde tijd, die elke minuut korter wordt, met andere woorden: elke minuut moet er 0,5 km/uur sneller gelopen worden (beginsnelheid 8 km/uur). De snelheid wordt aangegeven door middel van een geluidssignaal op een tape of cd. Het is de bedoeling dat de proefpersonen blijven lopen totdat zij uitgeput zijn en niet meer kunnen (Leger et al., 1988).

DE SHUTTLE WANDELTEST

De shuttle wandeltest is een combinatie van een wandeltest, zoals de 6-minuten wandeltest, en de shuttle run test. Deze test is ontwikkeld voor volwassen patiënten met longproblemen (Singh et al., 1992). Bij de test wordt gebruik gemaakt van een cd met daarop een geluidssignaal dat de loopsnelheid van de patiënt aangeeft. De patiënt moet op een parcours van 10 meter lengte heen en weer lopen, waarbij de snelheid steeds wordt verhoogd (de tijd tussen de geluidssignalen wordt korter). De test wordt beëindigd op het moment dat de patiënt het draaipunt niet meer kan halen binnen de daarvoor bestemde tijd. De intensiteit is dus niet maximaal bij alle proefpersonen, zoals bij de shuttle run test (alleen bij patiënten met een zeer sterk gereduceerd inspanningsvermogen), maar toch niet self-paced, zoals de 6-minuten wandeltest. Wel heeft de shuttle wandeltest een betere correlatie met de maximale zuurstofopname dan de 6-minuten wandeltest.

Uit onderzoek bij COPD-patiënten is gebleken dat de test (al na 1 oefensessie) een betrouwbaar en valide instrument is, dat tevens gevoelig is voor verandering bij deze patiëntengroep (Singh et al., 1994). De test wordt bij steeds meer verschillende patiëntengroepen gebruikt, zoals hartpatiënten, en patiënten met longaandoeningen zoals cystic fibrose. De test wordt in Nederland wel in de praktijk gebruikt, maar is zeker nog geen gemeengoed. Bovendien zijn er nog geen referentiewaarden voorhanden.

De test bestaat uit 12 trappen, waarbij de snelheid elke minuut met 0,55 km/uur wordt opgevoerd van 1,9 tot 8,5 km/uur. Er wordt een parcours van 10 meter uitgezet door middel van het plaatsen van 2 pylonen die 9 meter uit elkaar staan. De benodigdheden van de test zijn: 2 pylonen, een ruime gang of zaal met een lengte van 10 meter, een cd met geluidssignalen, een geluidsinstallatie en een stopwatch om de volhoudtijd op te nemen.

GEMODIFICEERDE SHUTTLE TEST

Er bestaat ook weer een modificatie op het protocol van Singh (Bradley et al., 1999). Patiënten die een betere functionele capaciteit hadden dan de COPD-patiënten voor wie de shuttle wandeltest was ontwikkeld, bereikten nog niet hun maximum op de laatste trap van het protocol (maximumsnelheid 8 km/uur). Daarom is het protocol aangepast door er 3 trappen aan toe te voegen, namelijk: trap 13 (9 km/uur), trap 14 (9,7 km/uur) en trap 15 (10,3 km/uur). Bovendien mogen de patiënten rennen.

Bij dit protocol kan een schatting worden gemaakt van de VO_{2max} bij patiënten met cystic fibrose door middel van de volgende vergelijking (Bradley et al., 1999):

$VO_{2max} = 6,83 + (0,028 \times$ afgelegde afstand$)$.

Ontwikkeling van een eigen veldtest

Vaak is het niet mogelijk om een van de laboratorium- en/of bestaande veldtests uit te voeren. In die gevallen kan er besloten worden om zelf een inspanningstest te ontwikkelen. Tijdens een eigen veldtest kunnen bijvoorbeeld de hartfrequentie, de zuurstofsaturatie van het bloed of de afgelegde afstand worden gemeten.

Een veldtest moet zo veel mogelijk voldoen aan de volgende eisen:
- Er moeten grote spiergroepen gebruikt worden om het cardiorespiratoire systeem voldoende te belasten.
- De intensiteit moet meetbaar en reproduceerbaar zijn.
- De testomstandigheden moeten niet te veel variëren.
- De test moet praktisch goed uitvoerbaar zijn.
- De vaardigheid die vereist is om de test goed uit te voeren, moet voor iedereen gelijk zijn (de test moet geen trucje zijn dat de patiënt wel of niet beheerst).

Conclusie

Er zijn vele verschillende tests om de inspanningscapaciteit te bepalen. Diverse protocollen worden gebruikt om de VO_{2max} te bepalen of te schatten. Voor een aantal tests is deze apparatuur niet noodzakelijk. Daarmee kan aan de hand van andere parameters, zoals volhoudtijd, snelheid of belasting, een schatting worden gemaakt van de aerobe capaciteit. Door te schatten wordt vaak wel een stukje meetnauwkeurigheid ingeleverd.

Literatuur

Alpert BS, Verrill DE, Flood NL, Boineau JP, Strong WB. Complications of ergometer exercise in children. Pediatr Cardiol. 1983;4:91-6.

American Thoraxic Society. ATS statement: guidelines for the six-minute walk test. Am J Respir Crit Care Med. 2002;166:111-7.

Åstrand I. Aerobic work capacity in men and woman with special reference to age. Acta Physiologica Scandinavica. Supplementum. 1960;169;49:1-92.

Ballard JE, Boileau RA, Sleator EK, Massey BH, Sprague RL. Cardiovascular Responses of Hyperactive Children to Methylphenidate. JAMA. 1976;236:2870-4.

Bar-Or O. Exercise in pediatric assessment and diagnosis. Scandinavian Journal of Sports Science 1985;7:35-9.

Bar-Or O. Pediatric sports medicine for the practitioner. New York: Springer-Verlag; 1983.

Belza B, Steele BG, Hunziker J, Lakshminaryan S, Holt L, Buchner DM. Correlates of physical activity in chronic obstructive pulmonary disease. Nurs Res. 2001;50:195-202.

Binkhorst RA, Hof MA van 't, Saris WHM. Maximale inspanning door kinderen; referentiewaarden voor 6-18-jarige meisjes en jongens [vert.: Maximal exercise in children; reference values girls and boys, 6-18 year of age]. Den Haag: Nederlandse Hartstichting; 1992.

Bradley J, Howard J, Wallace E, Elborn S. Validity of a modified shuttle test in adult cystic fibrosis. Thorax. 1999;54:437-9.

Bruce RA, Blackmon JR, Jones JW, Strait G. Exercise testing in adult normal subjects and cardiac patients. Pediatrics. 1963;32:742-56.

Buchfuhrer M, Hansen J, Robinson T, Sue D, Wasserman K, Whipp B. Optimizing the exercise protocol for cardiopulmonary assessment. J Appl Physiol. 1983;55:1558-64.

Buono MJ, Roby JJ, Micale FG, Sallis JF. Predicting maximal oxygen uptake in children: modification of the Åstrand-Ryhming test. Pediatric Exercise Science 1989;1:278-83.

Butland RJ, Pang J, Gross ER, Woodcock AA, Geddes DM. Two-, six-, and 12-minute walking tests in respiratory disease. BMJ 1982;284:1607-8.

Chang RK, Gurvitz M, Rodriguez S, Hong E, Klitzner TS. Current practice of exercise stress testing among pediatric cardiology and pulmonology centers in the United States. Pediatr Cardiol. 2006;27:110-6.

Cooper KH. A means of assessing maximal oxygen intake. Correlation between field and treadmill testing. JAMA 1968;203:135-8.

Geiger R, Strasak A, Treml B, Gasser K, Kleinsasser A, Fischer V, et al. Six-minute walk test in children and adolescents. J Pediatr. 2007;150:395-9, 399 e1-2.

Godfrey S. Exercise testing in children. London: W.B. Saunders Company Ltd.; 1974.

Guyatt GH, Pugsley SO, Sullivan MJ, Thompson PJ, Berman L, Jones NL, et al. Effect of encouragement on walking test performance. Thorax. 1984;39:818-22.

Hebestreit H. Exercise testing in children – What works, what doesn't, and where to go to? Paediatric Respiratory Reviews. 2004;5:S11-4.

Leger L, Mercier D, Gadoury C, Lambert J. The multistage 20 meter shuttle test for aerobic fitness. Journal of Sports and Science 1988;6:93-101.

LeMura LM, Duvillard SP von, Cohen SL, Root CJ, Chelland SA, Andreacci J, et al. Treadmill and cycle ergometry testing in 5- to 6-year-old children. Eur J Appl Physiol. 2001;85:472-8.

Li AM, Yin J, Au JT, So HK, Tsang T, Wong E, et al. Standard Reference for the 6-minute Walk Test in Healthy Children Aged 7 to 16 Years. Am J Respir Crit Care Med. 2007; 176:174-80.

Moalla W, Gauthier R, Maingourd Y, Ahmaidi S. Six-minute walking test to assess exercise tolerance and cardiorespiratory responses during training program in children with congenital heart disease. Int J Sports Med. 2005;26:756-62.

Paap E, Net J van der, Helders PJ, Takken T. How intensive is the 6 minute walking test in children with Juvenile Idiopathic Arhtritis? Arthritis Care and Research. 2005;53: 351-6.

Paridon SM, Alpert BS, Boas SR, Cabrera ME, Caldarera LL, Daniels SR, et al. Clinical stress testing in the pediatric age group: a statement from the American Heart Association Council on Cardiovascular Disease in the Young, Committee on Atherosclerosis, Hypertension, and Obesity in Youth. Circulation 2006;113:1905-20.

Rowland TW. Cracks in the aerobic fitness/endurance performance paradigm: a letter from the beagle. Pediatric Exercise Science. 1995;7:227-30.

Sadaria KS, Bohannon RW. The 6-minute walk test: a brief review of literature. Clinical Exercise Physiology. 2001;3:127-32.

Singh SJ, Morgan MD, Hardman AE, Rowe C, Bardsley PA. Comparison of oxygen uptake during a conventional treadmill test and the shuttle walking test in chronic airflow limitation. Eur Respir J. 1994;7:2016-20.

Singh SJ, Morgan MD, Scott S, Walters D, Hardman AE. Development of a shuttle walking test of disability in patients with chronic airways obstruction. Thorax. 1992; 47:1019-24.

Takken T. De 6-minuten wandeltest: een bruikbaar meetinstrument voor de fysiotherapie. Stimulus. 2005;24:244-58.
Takken T. Inspanningstests, 2e druk. Maarsen: Elsevier Gezondheidszorg; 2007.
Woynarowska B. The validity of indirect estimations of maximal oxygen uptake in children 11-12 years of age. Eur J Appl Phys. 1980;43:19-23.

Training bij kinderen

Dr. M. van Brussel

Inleiding

Fysieke training is het proces waarbij herhaalde systematische inspanning leidt tot functionele en morfologische veranderingen (adaptatie) in lichaamsweefsels en -systemen (Bar-Or & Rowland, 2004a) of tot het behoud van deze veranderingen. De skeletspieren, het myocardium, de bloedvaten, het vetweefsel, het botweefsel, de ligamenten, de pezen, het centraal zenuwstelsel en het endocriene systeem zijn het meest onderhevig aan verandering door training (Bar-Or & Rowland, 2004a). Onderzoek naar de effecten van training bij kinderen is onafscheidelijk verbonden met methodologische obstakels en valkuilen. Bij volwassenen kunnen veranderingen in het functioneren – voor en na de interventie – met hoge mate van zekerheid toegeschreven worden aan het gevolgde trainingsprogramma. Dit principe gaat niet op voor kinderen en adolescenten. Bij kinderen en adolescenten maskeren veranderingen veroorzaakt door groei, ontwikkeling en rijping vaak veranderingen die geïnduceerd worden door trainingsprikkels; daardoor wegen deze eerste zwaarder. Het is fascinerend dat veel van de fysiologische veranderingen die voortkomen uit training ook plaatsvinden in het natuurlijke proces van groei en rijping (bijvoorbeeld: afname van de submaximale hartslag en toename van de spierkracht). Het is dus van belang om deze natuurlijke ontwikkeling in gedachten te houden, wanneer we kijken naar mogelijke trainingswinst. Is de behaalde winst daadwerkelijk het resultaat van de training of is het alleen de natuurlijke ontwikkeling, rijping en groei die de verandering teweeg bracht? Bij wetenschappelijk onderzoek naar trainingseffecten bij kinderen werkt men daarom altijd met een controlegroep.
In dit hoofdstuk wordt de aerobe (of cardiorespiratoire) en anaerobe training en krachttraining bij kinderen beschreven, en wordt ant-

woord gegeven op de hierboven beschreven vragen. Ook worden verschillen tussen volwassenen en kinderen op het gebied van training nader verklaard.

Trainingswetten

Training lijdt tot functionele en morfologische veranderingen van de lichaamsweefsels en -systemen. Aan deze veranderingen zijn meerdere 'trainingswetten' ontleend, die zowel voor volwassenen als kinderen gelden.
Voor kinderen en adolescenten zijn de volgende wetten in ieder geval van belang:
- specificiteit;
- reversibiliteit of detraining;
- optimale belasting;
- verminderde meeropbrengst;
- supercompensatie;
- individualiteit;
- overtraining.

SPECIFICITEIT
De veranderingen die plaats vinden in lichaamsweefsels als gevolg van chronische inspanning zijn stimulusspecifiek. Een bepaalde activiteit kan zorgen voor een verandering in één bepaald weefsel; deze verandering hoeft niet in een ander weefsel op te treden. Bovendien kan elk weefsel weer anders reageren op een inspanningsstimulus (Elimkie & Bar-Or, 1996; Ellenbecker et al., 1988; Lynn & Morgan, 1994). Zware krachttraining bijvoorbeeld, zorgt bij volwassenen voor hypertrofie (en waarschijnlijk ook hyperplasie) van de 'fast-twitch' spiervezels (type II) en toegenomen rekrutering van motor units. Bij kinderen zal de nadruk liggen op ontwikkeling van de neurale aansturing van de spieren, en niet zozeer op hypertrofie. Dit wordt nader toegelicht in de paragraaf over krachttraining.
Specificiteit kan goed worden weergegeven bij krachttraining (Sale & MacDougall, 1980).
Elk van de volgende factoren zal de respons op een krachttrainingsprogramma kunnen veranderen:
- de betrokken spieren;
- het type contractie (concentrisch, excentrisch, isometrisch);
- de intensiteit van de contractie en het aantal herhalingen en sets (omvang);
- de snelheid van de contracties;

- de gewrichtshoek waarin de contractie wordt uitgevoerd;
- het bewegingspatroon.

Specificiteit van bewegen is van belang voor het doel van de training en dient per individu op maat te zijn afgestemd.

REVERSIBILITEIT OF 'DETRAINING'
Opgebouwde trainingseffecten gaan gedeeltelijk of volledig vanzelf verloren als er gestopt wordt met trainen. Deze reversibiliteit of 'detraining' houdt verband met het 'use it or lose it'-principe: spieren atrofiëren bijvoorbeeld bij niet-veelvuldig gebruik.
Zowel bij volwassenen als kinderen hangt de snelheid van de reversibiliteit af van:
- de mate van getraindheid;
- hoe lang al gesport is (trainingsgeschiedenis) en
- hoe lang er gestopt is met de training.

Hoewel bij goed-getrainde kinderen de reversibiliteit in absolute waarden het grootst zal zijn, houden deze kinderen over het algemeen een hogere conditie dan niet-getrainde kinderen. Hoe langer de trainingsgeschiedenis, des te hoger het basisniveau na het stoppen van de training is in vergelijking met kinderen die maar een korte of geen trainingsgeschiedenis hebben. Als er voor een lange tijd gestopt wordt, zal de trainingswinst ook bij goed-getrainde kinderen dalen tot het niveau van voor de training.
De snelheid van de reversibiliteit is ook voor ieder kind anders. Bij goed-getrainde kinderen is de trainingswinst na 3 maanden bijna gehalveerd; bij slecht getrainde kinderen kan na een korte trainingsperiode al na 8 weken de volledige trainingswinst verloren zijn gegaan.
In het algemeen is de reversibiliteit bij volwassenen sterker dan bij kinderen, omdat kinderen van zichzelf actiever zijn gedurende de dag.

OPTIMALE BELASTING
Optimale trainingsprikkels zullen in theorie een optimaal trainingseffect leveren, maar bij een te lichte of te zware training zal de effectiviteit van de training minder zijn. Een te lichte training of een te lage trainingsfrequentie kan leiden tot weinig of zelfs geen vooruitgang. Een te zware training of een te hoge trainingsfrequentie kan leiden tot blessures of zelfs overbelasting. Dit laatste moet in ieder geval bij kinderen vermeden worden. Om de optimale belasting van een kind te bepalen, dient van een kind, voor het begin van de training, het

huidige niveau van fitheid (in ieder geval het aeroob en anaeroob vermogen en de spierkracht), de trainingsgeschiedenis en de mogelijke beperkingen goed in kaart te worden gebracht. Op grond van de op dat moment bestaande fitheid kan een trainingsprogramma opgesteld worden.

VERMINDERDE MEEROPBRENGST
Aan het begin van een trainingsprogramma behaalt iemand veel trainingswinst, maar hoe meer iemand getraind is, des te kleiner worden de relatieve en absolute toenames; topatleten behalen zelfs nauwelijks of geen trainingswinst meer; zij trainen vooral voor behoud van de vorm. Bij kinderen is dit ook het geval, maar omdat hun lichaam blijft groeien en ontwikkelen, zijn kinderen in staat hun maximale kunnen steeds te vergroten; de mate waarin verschilt per kind. Het is van belang zich te realiseren dat er nooit op het maximale kunnen van een kind getraind mag en kan worden, juist omdat zij nog in ontwikkeling zijn. Pas na de puberteit kan er een goede schatting worden gemaakt van wat het maximale kunnen van een kind is; dan laat het kind ook een plateauvorming zien, waarboven niet getraind kan en mag worden.

SUPERCOMPENSATIE
Om adaptatie als gevolg van training te laten optreden, moeten de betrokken lichaamssystemen zwaarder worden belast dan onder normale omstandigheden. Als deze extra belasting over een langere periode wordt toegepast, zal het systeem zich aanpassen aan dit hogere stressniveau en vormt dit niveau de nieuwe norm. Tijdens deze adaptatiefase (herstel) zullen de lichaamssystemen zich over- of supercompenseren om de volgende belastingen aan te kunnen (figuur 5.1). Mits voldoende hersteltijd in acht wordt genomen en er sprake is van adequate voeding, kan trainen op deze manier leiden tot supercompensatie, met als resultaat een toename van het fitheidsniveau (figuur 5.2).
Kinderen hebben minimaal 24 tot 36 uur nodig om van een training te herstellen. Worden kinderen getraind voordat volledig herstel is opgetreden, dan kan er een vorm van overtraining optreden, met een tegengesteld trainingseffect als gevolg.

INDIVIDUALITEIT
Er geldt geen 'one size fits all'-principe voor trainingsprogramma's, noch voor volwassenen, noch voor kinderen. Elk trainingsprogramma behoort individueel afgestemd te worden. Doelen, mogelijkheden en

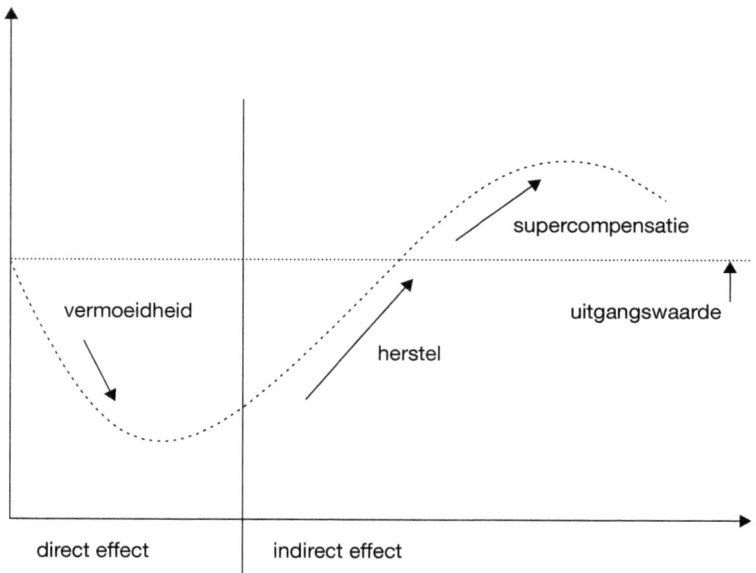

Figuur 5.1 *Effect van een training met een optimale weerstand.*

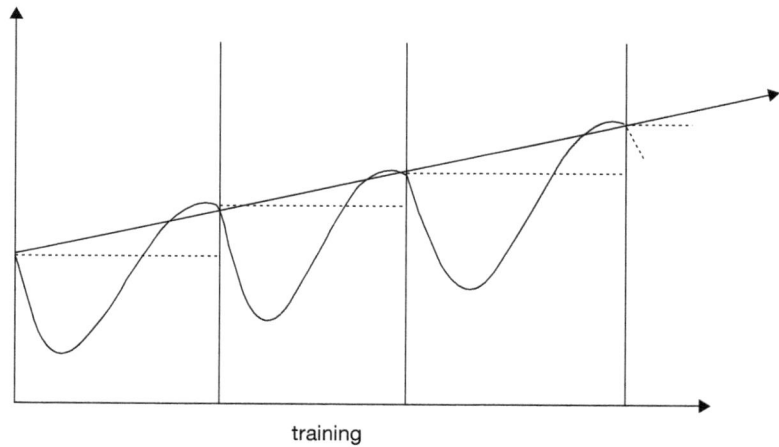

Figuur 5.2 *Cumulatief effect van meerdere trainingen.*

voorkeuren verschillen. Trainen in een grote groep met veel kinderen kan heel leuk zijn, maar voor het merendeel van de kinderen zal de training niet afdoende zijn voor het behalen van goede trainingsresultaten. Zoals eerder genoemd, is het van belang om eerst de fitheid van dat moment te bepalen om vervolgens, vanuit de gevonden waarden, verder en specifiek te gaan trainen.

OVERTRAINING

Er is sprake van overtraining als een kind extreem vermoeid raakt vanwege een te hoge frequentie, intensiteit of mate van trainen. Bij overtraining nemen de trainingsresultaten niet meer toe, maar juist af, met een grotere kans op schade en vermoeidheid. Dit dient te allen tijde voorkomen te worden.

Let daarom tijdens een training goed op tekenen van overtraining:
- afname van de uitvoering;
- steken of pijn in spieren en/of gewrichten;
- vermoeidheid en slapeloosheid;
- verhoogde ochtendpols;
- hoofdpijn;
- onvermogen om een complete trainingssessie te volbrengen;
- vatbaarheid voor ziekten (ook verkoudheid en griep).

Om overtraining te voorkomen, dient er een op maat opgesteld trainingsprogramma aangeboden te worden waarin de specificiteit van een training nauwkeurig vastgelegd wordt op basis van individuele maximaalwaarden en periodisering. Overigens wordt overtraining bij kinderen meestal tijdig voorkomen doordat blessures ontstaan, waarschijnlijk een natuurlijke reactie van het lichaam op overtraining, bedoeld om ernstige schade te voorkomen. Blessuregevoeligheid is hierdoor ook een van de tekenen van overtraining.

FITT-factoren

Een effectief trainingsprogramma is opgebouwd volgens het FITT-principe. FITT staat voor Frequentie, Intensiteit, Tijd en Type, de uitgangswaarden van een individueel opgesteld trainingsprogramma. De FITT-factoren vertonen een onderlinge samenhang. De mate waarin en de manier waarop deze samenhang gestalte krijgt, verschilt per kind en beoogd doel van de training. Daarnaast heeft een training pas effect als de 'compliance' hoog is. Met andere woorden: de trainingen moeten regelmatig worden uitgevoerd, zonder veel uitval of verzuim willen deze effect sorteren.

Hierna worden de FITT-factoren afzonderlijk besproken.

FITT-factoren

Frequentie
Het aantal trainingssessies per week kan het succes van de training in grote mate bepalen. Door de interactie van de effecten van de intensiteit en de lengte van elke sessie, bestaat er niet één optimale frequentie die toepasbaar is op alle trainingsprogramma's. Algemeen geldt dat een positief trainingseffect bij kinderen (maar ook bij volwassenen) wordt bereikt bij een trainingsfrequentie van ten minste 2 tot 3 keer per week. Eenmaal per week trainen lijkt te weinig voor het behalen van een trainingseffect; deze frequentie is waarschijnlijk slechts voldoende om verkregen trainingseffecten te behouden.

Intensiteit
De intensiteit van een activiteit is bepaald door de metabole vraag (bijvoorbeeld zuurstofopname), de stress op het cardiovasculaire systeem (bijvoorbeeld hartslag) of, in het geval van krachttraining, het gewicht dat gelift, weggedrukt of getrokken dient te worden. De intensiteit, die wordt beschreven in absolute waarden, dient ook beschreven te worden in relatie tot het fitheidsniveau van het kind van dat moment. Voor een gehandicapt of klein kind met een maximale zuurstofopname van 1 l/min. is een activiteit die 0,8 l/min. vergt inspannender dan voor een gezond of groter kind met een maximale zuurstofopname van 1,5 l/min. Het is daarom aan te raden om de intensiteit van een trainingstaak te beschrijven als een percentage van de huidige individuele capaciteit van die taak.
Een belangrijk concept hierbij is de *intensiteitsdrempel*, de intensiteit van inspanning waar beneden weinig tot geen trainingseffecten waarneembaar zijn. Bij jongvolwassenen is de intensiteitsdrempel van het maximale aerobe vermogen 60 tot 70 procent van de VO_{2piek}, of 70 tot 80 procent van de maximale hartslag (Bar-Or & Rowland, 2004b). De drempel voor het ontwikkelen van kracht is 60 tot 65 procent van de maximale vrijwillige contractie. Er is weinig literatuur beschikbaar over de intensiteitsdrempels bij kinderen (Mahon, 2000), maar ervaring laat zien dat de intensiteitsdrempels bij kinderen ten minste even hoog en waarschijnlijk hoger zijn dan bij volwassenen. De dosering van een trainingsprogramma moet progressief zijn. Wanneer een kind een bepaalde fitheidscomponent verbeterd heeft, kan de

intensiteit die eerst voldoende was om verandering te veroorzaken nu onder de intensiteitsdrempel vallen en mogelijk niet meer afdoende zijn. De intensiteit dient dan verhoogd te worden tot boven de nieuwe intensiteitsdrempel.

Tijd
Net als bij de frequentie is er ook geen optimum voor de lengte van een trainingsonderdeel dat toepasbaar is binnen alle trainingsprogramma's. Een warming-up van ongeveer 5 tot 10 minuten aan het begin en een coolingdown van 5 tot 7 minuten aan het eind van een sessie wordt aangeraden. Het hoofdgedeelte van een training waarbij de intensiteitsdrempel wordt overschreden, behoort ongeveer 15 tot 30 minuten te duren. Een trainingssessie van 30 tot 45 minuten kan lang genoeg zijn om effectief te zijn. De tijd van een sessie moet ook aangepast worden aan de individueel te bepalen aandachtsspanne van een kind. Een mentaal geretardeerd kind of een heel jong kind kan na 5 tot 10 minuten al afgeleid zijn; afwisseling is dan van groot belang.

Type
De gebruikte trainingsvormen zijn natuurlijk afhankelijk van het doel van de training. Factoren die de trainingseffecten beïnvloeden verschillen per lichaamssysteem en fitheidscomponent. Algemene factoren waarmee rekening gehouden moet worden zijn (Bar-Or & Rowland, 2004b):
- leeftijd;
- geslacht;
- groeispurt;
- rijping (seksueel, skelet);
- lichaamsgrootte en compositie;
- motorische bekwaamheid;
- fitheidsniveau voor aanvang van de training;
- aanleg.

Training bij kinderen

Zijn kinderen eigenlijk wel trainbaar of zijn de toegenomen trainingsparameters alleen maar te danken aan groei, ontwikkeling en rijping? Kinderen blijken wel degelijk trainbaar – alhoewel in mindere mate dan volwassenen – al verschilt de trainbaarheid per kind. In het

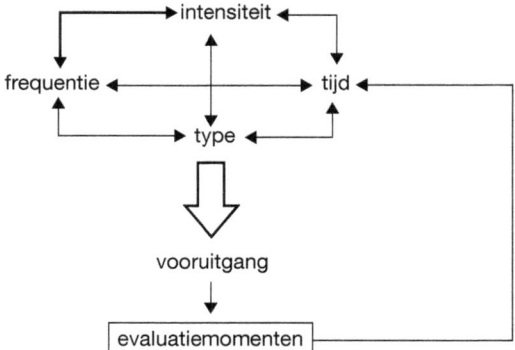

Figuur 5.3 Schematische samenhang van de verschillende FITT-factoren.

algemeen zijn er drie soorten training, namelijk: aerobe, anaerobe en krachttraining.

AEROBE TRAINING

In het verleden werden grote vraagtekens gezet bij de mogelijkheid om bij kinderen, vóór de puberteit, het aerobe vermogen te laten verbeteren door middel van duurtraining, vanwege de geringe hormoonsecretie en -circulatie, zoals groeihormoon, testosteron en insulineachtige groeifactor (IGF). In verschillende onderzoeken is aangetoond dat kinderen in dit opzicht wel trainbaar zijn, maar dat zij een kleinere trainingsvooruitgang boeken bij eenzelfde programma dan jongvolwassenen (figuur 5.4).

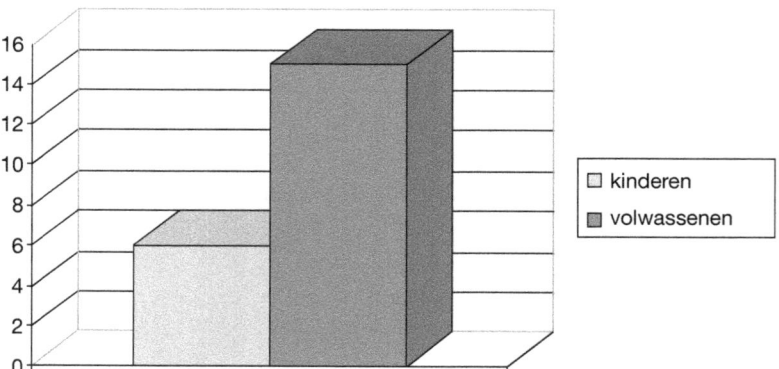

Figuur 5.4 Percentuele toename in VO_{2piek} na aerobe training: kinderen (< 18 jaar) vergeleken met volwassenen (> 18 jaar). Bron: Baquet et al., 2003; Payne & Morrow, 1993.

Waar volwassenen gemiddeld 15 procent vooruitgang boeken in hun VO_{2piek}, laten gezonde kinderen daarin gemiddeld maar een vooruitgang zien van 5 tot 6 procent, waarbij het effect voor jongens en meisjes tot de puberteit ongeveer hetzelfde is (Baquet et al., 2003; Payne & Morrow, 1993). In onderzoeken waarin de toename significant bleek, was deze toename bij kinderen (10,1%) en bij adolescenten (8,8%), nog steeds lager dan bij volwassenen (Baquet et al., 2003). Een mogelijke verklaring is dat kinderen actiever en relatief meer getraind zijn dan volwassenen, waardoor zij een 'verminderde meeropbrengst' laten zien. Inactieve kinderen hebben dus een groter 'window of opportunity'.

Een andere factor die het verminderde trainingseffect bij kinderen zou kunnen verklaren is dat ongetrainde kinderen gemiddeld genomen een hogere relatieve VO_{2piek} (40-50 ml/kg/min.) hebben dan ongetrainde volwassenen (35-40 ml/kg/min.) (Baquet et al., 2003; Bar-Or, 1986; Fox et al., 1999; Rowland, 1996). Kinderen zijn van nature fit en blijven dat: meisjes tot hun 14e jaar, jongens tot hun 18e jaar. Kinderen moeten dus intensiever trainen om eenzelfde trainingseffect te bereiken dan een normaal actieve volwassene (Massicotte & Macnab, 1974; Rowland, 1996). In het algemeen wordt ervan uitgegaan dat trainen op of rond de anaerobe drempel (AD) de beste manier is om het aerobe vermogen te trainen (Katch et al., 1978; Kindermann et al., 1979; MacDougall et al., 1977). Voor volwassenen ligt deze drempel rond de 75 procent van de maximale hartslag (HF_{max}), terwijl deze grens bij gezonde kinderen vaak hoger ligt, namelijk gemiddeld rond de 85 procent van de maximale hartslag (Gaisl, 1980; Rotstein et al., 1986). Gezonde kinderen zullen dus op een hogere intensiteit moeten trainen om in de buurt van de AD te komen dan volwassenen.

> **Anaerobe drempel**
> Langdurige intensieve inspanningen kunnen niet oneindig volgehouden worden. Voor inspanningen boven een bepaalde submaximale waarde is dat maar een beperkte tijd. De relatie tussen volhoudtijd en intensiteit is hyperbool (Monod & Scherrer, 1965), dat wil zeggen dat kleine toenamen in intensiteit een groot effect hebben op de afname van de volhoudtijd. Bij ongetrainde personen ligt deze intensiteit ongeveer tussen de 40 en 60 procent van de maximale zuurstofopname, bij topatleten soms wel op de 90 tot 95 procent. In de wetenschap wordt al decennialang door verschillende onderzoeksgroepen gezocht naar de intensiteit

waarbij de inspanning een lange tijd volgehouden kan worden zonder dat er vermoeidheid optreedt. De ene onderzoeksgroep definieert dit punt als de critical power (Hill, 1993), de andere als een bloedlactaatconcentratie van 2 of 4 mmol per liter, of als een stijging van 1 mmol per liter ten opzichte van de bloedlactaatwaarde in rust (Coyle, 1995). Voor weer andere groepen als het punt waarop de hartslag niet meer lineair stijgt met de toename in belasting (Conconi et al., 1982) of op de belasting waarop, tijdens een inspanningstest, de ventilatie onevenredig veel toeneemt ten opzichte van de zuurstofopname tijdens die belasting (Koike et al., 1990). Maar niet een van deze methoden wordt in de literatuur beschouwd als gouden standaard (Myers & Ashley, 1997). Feit blijft wel dat een verhoogde bloedlactaatconcentratie zorgt voor een verzuring van het interne milieu, waardoor de spiercontractie verslechtert, hyperventilatie ontstaat en een veranderde zuurstofopnamekinetiek ontstaat, allemaal elementen die bijdragen aan een verminderd inspanningsvermogen (Myers & Ashley, 1997).

Veranderingen in het lactaatgehalte en het aantal H^+-ionen in het bloed kunnen effect hebben op iemands inspanningsvermogen, waarbij het goed is om stil te staan bij het feit dat het lactaatgehalte en de concentratie H^+-ionen in het bloed afhankelijk zijn van de productie in de spier, de afgifte ervan aan het bloed en het verbruik ervan in andere regio's in het lichaam. Lactaat is niet, zoals vroeger werd gedacht, een metabool afvalproduct; het blijkt een belangrijke brandstof te zijn voor bijvoorbeeld de hartspier. Lactaat wordt bovendien gebruikt in niet-actieve spiergroepen. Diverse onderzoekers (Hoogeveen et al., 1997; Lewis & Haller, 1986) onderbouwen dat lactaat een belangrijk substraat is in de energievoorziening tijdens inspanning.

Intervaltraining met een hoge intensiteit (> 75% van HF_{max}) bij volwassenen resulteert in een verhoging van de VO_{2max} (Helgerund et al., 2007; McManus et al., 2005). De combinatie van korte, intensieve intervallen met lange herstelperioden spreekt niet zozeer het anaerobe, maar juist het aerobe systeem aan, omdat er meer tijd is voor herstel van de energierijke fosfaten. Ook bij kinderen is gebleken dat intervaltraining met een hoge intensiteit de grootste verbetering geeft in de VO_{2piek}, waarbij 'all-out', ofwel sprinttraining, de beste respons geeft (Baquet et al., 2003; LeMura et al., 1999). McManus et al. (2005)

vergeleken in hun onderzoek de effectiviteit van een continu trainingsprogramma met matige intensiteit op de aerobe capaciteit bij jongens met dat van een intervaltrainingsprogramma met hoge intensiteit. Beide groepen jongens lieten een significante verbetering zien in de VO_{2piek}, waarbij er geen verschil was tussen de continue trainingsgroep en de intervaltrainingsgroep. In de trainingsgroep was er, naast deze significante verbetering in VO_{2piek} ook een stijging te zien in zuurstofpuls (zuurstofopname per hartslag) en van de ventilatoire drempel, die niet waarneembaar was in de continue trainingsgroep. De ventilatoire drempel was hierbij gedefinieerd als een verhoging van het ventilatoire equivalent voor zuurstof (VE/VO_2), zonder een stijging van het ventilatoire equivalent van kooldioxide (VE/VCO_2) (Hebestreit et al., 2000).

Uit andere onderzoeken van Rotstein (1986) en Baquet et al. (2002) blijkt dat kinderen hun VO_{2piek} en de volhoudtijd bij een maximale shuttle run kunnen verbeteren na een intervaltraining met hoge intensiteit, die als bijkomend voordeel heeft dat kinderen intervaltraining over het algemeen goed tolereren omdat zij sneller herstellen dan volwassenen (Hebestreit et al., 1993; Zanconato et al., 1991). Bovendien komen dit soort trainingen overeen met het normale activiteitenpatroon van kinderen, dat gekarakteriseerd wordt door frequente perioden van inspanning met lage intensiteit, afgewisseld met korte perioden van inspanning met hoge intensiteit (Williams et al., 2000), zoals gezien wordt op het schoolplein of bij het buitenspelen.

Het effect van aerobe training op de VO_{2piek} blijkt groter te zijn na de puberteit dan ervoor (Danis et al., 2003; McManus et al., 2005). Toch is deze verbetering in de VO_{2piek} nog altijd minder dan bij volwassenen na het volgen van een vergelijkbaar aeroob trainingsprogramma. Tevens blijkt dat bij goed-getrainde kinderen er rond de puberteit een sprong tot wel 10 ml/kg/min. op kan treden in de ontwikkeling van de relatieve VO_{2piek}. Deze explosieve verbetering ondersteunt het idee dat de puberteit een cruciale fase is voor de trainbaarheid bij kinderen (Baquet et al., 2003).

De relatieve trainingstoename is afhankelijk van de algemene trainingskarakteristieken (FITT-factoren) en de basisfitheid (Tofrey, 2007). De intensiteit lijkt de bepalende factor te zijn in het trainingsdesign (Baquet et al., 2003). De resultaten van het literatuuronderzoek van Baquet et al. (2003) laten zien dat een trainingsintensiteit van meer dan 80 procent van de maximale hartslag nodig is om een significante toename van de VO_{2piek} te verkrijgen.

Als trainingsrichtlijnen voor gezonde kinderen kunnen de volgende

FITT-factoren worden gedestilleerd uit de literatuur (Baquet et al., 2003):
- De trainingsfrequentie is minimaal 3 tot 4 keer per week.
- De intensiteit van de training is zwaar.
- De training duurt 30 tot 60 minuten per sessie.
- Tijdens de activiteiten worden de grote spiergroepen gebruikt.
- Programma's moeten minimaal 4 weken duren bij gezonde kinderen (Baquet et al., 2003).

In tegenstelling tot de bij volwassenen veel gebruikte hartslagreserve (Swain & Leutholtz, 1997), komt deze bij kinderen niet overeen met de zuurstofopnamereserve (Hui & Chan, 2006). Daarom moeten de richtlijnen zoals het American College of Sports Medicine (ACSM) deze opstelt voor volwassenen, aangepast worden voor het gebruik bij kinderen. In tabel 5.1 staan de richtlijnen voor de trainingsintensiteit voor kinderen weergegeven op basis van de recente bevindingen van Hui & Chan (2006).

Tabel 5.1 Trainingsrichtlijnen op basis van hartfrequentie, zuurstofopname of ervaren mate van inspanning (10-punts Borgschaal) voor kinderen. Naar: Hui & Chan, 2006; Pollock et al., 1998.

intensiteit	% VO_{2piek}	% HF_{res}	% HF_{max}	Borg 0-10
erg licht	< 20	< 29	< 54	< 2
licht	20-39	29	54	3
gematigd	40-59	47	66	4-5
zwaar	60-84	65	77	6-7
erg zwaar	> 85	87	91	8-9
maximaal	100	100	100	10

HF_{res} = hartslagreserve (= de hartfrequentie in rust minus de maximale hartfrequentie); HF_{max} = maximale hartslag; Borg = ervaren mate van inspanning.

ANAEROBE TRAINING

Er is nog maar weinig onderzoek gedaan naar de invloed van training bij kinderen op het anaerobe systeem (Grodjinovsky et al., 1980; McManus et al., 1997; Rotstein et al., 1986; Sargeant et al., 1985). Een mogelijke reden hiervoor is dat de anaerobe capaciteit een veel minder sterke causale relatie heeft met de algemene gezondheid dan de aerobe capaciteit (onder andere de VO_{2piek}) (Armstrong & Fawkner, 2007). Toch levert het anaerobe systeem een belangrijke bijdrage aan de prestatie bij veel sporten en bij de algemene dagelijkse activiteiten van een kind, zoals buitenspelen, en bij sportactiviteiten die van korte duur zijn, maar wel een hoge intensiteit hebben (Bailey et al., 1995). Het anaerobe metabolisme is van belang wanneer de aerobe energievoorziening niet aan de energiebehoefte van de belaste spieren kan voldoen. Dit is het geval bij zeer intensieve belasting van korte duur, aan het begin van een duurbelasting, voordat de spier voldoende is doorbloed, en tijdens duurbelasting die hoger is dan ongeveer 50 tot 70 procent van de VO_{2max} (Fox et al., 1999; McManus et al., 2005). Om het anaerobe uithoudingsvermogen te vergroten, moet er aan submaximale intervaltraining gedaan worden, waarbij de intensiteit 85 tot 100 procent van de maximale intensiteit bedraagt. De belastingen duren ongeveer 10 tot 20 seconden met een pauze van 1 tot 3 minuten (afhankelijk van de mate van getraindheid). Door deze training zal het energierijke creatinefosfaat (CP) en adenosinetrifosfaat (ATP) toenemen.

De anaerobe veranderingen die door training in skeletspierweefsel plaatsvinden, betreffen een verbetering van het fosfaatsysteem (ATP-CP-systeem) en de anaerobe glycolyse (Fox et al., 1999; Thorstensson et al., 1975). Uit onderzoeken naar spierbiopten, of onderzoeken waarbij magnetische resonantie spectroscopie werd gebruikt, blijkt dat de totale hoeveelheid energierijke fosfaten (CP en ATP) in de spier bij kinderen aanzienlijk lager is dan bij volwassenen, evenals de glycolytische activiteit in de spier (Eriksson et al., 1973; Eriksson & Saltin, 1974; Zanconato et al., 1993). Mogelijke verklaringen hiervoor zijn dat glycolyse bij kinderen anders verloopt dan bij volwassenen of dat kinderen een ander type samenstelling van spiervezel hebben dan volwassenen (Boisseau & Delamarche, 2000). Als gevolg van de geringe hoeveelheid energierijke fosfaten en de lage glycolytische activiteit laten kinderen dan ook lagere maximale bloed- en spierlactaatconcentraties zien na uitputtende inspanning dan jongvolwassenen (Eriksson et al., 1973; Robinson, 1938). McManus et al. (1997) vonden in hun onderzoek dat ook een aeroob trainingsprogramma effect kan hebben op de anaerobe capaciteit bij prepuberale meisjes. Zij vergeleken het resultaat van een aeroob fietsprogramma met dat van een anaeroob sprint-hardloopprogramma van 8 weken en vonden een significante verbetering in piekvermogen na 5 seconden van de WAnT. In een ander onderzoek participeerden jongens en meisjes in een 13-weken durende aerobe intervaltraining (2 × per week, 60 min.), die een significante verbetering tot gevolg had in het maximaalvermogen op een kracht-snelheidstest (Obert et al., 2001). Dit alles wijst erop dat ook bij kinderen het anaerobe vermogen niet alleen door groei, maar ook door een adequate training verhoogd kan worden (Fox et al., 1999; McArdle, 1996). Tijdens groei en ontwikkeling zijn ook verschillende centraal aansturende factoren bepalend voor de fysieke capaciteit. Twee factoren zullen hieronder kort worden toegelicht.

Zenuwstelsel

De mogelijkheid om kracht te leveren tijdens sportactiviteiten is onder andere afhankelijk van de technische vaardigheid van de persoon, en de vaardigheid is weer afhankelijk van het zenuwstelsel. Bij 5- en 6-jarige kinderen is het zenuwstelsel al voor 90 procent volgroeid. Vanaf de leeftijd van 12 tot 13 jaar ontwikkelt het zenuwstelsel zich nog maar langzaam en is het bijna uitgerijpt. Deze vroege rijping van het zenuwstelsel maakt het mogelijk om meteen na de geboorte coördinatie en vaardigheden te trainen. Vaardigheidstraining tijdens de eerste 10 levensjaren geeft een heel snelle verbetering van de handelingssnelheid.

Motor units

De indeling van motor units volgens Burke (1981) wordt nog steeds binnen de fysiologie aangehouden. Op basis van histochemische criteria, de contractiesnelheid en de gevoeligheid voor vermoeidheid worden 3 typen motor units onderscheiden.

> **Typen motor units**
> type I: slow-twitch, overwegend aeroob, uithoudingsvermogen
> type IIA: fast-twitch, aeroob, kracht-uithoudingsvermogen
> type IIB: fast-twitch, anaeroob, explosieve kracht
> type IIIC: intermediaire spiervezels (tussen I en II)

Spiervezeltypering vindt plaats in de postnatale periode en is gebaseerd op een complexe interactie tussen motor units en spiervezels. In figuur 5.5 is te zien wat bij gezonde kinderen de gevoeligste periode is voor de verschillende anaerobe onderdelen.
Coördinatie, techniek en snelheid ontwikkelen zich prima tijdens de kinderleeftijd bij fysiek actieve jongens en meisjes, en gaan gelijk op met die van het zenuwstelsel en met de rijping daarvan. In de eerste 10 levensjaren is er geen verschil in snelkracht en loopsnelheid tussen jongens en meisjes. Vanaf de leeftijd van 13 tot 14 jaar gaan jongens sneller vooruit in kracht en snelheid, afhankelijk van de hormonale maturatie. In tabel 5.2 zijn de FITT-principes voor snelheidstraining weergegeven.

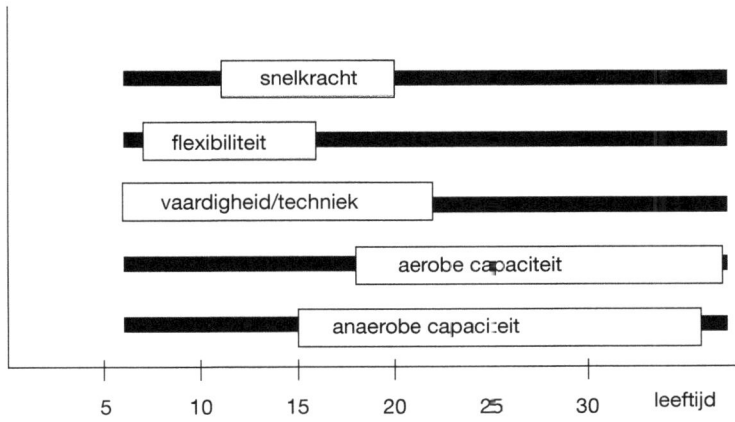

Figuur 5.5 Optimale trainingsperioden, 'gevoelige perioden', met de belangrijkste trainingsaccenten bij verschillende leeftijden voor gezonde kinderen en jongeren. Naar Mero et al, 1998.

Tabel 5.2	FITT-factoren voor snelheidstraining. Bron: Faigenbaum et al., 1999.
Frequentie	5-10 herhalingen: (supra)maximaal
	10-20 herhalingen (submaximaal)
	2-4 × per week
Intensiteit	submaximaal (96-99%)
	maximaal (100%)
	supramaximaal (> 100%)
Type	sprintvormen
	werpvormen
Tijd	1-6 seconden (ATP/CP) arbeid
	3-9 minuten rust tussen herhalingen
	10-12 minuten rust tussen de sets

ATP = adenosinetrifosfaat; CP = creatinefosfaat.

Ondanks beperkte onderzoeksgegevens lijkt training tijdens de puberteit de ontwikkeling van kracht en snelheid te bevorderen. Adolescenten kunnen de trainingsrichtlijnen van volwassenen hanteren.

KRACHTTRAINING

De term 'krachttraining' wordt nog wel eens verkeerd gebruikt, alsof het alleen maar zou gaan om gewichtheffen. Hier wordt de term krachttraining gedefinieerd als het gebruik van progressieve weerstand om iemands bekwaamheid om kracht aan te wenden of te weerstaan tijdens dynamische bewegingen te vergroten (Faigenbaum & Bradley, 1998). De term 'weerstandstraining' kan ook gebruikt worden in dezelfde context en wordt vaak als synoniem gebruikt. Dit type training is zowel gecontroleerd als progressief, vaak gebruik makend van verscheidene oefenvormen, zoals vrije gewichten, individueel lichaamsgewicht en elastische banden.

> **Gewichtheffen en powerliften**
> De termen 'gewichtheffen' en 'powerliften' moeten alleen gebruikt worden voor de beschrijving van training met hoge intensiteiten met het doel zo veel mogelijk gewicht (maximaal) te heffen, meestal in competitieverband (Guy & Micheli, 2001).
>
> Bij krachttraining van kinderen en adolescenten zijn deze oefenvormen schadelijk.
> Gewichtheffen en powerliften worden voor deze groep dan ook nooit gebruikt.

Voorheen werd bij de training van kinderen en jongeren (preadolescenten) vooral de nadruk gelegd op het verbeteren van het aerobe uithoudingsvermogen. Uit meerdere wetenschappelijke onderzoeken blijkt echter dat krachttraining ook veilig en effectief kan zijn (Bernhardt et al., 2001; Blimkie, 1993; Faigenbaum, 2001; Faigenbaum & Bradley, 1998; Faigenbaum et al., 1999; Falk & Tenenbaum, 1996; Kraemer et al., 1988), zelfs bij jonge kinderen, vanaf een leeftijd van 6 jaar.

Een van de grootste verschillen tussen de respons van kinderen en die van adolescenten en volwassenen op krachttraining is dat de toegenomen spierkracht bij kinderen niet gepaard gaat met een toename in de spiergrootte (hypertrofie) (Ozmun et al., 1994; Ramsay et al., 1990; Weltman et al., 1986). Spierhypertrofie is een toename van de massa en de dwarsdoorsnede van een spier (Russell et al., 2000). Deze dimensionale toename is te danken aan een toename in de omvang (niet de lengte) van individuele spiervezels. Bij preadolescenten neemt de spiermassa minder gemakkelijk toe door het volgen van een trainingsprogramma, als gevolg van een ontoereikend niveau van circulerend testosteron, hoewel sommige bevindingen hiermee niet overeenkomen (Fukunga et al., 1992). Testosteron is onder andere verantwoordelijk voor de eiwitopbouw in het spierweefsel. Bij preadolescente jongens en meisjes is de testosteronconcentratie 20 tot 60 ng/100 ml. Tijdens de adolescentie neemt deze concentratie bij mannen toe tot ongeveer 600 ng/100 ml, terwijl de waarden bij adolescente vrouwen gelijk blijven (Faigenbaum, 2000). Bij jonge kinderen kan de spierkracht echter wel degelijk toenemen door het volgen van een krachttrainingsprogramma, zo blijkt uit diverse onderzoeken. Preadolescenten hebben meer potentie voor een toename in kracht door neurale factoren, zoals een toenemende activatie en veranderingen in de coördinatie van motor units, de rekrutering en het vuren ervan (Ozmun et al., 1994; Ramsay et al., 1990; Sale, 1989). De precieze mechanismen voor de krachttoename bij kinderden zijn tot op de dag van vandaag nog steeds niet geheel duidelijk. Een kleine hypertrofie van de spiervezels valt echter niet geheel uit te sluiten (Guy & Micheli, 2001).

In de inleiding van dit hoofdstuk is reeds beschreven dat bij kinderen en adolescenten zo veel veranderingen optreden door groei, ontwikkeling en rijping dat deze de veranderingen die geïnduceerd worden door training maskeren. Dit is vaak niet het geval bij krachttraining. Verscheidene onderzoeken (Faigenbaum et al., 1993; Lillegard et al., 1997; Pfeiffer & Francis, 1986; Queary & Laubach, 1992; Ramsay et al., 1990; Sailors & Berg, 1987; Sewall & Micheli, 1986; Weltman et al., 1986) hebben duidelijk aangegeven dat zowel jongens als meisjes hun spierkracht kunnen verbeteren bovenop (en ver boven) deze groei en rijping, mits de intensiteit en de inhoud van de trainingen adequaat zijn. Krachttoenamen van ongeveer 30 tot 40 procent zijn veelal waargenomen in ongetrainde, prepuberale kinderen na het volgen van relatief korte weerstandstrainingsprogramma's, maar er zijn ook extreme toenamen tot wel 74 procent waargenomen (Kraemer, 1988). De American Academy of Pediatrics (AAP) heeft een 'position-statement' gepubliceerd (Bernhardt et al., 2001) over de risico's en voordelen van krachttraining bij kinderen en adolescenten. Volgens de AAP kan het regelmatig deelnemen aan een krachttrainingsprogramma zorgen voor een verbetering van de sportprestatie, preventie en herstel van blessures. Ook kan krachttraining de gezondheid op positieve wijze beïnvloeden. Krachttrainingsprogramma's blijken de groei niet nadelig te beïnvloeden en ook geen nadelige langetermijneffecten te hebben op de cardiovasculaire gezondheid (Bailey & Martin, 1994;

Bernhardt et al., 2001; Faigenbaum et al., 1993; Ramsay et al., 1990; Weltman et al., 1986, 1987). De AAP geeft aan dat krachttraining een veilige en effectieve trainingsmethode is voor kinderen en adolescenten, mits goede trainingstechnieken (technische uitvoering van oefeningen binnen de normale bewegingsuitslag) worden gehanteerd en voorzorgsmaatregelen worden genomen om de veiligheid te garanderen (sommige oefeningen, zoals bankdrukken, zijn bij niet-gesuperviseerde uitvoering voor kinderen zeer gevaarlijk). Het blessurerisico van goed-gesuperviseerde krachttrainingsprogramma's is vergelijkbaar of zelfs kleiner dan dat van duurtrainingsprogramma's (zoals hardlopen).

Met een sterker bewegingsapparaat kunnen kinderen hun dagelijkse activiteiten met meer energie en kracht uitvoeren. Ondanks traditionele zorgen over het gevaar van krachttraining, blijkt uit wetenschappelijke onderzoeken en klinische ervaring dat krachttraining deel zou moeten uitmaken van een trainingsprogramma dat als doel heeft de algemene gezondheid te bevorderen (Faigenbaum, 2001).

Voordelen van krachttraining
Verbetering van spierkracht, botdichtheid, lichaamssamenstelling, motoriek en blessurepreventie zijn vaak de redenen die de ouders aanspreken; kinderen zelf vinden prestatieverbetering en het sociale aspect van een sport veel belangrijker. Zij hebben nog geen zicht op de langetermijneffecten van inspanning tot zij circa 12 jaar oud zijn. Het uitleggen van deze doelen kan voor kinderen zelfs demotiverend werken. Zelfverbetering, individueel succes en plezier zijn de belangrijkste drijfveren voor een kind. Hierop moet een trainer dan ook het accent leggen. Een ander belangrijk aspect van sport of training is toename van het zelfvertrouwen; vooral kinderen met overgewicht scoren (bij voorbaat) beter op krachtsporten dan kinderen zonder overgewicht. Bij deze kinderen kan een dergelijke boost van hun zelfvertrouwen juist zijn wat zij nodig hebben om verder te gaan sporten en trainen (Faigenbaum & Westcott, 2005).

> **Misvattingen over krachttraining**
> Er bestaan nog steeds enkele mythes over krachttraining bij kinderen die onzekerheid veroorzaken bij ouders en therapeuten. Een daarvan is dat krachttraining bij kinderen de groei zou remmen en dat kinderen daarom niet voor een leeftijd van 12 jaar aan krachttraining zouden mogen doen. Dit is echter nooit weten-

schappelijk onderbouwd. Sterker nog, bijna alle toonaangevende fitness- en medische organisaties in de Verenigde Staten van Amerika (onder andere het American College of Sports Medicine, de American Council on Exercise, de American Academy of Pediatrics en de National Strength & Conditioning Association) pleiten voor krachttraining bij kinderen en adolescenten, mits men zich aan de voorgeschreven richtlijnen houdt en de training onder professionele begeleiding plaatsvindt.

Over de minimale leeftijd wordt nog gediscussieerd, want deze kan per kind verschillen. Belangrijkste voorwaarde is dat een kind in staat is om aanwijzingen te begrijpen en zich daaraan te houden, wat overigens vaak ook de leeftijd is dat kinderen kunnen participeren in georganiseerde sportactiviteiten, meestal op een leeftijd van ongeveer 7 of 8 jaar.

Krachttrainingsprogramma's

Verschillende trainingsprogramma's die zijn geëvalueerd blijken veilig en effectief te zijn. De eerste periode van een trainingsprogramma dient in het teken te staan van de ontwikkeling van techniek. Oefeningen moeten allereerst goed uitgevoerd kunnen worden door het kind alvorens het kind een belasting op te leggen. Het moet duidelijk zijn dat de nadruk van krachttraining bij kinderen gelegd moet worden op het aanleren van een goede trainingstechniek en het volgen van veilige trainingsprocedures en niet op de hoeveelheid gewicht die gelift kan worden. Indien de kinderen de techniek onder de knie hebben, is het aan te raden te beginnen met krachttrainingen met geringe belasting. Bij deze groep is de optimale combinatie van sets en herhalingen nog niet vastgesteld. Beginnen met 1 set van 13 tot 15 herhalingen van verscheidene krachtoefeningen blijkt ter verbetering van de spierkracht al effectief (Faigenbaum & Westcott, 2005). Wanneer 10 tot 15 herhalingen uitgevoerd kunnen worden, is het toelaatbaar om geleidelijk gewicht toe te voegen. De oefeningen moeten alle grote spiergroepen omvatten en moeten uitgevoerd worden door gebruik te maken van de volledige bewegingsuitslag van elk gewricht. Om vooruitgang te boeken in kracht moet een trainingssessie minimaal 20 tot 30 minuten duren, minimaal 2 keer per week uitgevoerd worden en moet het gewicht verhoogd worden (of het aantal herhalingen) wanneer de kracht toeneemt. Krachttraining vaker dan 4 keer per week heeft voor de kracht geen meerwaarde (Faigenbaum et al., 1999).

Tabel 5.3 Trainingsparameters voor een effectief krachttrainingsprogramma bij kinderen. Parameters samengesteld uit onderzoeksgegevens. Bron: Faigenbaum & Westcott, 2005; Faigenbaum et al., 1999; Vehrs, 2005.

parameter	
frequentie (per week)	2-3
intensiteit	70% van 1 herhalingsmaximum (1 RM)
aantal herhalingen	13-15
aantal sets	1-3
aantal verschillende oefeningen	6-8

Jonge kinderen die beter willen worden in hun sportprestaties hebben in het algemeen meer baat bij het uitoefenen en perfectioneren van de vaardigheid dan bij krachttraining. Als gezondheidsvoordelen op de lange termijn het doel zijn, is een combinatie van krachttraining en aerobe training het meest effectief (Faigenbaum, 2001). Net als bij alle andere sporten en activiteiten is er altijd de kans op blessures als de veiligheidsnormen (zoals gekwalificeerde instructies, veilig materiaal en leeftijdsspecifieke trainingsrichtlijnen) niet goed gevolgd worden (Faigenbaum & Westcott, 2005).

De conclusie luidt dat kinderen veilig kunnen trainen op conditie en kracht, mits dit gebeurt onder goede begeleiding en de omgeving aan een aantal veiligheidsnormen voldoet. De kans dat er beschadigingen optreden aan groeischijven is minimaal. Bovendien wordt de lichaamsgroei niet geremd door training in normale doseringen; dit kan echter wel het geval zijn als er in extreme mate wordt getraind (meer dan 15-18 uur per week).

Het aan te bieden trainingsprogramma verschilt per kind en per aandoening; 'one size fits all' bestaat niet! Het trainingsprogramma moet aanvangen met een lichte krachttraining. Voer vervolgens het aantal sets en eventueel de weerstand op, mits het kind de lichte krachttraining succesvol heeft afgerond. De intensiteit waarmee een trainingssessie wordt uitgevoerd, wordt omschreven aan de hand van het gewicht waarmee wordt getraind, het aantal herhalingen per set en het aantal sets. Het gewicht dat voor een bepaalde oefening wordt gebruikt, kan worden bepaald met behulp van het maximale gewicht waarmee een kind een oefening 10 keer kan uitvoeren, het zogeheten 10-herhalingsmaximum (Takken, 2004). Bedenk echter wel dat de oefeningen binnen de functionele activiteiten moeten passen die kinderen uitvoeren of binnen activiteiten waarmee het kind veel moeite heeft. Het is belangrijk om tijdens het ontwerp van het trainingsschema de volgende trainingsregel te onthouden: 'train movements not muscles'. Dit laatste kan door eerst de techniek goed aan te leren, voordat de weerstand of het gewicht vergroot wordt. Op deze manier worden gewrichten, pezen en spieren op een correcte manier voorbereid op zwaardere arbeid. Bij training ontstaat schade meestal door mechanische overbelasting bij bewegingen die nog niet beheerst worden. Wanneer een bepaalde drempel overschreden wordt, kan er lokaal overbelastingsletsel ontstaan. Letsels in het steunweefsel gaan gepaard met pijn, die vaak reeds in het begin van de inspanning optreedt en geleidelijk toeneemt tijdens deze inspanning. Aangeraden wordt om direct te stoppen als er pijn optreedt tijdens de inspanning, als de dag erna opnieuw pijn ontstaat of als de inspanning of oefening niet meer is uit te voeren, en naar de huisarts te gaan als de pijn twee dagen of langer aanhoudt (Vehrs, 2005). Een dergelijk letsel is het gevolg van een toenemende verstoring in het evenwicht, omdat bindweefsel, kraakbeen en bot minder snel herstellen dan spierweefsel. Spierweefsel kan ook mechanisch overbelast raken bij te zware of ongewone inspanning. Dit uit zich meestal in spierpijn of spierstijfheid. Herstel hiervan treedt na enkele dagen rust vanzelf op.

Ook voor kinderen met een chronische aandoening is een actieve levensstijl van belang. Een inactieve levensstijl en het daarbij behorende deconditioneren vormen een grote risicofactor voor de gezondheid op lange termijn, en is dus ongewenst. Een op de patiënt toegesneden programma waarin zowel conditie als kracht wordt getraind, lijkt het meest optimaal.

Richtlijnen voor veilig en effectief trainen van kracht bij kinderen door niet-professionals
De volgende richtlijnen zijn opgesteld voor niet-professionals (zoals sporttrainers) die kinderen veilig en effectief willen trainen in kracht. Deze richtlijnen zijn opgesteld door Blimkie & Bar-Or (1996).
1 Controleer de fysieke en medische contra-indicaties. Verdere informatie kan ingewonnen worden bij een kinderfysiotherapeut, een sportarts, een revalidatiearts of een inspanningsfysioloog/bewegingswetenschapper die bekend is met meerdere trainingsprogramma's en goed op de hoogte is van de voor- en nadelen van krachttraining bij kinderen en adolescenten.

2 Zorg voor ervaren supervisie, bij voorkeur door een volwassen individu, wanneer er gebruik wordt gemaakt van vrije gewichten of trainingstoestellen.
3 Stel de juiste techniek vast.
4 Maak gebruik van stretchen en ritmische gymnastiek voor de warming-up.
5 Begin een programma met oefeningen die het lichaamsgewicht gebruiken als weerstand voordat er begonnen wordt met het trainen met vrije gewichten of trainingstoestellen.
6 Individualiseer het trainingsgewicht als er gebruik wordt gemaakt van vrije gewichten of toestellen.
7 Train alle grote spiergroepen (zowel flexoren als extensoren).
8 Beweeg de spieren door hun gehele range of motion (ROM).
9 Wissel trainingsdagen af met rust; limiteer de training tot 2 à 3 keer per week.
10 Wanneer er gebruik wordt gemaakt van vrije gewichten of toestellen, begin met lichte gewichten met hoge frequenties (> 15) en een aantal sets (2 tot 3) en ga geleidelijk over op iets zwaardere gewichten met lagere frequenties (10 tot 15) en 3 tot 4 sets. Specifieke krachttrainingsoefeningen moeten in de eerste plaats uitgevoerd worden zonder gewicht (weerstand), totdat het kind de techniek onder de knie heeft. Pas daarna kan de weerstand geleidelijk (maximaal 5 à 10 procent per 3 weken) worden opgevoerd. Bij progressieve weerstandsoefeningen moeten de kinderen en adolescenten 10 tot 15 herhalingen succesvol kunnen volbrengen voordat de weerstand verhoogd wordt.
11 Maak gebruik van stretchoefeningen voor de belangrijkste gewrichten en spiergroepen.
12 Let bij het gebruik van materiaal op duurzaamheid, stabiliteit, stevigheid en veiligheid.
13 Beschouw scherpe of aanhoudende pijn als een waarschuwing en zoek medische hulp.
Elke vorm van blessure of ziekte door krachttraining moet geëvalueerd worden voordat er doorgegaan wordt met het desbetreffende trainingsprogramma.

Opstellen van een trainingsprogramma

Ten eerste moet er geïnventariseerd worden wat de uiteindelijke doelstellingen zijn van zowel het kind en de ouders, als van degene die het trainingsprogramma gaat opstellen en uitvoeren, waarbij het kind zelf aangeeft wat hij wil. De trainer moet voor zichzelf ook vaste doelstellingen bepalen en deze ook kenbaar maken aan zowel kind als ouders. Hierbij is het van belang om de doelstelling nooit te hoog te stellen, maar juist iets aan de lage kant, zodat het kind al tijdens de trainingen uitzicht krijgt op realisatie van de doelstellingen. Het kind ziet namelijk op den duur ook zelf dat te hoog gestelde doelstellingen nooit gehaald zullen worden, wat demotiverend werkt, met weinig tot geen veranderingen als gevolg. Voor het kind moet de training vooral leuk zijn en moet er motivatie zijn om het doel te gaan halen. Mocht de iets lagere doelstelling snel worden gehaald dan kunnen er, in overleg met het kind en de ouders, nieuwe (hogere) doelstellingen geformuleerd worden. Zoals gezegd, er bestaat geen 'one size fits all' voor een trainingsprogramma voor kinderen.

Om een op maat gemaakt trainingsprogramma te kunnen opstellen, is het belangrijk te weten wat het huidige fitheidsniveau van het kind is (antropometrie, mogelijke (chronische) aandoening, maximale inspanningswaarden, rustwaarden, trainingshistorie enzovoort). Van daaruit kan een persoonlijk trainingsprogramma opgesteld worden en dus ook de subdoelstellingen geformuleerd worden die uiteindelijk leiden tot het bereiken van de hoofddoelstelling.

Voor het vaststellen van de basisfitheid moet minimaal een maximale inspanningstest worden afgenomen en de maximale spierkracht worden bepaald; dan is het gebruik van de 'trainingspiramide van Takken' een gemakkelijke methode om te bepalen hoe er getraind dient te worden (figuur 5.6).

Een belangrijke sleutelfactor voor aerobe training is intensiteit. De intensiteit van duurtraining kan met behulp van de formule van Karvonen (1957) berekend worden:

> **Formule van Karvonen**
> Trainingsintensiteit = (trainingshartfrequentie − rust hartfrequentie) / (maximale hartfrequentie − rusthartfrequentie)

Een vuistregel voor een effectief aeroob trainingsprogramma voor gezonde jongeren en volwassenen is een intensiteit boven de 60 procent, zoals berekend met deze formule. Trainingen met een lagere

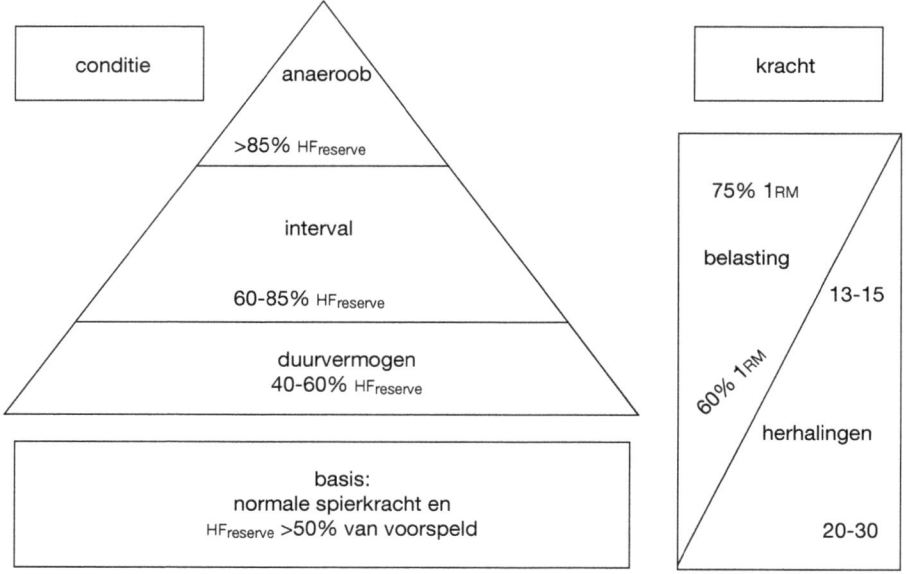

Figuur 5.6 Trainingspiramide ter bepaling van de trainingsmethodiek.

intensiteit bezitten een te lage trainingsprikkel om effectief te zijn. Bij sterk gedeconditioneerde patiënten kan de beginintensiteit van de training echter op 40 procent van de uitkomst van de formule van Karvonen worden ingesteld. De maximale hartfrequentie kan worden bepaald tijdens een maximale inspanningstest. Schattingen aan de hand van formules als [220 – leeftijd] of [210 – 0,65 × leeftijd] zijn erg onnauwkeurig voor individuele patiënten en niet valide voor kinderen. Gezonde jongens en meisjes hebben een gemiddelde maximale hartfrequentie van 192 à 193 (SD ± 7,5) tijdens een maximale fietsergometrietest (Brinkhorst et al., 1992). De duur en de intensiteit van de training moet in de loop van het programma langzaam toenemen, zodat er een trainingsprikkel blijft bestaan.

Voorwaarden om een effectief duurtrainingsprogramma te kunnen starten, zijn een spierkracht binnen de grenzen van normaal ($\geq$ 2 SD onder normaal) en een maximale hartfrequentiereserve van boven de 50 procent van voorspeld (figuur 2.6). Uitgaande van een rusthartfrequentie van 100 en een maximale hartfrequentie van 190 (zie boven), zal een patiënt een hartfrequentie tijdens een inspanningstest van boven de 145 moeten behalen om een duurtraining te kunnen starten. Lukt dit niet, dan kan in eerste instantie beter worden overgestapt op een krachttrainingsprogramma, waarbij er relatief veel herhalingen worden gemaakt (20-30 herhalingen per set) en waarbij een lichte belasting wordt gebruikt (60 procent van het 1-herhalingsmaximum, dit is het gewicht waarbij de oefening maximaal 1 keer herhaald kan worden). De herhalingen kunnen daarna langzaam afnemen naar 13 tot 15 herhalingen bij een hogere belasting (75% van het 1-herhalingsmaximum). Het blijkt dat bij kinderen 13 tot 15 herhalingen bij een belasting van 75 procent van het 1-herhalingsmaximum effectiever zijn dan minder herhalingen bij een hogere belasting (Faigenbaum et al., 1999). Wanneer na evaluatie blijkt dat de maximale hartfrequentie weer boven de 145 slagen per minuut is en de spierkracht weer binnen de grenzen van normaal, kan er een duurtrainingscomponent aan het programma worden toegevoegd. Wanneer de patiënt in staat is om tijdens de training gemakkelijk een intensiteit van 60 procent van de hartfrequentiereserve te volbrengen, kan er overgeschakeld worden op intensievere training in de vorm van intervaltraining of anaerobe training. Bij deze trainingsvorm worden zeer intensieve activiteiten (20 tot 30 sec. maximale sprintjes) afgewisseld met rustperioden (60 tot 90 sec.).

Gebruik bij het opzetten van de training de FITT-factoren en de trainingsparameters, zoals eerder beschreven. Het uitvoeren van de daadwerkelijke training dient altijd onder bekwame, individuele begeleiding te gebeuren. Het materiaal dat gebruikt wordt tijdens de training dient geschikt te zijn voor kinderen en de trainingsvorm (bijvoorbeeld een passende fietsergometer voor aerobe training). Tijdens en na de trainingsperiode dient er regelmatig (om de 4 tot 6 weken) geëvalueerd te worden of de beoogde doelen bereikt zijn of niet en, als ze niet bereikt zijn dient duidelijk te worden waaraan dat ligt en of de oorzaken ervan zijn op te lossen. Niet alleen voor de trainer is het van belang om te leren uit een casus, ook ouders en kinderen vinden het prettig om te horen wat de resultaten zijn van de training. Hieronder worden de aandachtspunten bij het opzetten van een trainingsprogramma nog eens kort samengevat.

Het opzetten van een trainingsprogramma
- Inventariseren van de doelstellingen.
- Bepalen van de uitgangssituatie (test).
- Bepalen van de subdoelstellingen.
- Bepalen van het fitheidsniveau van het kind (gewenst).
- Opzetten van het programma.
- Uitvoeren van het programma.

- De evaluatie.
- Zijn de subdoelstellingen gehaald?
- Bijstellen van het programma.

Voor algemene training is een combinatie van alle trainingsvormen (aeroob, anaeroob en krachttraining) gewenst.

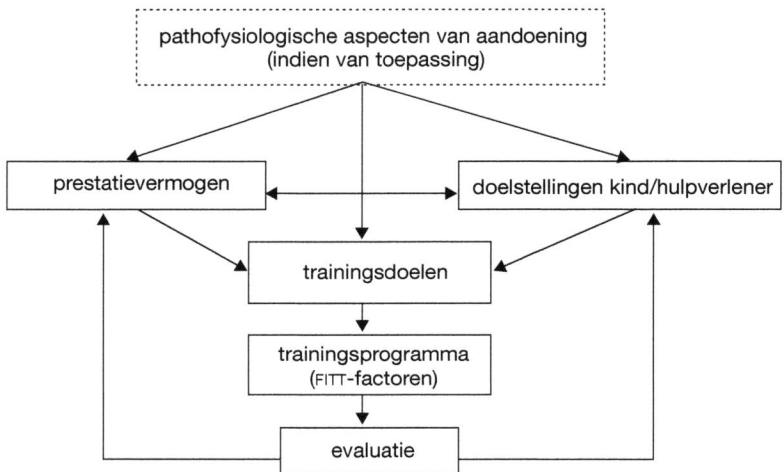

Figuur 5.7 Model 'Trainingsprogramma'.

Conclusie

Kinderen zijn vanaf een leeftijd van 6 jaar goed te testen op zowel aerobe als anaerobe capaciteit en spierkracht. Groei en ontwikkeling van fysiologische systemen maken dat kinderen niet als miniatuur-volwassenen beschouwd mogen worden. Algemeen aanvaarde inspanningsfysiologische 'wetten' zijn niet altijd van toepassing op kinderen. Resultaten verkregen uit inspanningsonderzoeken moeten altijd aan groei en geslachtsspecifieke normen gerelateerd worden voor een juiste interpretatie. Training kan aerobe en anaerobe capaciteit alsmede spierkracht verhogen. De natuurlijke vooruitgang vanwege de ontwikkeling impliceert echter dat ook zonder training kinderen vooruitgang kunnen boeken. Kinderen zijn dus wel degelijk te trainen, hoewel in mindere mate dan volwassenen. Bovendien dient de training altijd gesuperviseerd te zijn en individueel afgestemd op de mogelijkheden van het kind.

Literatuur

Armstrong N, Fawkner SG. Aerobic fitness. In: Armstrong N, editor. Paediatric Exercise Physiology. Philadelphia, PA: Elsevier limited; 2007. pp. 161-89.
Bailey DA, Martin AD. Physical activity and skeletal health in adolescents. Pediatr Exerc Sci. 1994;6:330-47.
Bailey RC, Olson J, Pepper SL, Porszasz J, Barstow TJ, Cooper DM. The level and tempo of children's physical activities: an observational study. Med Sci Sports Exerc. 1995; 27:1033-41.
Baquet G, Berthoin S, Dupont G, Blondel N, Fabre C, Praagh E van. Effects of high intensity intermittent training on peak VO(2) in prepubertal children. Int J Sports Med. 2002;23:439-44.
Baquet G, Praagh E van, Berthoin S. Endurance training and aerobic fitness in young people. Sports Med. 2003;33:1127-43.
Bar-Or O, Rowland TW. Pediatric Exercise Medicine. From Physiologic principles to healthcare Application. Champaign, IL: Human Kinetics; 2004a.
Bar-Or O, Rowland TW. Physiologic and perceptual responses to exercise in the healthy child. In: Robertson LD, editor. Pediatric Exercise Medicine. Champaign, IL: Human Kinetics; 2004b. pp. 3-58.
Bar-Or O. Pathophysiological factors which limit the exercise capacity of the sick child. Med Sci Sports Exerc. 1986;18:276-82.
Bernhardt DT, Gomez J, Johnson MD, Martin TJ, Rowland TW, Small E, et al. Strength training by children and adolescents. Pediatrics 2001;107:1470-2.
Blimkie CJ. Benefits and risks of resistance training in youth. In: Cahill BR, Pearl A, editors. Intensive Participation in Children's sports. Champaign, IL: Human Kinetics; 1993. pp. 133-67.
Blimkie CJR, Bar-Or O. Trainability of muscle strength, power and endurance during childhood. In: Bar-Or, editor. The child and adolescent athlete. Oxford: Blackwell scientific; 1996. pp. 113-29.
Boisseau N, Delamarche P. Metabolic and hormonal responses to exercise in children and adolescents. Sports Med. 2000;30:405-22.
Brinkhorst RA, Hof MA van 't, Saris WH. Maximale inspanning door kinderen: referentiewaarden voor 6-18-jarige meisjes en jongens. Den Haag: Nederlandse Hartstichting; 1992.
Burke D. The activity of human muscle spindle endings in normal motor behavior. Int Rev Physiol. 1981;25:91-126.
Conconi F, Ferrari M, Ziglio PG, Droghetti P, Codeca L. Determination of the anaerobic threshold by a non-invasive field test in runners. J Appl Physiol. 1982;52:869-73.
Coyle EF. Integration of the physiological factors determining endurance performance ability. Exerc Sport Sci Rev. 1995;23:25-63.
Danis A, Kyriazis Y, Klissouras V. The effect of training in male prepubertal and pubertal monozygotic twins. Eur J Appl Physiol. 2003;89:309-18.
Ellenbecker TS, Davies GJ, Rowinski MJ. Concentric versus eccentric isokenetic strengthening of the rotator cuff. Objective data versus Functional test. Am J Sports Med. 1988;16:64-9.
Eriksson BO, Gollnick PD, Saltin B. Muscle metabolism and enzyme activities after training in boys 11-13 years old. Acta Physiol Scand. 1973;87:485-97.
Eriksson O, Saltin B. Muscle metabolism during exercise in boys aged 11 to 16 years compared to adults. Acta Paediatr Belg 1974;28 Suppl:257-65.
Faigenbaum AD, Bradley DF. Strength training for the young athlete. Orthop Phys Ther Clin North Am. 1998;7:67-90.

Faigenbaum AD, Westcott WL, Loud RL, Long C. The effects of different resistance training protocols on muscular strength and endurance development in children. Pediatrics. 1999;104:e5.

Faigenbaum AD, Westcott WL. Youth strength training. Monterey, CA: Healthy Learning Books & video's; 2005.

Faigenbaum AD, Zaichkowsky LD, Westcott WL, Micheli LJ, Fehlandt AF. The effects of a twice per week strength training program on children. Pediatr Exerc Sci. 1993;5: 339-46.

Faigenbaum AD. Age- and Sex-Related Differences and their Implications for Resistance Exercise. In: Baechle TR, Earle RW, editors. Essentials of Strength Training and Conditioning. Champaign, IL: Human Kinetics; 2000. p. 657.

Faigenbaum AD. Strength training and children's health. The journal of Physical Education, Recreation and Dance. 2001;72:24-30.

Falk B, Tenenbaum G. The effectiveness of resistance training in children. A Meta-analysis Sports Med. 1996; 22:176-86.

Fox EL, Bowers RW, Foss ML. Fysiologie voor lichamelijke opvoeding, sport en revalidatie. 5th ed. Maarssen: Elsevier/De Tijdstroom; 1999.

Fukunga T, Funato K, Ikegawa S. The effects of resistance training on muscle area and strength in prepubescent age. Ann Physiol Anthrop. 1992;11:357-64.

Gaisl G. Determination of the aerobic and anaerobic threshold of 10-11-year-old boys using blood-gas analysis. In: Children and exercise IX; 1980. pp. 93-8.

Grodjinovsky A, Imbar O, Dotan R, Bar-Or O. Training effect on the anaerobic performance of children as measured by the Wingate anaerobic test. In: Berg K, Eriksson BO, editors. Children and exercise IX. Baltimore: University Park Press; 1980. pp. 139-45.

Guy JA, Micheli LJ. Strength training for Children and Adolescents. J Am Acad Orthop Surg. 2001;9:29-36.

Hebestreit H, Mimura K, Bar-Or O. Recovery of muscle power after high-intensity short-term exercise: comparing boys and men. J Appl Physiol. 1993;74:2875-80.

Hebestreit H, Staschen B, Hebestreit A. Ventilatory threshold: a useful method to determine aerobic fitness in children? Med Sci Sports Exerc. 2000;32:1964-9.

Helgerund J, Hoydal K, Wang E, Karlsen T, Berg P, Bjerkaas M, et al. Aerobic High-intensity Intervals Improve VO_{2max} More Than Moderate Training. Med Sci Sports Exerc. 2007;39:665-71.

Hill DW. The critical power concept. A review. Sports Med. 1993;16:237-54.

Hoogeveen AR, Hoogsteen J, Schep G. The maximal lactate steady state in elite endurance athletes. Jpn J Physiol. 1997;47:481-5.

Hui SS, Chan JW. The relationship between heart rate reserve and oxygen uptake reserve in children and adolescents. Res Q Exerc Sport. 2006;77:41-9.

Karvonen MJ, Kentala E, Mustala O. The effects of training on heart rate; a longitudinal study. Ann Med Exp Biol Fenn. 1957;35:307-15.

Katch V, Weltman A, Sady S, Freedson P. Validity of the relative percent concept for equating training intensity. Eur J Appl Physiol Occup Physiol. 1978;39:219-27.

Kindermann W, Simon G, Keul J. The significance of the aerobic-anaerobic transition for the determination of work load intensities during endurance training. Eur J Appl Physiol Occup Physiol. 1979;42:25-34.

Koike A, Wasserman K, Beaver WL, Weiler-Ravell D, McKenzie DK, Zanconato S. Evidence supporting the existence of an exercise anaerobic threshold. Adv Exp Med Biol. 1990;277:835-46.

Kraemer W, Fry A, Frykman P, Conroy B, Hoffman J. Resistance training and youth. Pediatr Exerc Sci. 1988;1.

Kraemer W. Endocrine responces to resistance exercise. Med Sci Sports Exerc. 1988;20 (suppl):152-7.

LeMura LM, Duvillard SP von, Carlonas R. Can exercise training improve maximal aerobic power (VO_{2max}) in children: a meta-analytic review. J Exerc Phys-online 1999; 2:1-22.

Lewis SF, Haller RG. The pathophysiology of McArdle's disease: clues to regulation in exercise and fatigue. J Appl Physiol. 1986;61:391-401.

Lillegard W, Brown E, Wilson D, Henderson R, Lewis E. Efficacy of strength training in prepubescent to early postpubescent males and females: Effects of gender and maturity. Pediatr Rehabil. 1997;1:147-57.

Lynn R, Morgan DL. Decline running produces more sarcomeres in rat vastus intermedius muscle fibres than does incline running. J Appl Physiol. 1994;77:1439-44.

MacDougall JD, Ward GR, Sutton JR. Muscle glycogen repletion after high-intensity intermittent exercise. J Appl Physiol. 1977;42:129-32.

Mahon AD. Exercise training. In: Armstrong N, Van Mechelen W, editors. Paediatric exercise science and medicine. Oxford: Oxford University Press; 2000. pp. 201-22.

Massicotte DR, Macnab RB. Cardiorespiratory adaptations to training at specified intensities in children. Med Sci Sports. 1974;6:242-6.

McArdle WD. Exercise physiology: energy, nutrition, and human performance. Philadelphia: Lippincott Williams & Wilkins; 1996.

McManus AM, Armstrong N, Williams CA. Effect of training on the aerobic power and anaerobic performance of prepubertal girls. Acta Paediatr. 1997;86:456-9.

McManus AM, Cheng CH, Leung MP, Yung TC, Macfarlane DJ. Improving aerobic power in primary school boys: a comparison of continuous and interval training. Int J Sports Med. 2005;26:781-6.

Mero A. Power and speed training during childhood. In: Van Praagh E, editor. Pediatric Anaerobic Performance. Champaign, IL: Human Kinetics; 1998. pp. 241-67.

Monod H, Scherrer J. The work capacity of a synergic muscular group. Ergonomics. 1965;8:329-38.

Myers J, Ashley E. Dangerous curves. A perspective on exercise, lactate, and the anaerobic threshold. Chest. 1997;111:787-95.

Obert P, Mandigout M, Vinet A, Courteix D. Effect of a 13-week aerobic training programme on the maximal power developed during a force-velocity test in prepubertal boys and girls. Int J Sports Med. 2001;22:442-6.

Ozmun JC, Mikesky AE, Surburg PR. Neuromuscular adaptations following prepubescent strength training. Med Sci Sports Exerc. 1994;26:510-4.

Payne VG, Morrow JR, Jr. Exercise and VO_{2max} in children: a meta-analysis. Res Q Exerc Sport. 1993;64:305-13.

Pfeiffer R, Francis R. Effects of strength training on muscle development in prepubescent, pubescent and postpubescent males. Phys Sportsmed. 1986;14:134-43.

Pollock ML, Gaesser GA, Butcher JD, Despres J, Dishman RK, Franklin BA, et al. ACSM Position Stand: the recommended quantity of exercise for developing and maintaining cardiorespiratory and muscular fitness, and flexibility in healthy adults. Med Sci Sports Exerc. 1998;30:975-91.

Queary J, Laubach L. The effects of muscular strength/endurance training. Technique. 1992;12:9-11.

Ramsay JA, Blimkie CJ, Smith K, Garner S, MacDougall JD, Sale DG. Strength training effects in prepubescent boys. Med Sci Sports Exerc. 1990;22:605-14.

Robinson S. Experimental studies of physical fitness in relation to age. Eur J Appl Physiol. 1938;74:251-323.

Rotstein A, Dotan R, Bar-Or O, Tenenbaum G. Effect of training on anaerobic threshold, maximal aerobic power and anaerobic performance of preadolescent boys. Int J Sports Med. 1986;7:281-6.

Rowland TW. Developmental Exercise Physiology. Champaign, IL: Human Kinetics; 1996.

Russell B, Motlagh D, Ashley WW. Form follows function: how muscle shape is regulated by work. J Appl Physiol. 2000;88:1127-32.

Sailors M, Berg K. Comparison of responses to weight training in pubescent boys and men. J Sports Med. 1987;27:30-7.

Sale D, MacDougall JD. Specificity in strength training: a review for the coach and athlete. Can J Appl Sport Sci. 1980;5:87-92.

Sale D. Strength training in children. In: Gisolfi G, Lamb D, editors. Perspectives in Exercise Science and Sports Medicine. Indianapolis: Benchmark Press; 1989. pp. 165-216.

Sargeant AJ, Dolan P, Thorne A. Effects of supplementary physical activity on body composition, aerobic and anaerobic power in 13-years-old boys. In: Brinkhorst RA, Kemper HGC, Saris WH, editors. Children and exercise XI. Champaign, IL: Human Kinetics; 1985. pp. 140-50.

Sewall L, Micheli LJ. Strength training for children. J Pediatr Orthop. 1986;6:143-6.

Swain DP, Leutholtz BC. Heart rate reserve is equivalent to %$VO_{2reserve}$, not to %VO_{2MAX}. Med Sci Sports Exerc. 1997;29:410-4.

Takken T. Inspanningstests. Maarsen: Elsevier Gezondheidszorg; 2004.

Thorstensson A, Sjodin B, Karlsson J. Enzyme activities and muscle strength after 'sprint training' in man. Acta Physiol Scand. 1975;94:313-8.

Tofrey K. Responses to training. In: Armstrong N, editor. Paediatric Exercise Physiology. Philadelphia, PA: Elsevier Limited; 2007. pp. 213-35.

Vehrs PR. Strength Training in Children and Teens: Implementing safe, effective and fun programs. ACSM's Health & Fitness Journal. 2005:13-8.

Weltman A, Janney C, Rians CB, Strand K, Berg B, Tippitt S, et al. The effects of hydraulic resistance strength training in pre-pubertal males. Med Sci Sports Exerc. 1986;18:629-38.

Weltman A, Janney C, Rians CB, Strand K, Katch FI. The effects of hydraulic-resistance strength training on serum lipid levels in prepubertal boys. Am J Dis Child. 1987;141:777-80.

Williams CA, Armstrong N, Powell J. Aerobic responses of prepubertal boys to two modes of training. Br J Sports Med. 2000;34:168-73.

Zanconato S, Buchthal S, Barstow TJ, Cooper DM. 31P-magnetic resonance spectroscopy of leg muscle metabolism during exercise in children and adults. J Appl Physiol. 1993;74:2214-8.

Zanconato S, Cooper DM, Armon Y. Oxygen cost and oxygen uptake dynamics and recovery with 1 min of exercise in children and adults. J Appl Physiol. 1991;71:993-8.

6 Astma

Dr. H.J. Hulzebos

Inleiding

Astma is de meest voorkomende chronische aandoening bij kinderen jonger dan 17 jaar en wordt gekenmerkt door een ontsteking van de luchtwegen (Cyptar, 1994). Deze ontsteking bestaat uit zwelling en roodheid van de binnenwand van de luchtwegen en gaat gepaard met verhoogde slijmproductie. Daarbij treedt periodiek luchtwegobstructie op, enerzijds door de ontsteking zelf, anderzijds door de verkramping van de spiertjes in de luchtwegen. In de internationale literatuur wordt beschreven dat 5 tot 15 procent van de kinderen astma heeft (Baesli, 2000). De prevalentie van astma in Nederland, tot een leeftijd van 14 tot 15 jaar, loopt van 8 tot 16 procent voor 'piepen op de borst' en van 6 tot 14 procent voor 'kortademigheid' (Smit & Van Schayck, 2006). De symptomen komen vaker voor bij jongens dan bij meisjes. Met het toenemen van de leeftijd neemt het voorkomen van de luchtwegsymptomen af en wordt het verschil tussen jongens en meisjes kleiner. Zoals in tabel 6.1 is te zien, verschillen de verschijnselen van astma per leeftijdsperiode.

Tabel 6.1	Symptomen naar leeftijdsperiode; het eerstgenoemde symptoom staat het meest op de voorgrond, het laatstgenoemde het minst. Bron: KNGF-richtlijn Astma, 2005.
leeftijdsperiode	symptomen
zuigeling	rochelen, hoesten, zelden piepende ademhaling, (moe)
peuter/kleuter	hoesten vooral 's nachts en bij inspanning, piepende ademhaling, (moe)
schoolleeftijd	piepende ademhaling, hoesten, moe, aanvalsgewijze benauwdheid bij inspanning

Het aantal kinderen met astma stijgt de laatste jaren. De meest voor de hand liggende reden is de toegenomen hoeveelheid allergenen in de omgeving die astma bij atopische kinderen kunnen veroorzaken (Cullinan, 1994). In 1998 overleden in Nederland 12 patiënten onder de 24 jaar aan CARA/astma (Merkus, 2003).

Astmasymptomen persisteren in 30 tot 80 procent van de adolescenten (Roorda et al., 1996). Prognostische factoren die het waarschijnlijker maken dat astma persisteert of op latere leeftijd terugkomt zijn: ernstige vorm van astma op vroege kinderleeftijd, de mate van bronchiale hyperreactiviteit, ernstig gestoorde longfunctie en roken (ook passief roken) (Roorda et al., 1993). Passief roken leidt namelijk tot een grotere kans op infecties en tot een hogere frequentie van luchtwegsymptomen bij kinderen (Gezondheidsraad, 2003). Bovendien hebben meisjes die op een leeftijd van 6 tot 11 jaar overgewicht krijgen een grotere kans op het ontwikkelen van astmasymptomen en bronchiale hyperreactiviteit gedurende het begin van de adolescentie (Castro-Rodríguez et al., 2001). Met medicamenteuze behandeling en goede preventie behoren klachten tot een uitzondering en is een normaal leven mogelijk. Er is dan sprake van 'controlled' astma.

De oorzaak van astma is niet bekend. De vernauwing van de luchtwegen kan uitgelokt worden door virale infecties, allergene prikkels (zoals huisstofmijt, kat, hond en pollen), aspecifieke prikkels (zoals inspanning, vocht, rook, scherpe luchtjes en temperatuurwisselingen). Behalve de genetische factoren blijkt sensibilisatie door inhalatieallergenen de belangrijkste risicofactor voor het ontwikkelen van astma (Dirksen et al., 1998). De ernst van astmatische aanvallen kan worden ingedeeld zoals in tabel 6.2.

Tabel 6.2	Indeling van astma bij kinderen naar ernst. Bron: Duivenman, 2003.
licht	klachten minder dan 1× per maand
matig	klachten 1× per week tot 1× per maand
ernstig	klachten meer dan 1× per week

Fysiek functioneren

Astma is een van de meest voorkomende chronische aandoeningen bij kinderen en zorgt daarom voor veel ziekenhuisopnames (Jónasson et al., 2000a, 2000b). Bij kinderen beïnvloedt astma in sterke mate de mogelijkheid om te participeren binnen fysieke en sportactiviteiten. Een Amerikaans onderzoek heeft aangetoond dat ongeveer 30 procent van de kinderen met astma beperkingen ondervindt in hun dagelijks fysiek functioneren ten gevolge van hun astma (Taylor & Newacheck, 1992). De mogelijkheid om fysieke activiteiten te kunnen uitvoeren, is sterk geassocieerd met de respiratoire functies. Echter, de relatie tussen fysieke activiteiten, longaandoeningen en luchtweggevoeligheid is complex. In de eerste plaats kan een fysieke activiteit respiratoire symptomen provoceren door bijvoorbeeld inspanningsgebonden bronchoconstrictie (exercise-induced bronchoconstriction, EIB) bij kinderen die bekend zijn met astma. Ten tweede kan een afgenomen longfunctie verantwoordelijk zijn voor een verminderde inspanningstolerantie vanwege een ventilatoire limitatie. Waar een afgenomen longfunctie op zichzelf een limiterende factor kan zijn tijdens inspanning bij personen met een chronische longaandoening kan bij patiënten met astma inspanningsgebonden EIB de limiterende factor zijn, zelfs bij een normale longfunctie in rust. Daarom is het goed behandelen van EIB een eerste vereiste voor het verbeteren van de fysieke mogelijkheden van deze kinderen.

EIB is voor vele kinderen met astma de limiterende factor bij fysieke activiteiten en ontstaat bij 70 tot 80 procent van de kinderen die geen gebruik maken van anti-inflammatoire behandeling (Lee & Anderson, 1985). Het is daarom belangrijk om EIB te controleren en te behandelen volgens de International Pediatric Consensus groep (Warner & Naspitz, 1998). De mate van EIB kan bepaald worden door middel van een inspanningstest.

Het afnemen van inspanningstests bij kinderen met astma kan verschillende doeleinden dienen, namelijk:
- het stellen van een diagnose of differentiaaldiagnose;
- het in de tijd volgen en vastleggen van het ziektebeloop en
- de controle van het astma.

Omdat astma bij kinderen zo vaak voorkomt en het belang van het adequaat behandelen van EIB essentieel is, vormen inspanningstests een van de belangrijkste onderdelen van de diagnostiek bij deze aandoening.

Chronische longaandoeningen kunnen op verschillende manieren de mate van inspanningsintolerantie bewerkstelligen. Bij cystic fibrose (hoofdstuk 9) bijvoorbeeld, waarbij een verminderde longfunctie in rust op de voorgrond staat, kan de ventilatie de limiterende factor zijn tijdens inspanning. Bij andere chronische longaandoeningen kan de lichamelijke inspanning beperkt worden door bijvoorbeeld een verminderde skeletspierfunctie, zoals bij 5- tot 7-jarigen met een laag geboortegewicht (Keller et al., 2000).

Fysieke fitheid

De angst voor obstructie (EIB) kan ertoe leiden dat kinderen minder gaan bewegen c.q. sporten, met uiteindelijk een verminderde inspanningstolerantie als gevolg daarvan. De mogelijkheid bestaat dat deze kinderen niet meer mee kunnen doen met gymnastiek en fysieke inspanning gaan mijden, wat weer kan leiden tot een verdere afname van de inspanningstolerantie. Zo ontstaat een vicieuze cirkel, wat er een verklaring voor kan zijn dat veel kinderen met astma een verminderde aerobe capaciteit hebben (Fink et al., 1993; Nixon, 1996). Niet astma is verantwoordelijk voor een afname van het uithoudingsvermogen, maar waarschijnlijk de wijze waarop kinderen met astma omgaan en hoe zij hun astma beleven (Cypcar & Lemanske, 1994). Het uithoudingsvermogen van kinderen met astma kan goed zijn, mits zij goede voorlichting krijgen, gestimuleerd worden om te gaan sporten en hun medicatie goed is ingesteld.

Inspanningsastma (EIA) komt bij 50 tot 80 procent van de kinderen met astma voor (Cypcar & Lemanske, 1994). Bij kinderen met allergieën en bij kinderen zonder astma komt geen inspanningsastma voor (Custovic et al., 1994); 10 procent van de kinderen zonder achtergrond van astma heeft inspanningsastma (Nixon, 1996). Bij inspanningsastma is inspanning de uitlokkende factor voor de luchtwegvernauwing. Tijdens inspanning is er een toename van het ademminuutvolume en gaat neusademhaling na enige inspanning over in mondademhaling. Nadeel van de mondademhaling is dat de ingeademde lucht niet meer gezuiverd wordt van stofdeeltjes, noch bevochtigd en opgewarmd, waardoor het mucus in de longen vocht verliest en in temperatuur daalt. Het vochtverlies is waarschijnlijk de belangrijkste factor voor het ontstaan van inspanningsastma. Door het vochtverlies wordt het mucus hyperosmolair, wat het vrijkomen van ontstekingsfactoren induceert, een toename van de bloedstroom en contractie van het gladde spierweefsel (Cypcar & Lemanske, 1994). Hoe ernstiger astma, des te groter de kans op benauwdheid bij inspanning. Symptomen van inspanningsastma zijn: piepende ademhaling, hoesten, pijn op de borst, kortademigheid en zich oncomfortabel voelen. Deze symptomen zijn het hevigst na 5 tot 10 minuten sporten; ze verminderen na ongeveer 15 tot 30 minuten sporten. Bij de milde vorm van inspanningsastma worden de symptomen van astma sneller verward met panieksymptomen dan bij de ernstiger vorm. Bronchusobstructie kan op zich aanleiding geven tot hyperventilatie als poging tot weerstandsvermindering van de luchtwegen, zonder dat er sprake is van paniek. Maar hyperventilatiesymptomen, gecombineerd met dreiging en angst voor lichamelijke negatieve sensaties, kunnen terdege paniek oproepen. Hyperventilatie en astma hebben gemeenschappelijke symptomen en gevolgen. Het te snelle ademen zorgt voor een snelle afkoeling van de luchtwegen en het inademen van te droge lucht kan wederom bronchusobstructie veroorzaken (Lehrer et al., 2002). Bijna de helft van de kinderen met astma heeft een zogeheten refractaire periode. Dat wil zeggen dat een herhaalde inspanning binnen 1 tot 4 uur tot een minder ernstige obstructieve reactie leidt. Het mechanisme hierachter is nog niet geheel bekend.

Inspanningsonderzoek

Afhankelijk van de leeftijd van het kind en de beschikbare middelen kan er gekozen worden voor:
1 een maximale belastingstest op de loopband voor kinderen vanaf 4 jaar;
2 een maximale belastingstest op de fietsergometer bij kinderen vanaf 12 jaar;
3 een shuttle run test;
4 een 6-minuten looptest (hoofdstuk 4).

Bij al deze tests kan het kind zelf zijn benauwdheid in een score aangeven op een Borgschaal (Borg, 1982). In de KNGF-richtlijn *Astma bij kinderen* (2005) wordt de Free Running Astma Screening Test (FRAST) geadviseerd. Dit is een looptest waarbij aan het kind wordt gevraagd om gedurende 6 minuten hard te lopen. De piekstroom wordt voorafgaande aan de test gemeten en 1, 5 en 10 minuten na afloop van de test. Een afname van de piekstroom na inspanning van meer dan 15 procent duidt volgens Tsanakas et al. (1988) op inspanningsastma. Powell et al. (1996) en Carlsen et al. (2000) geven aan dat de FRAST met terughoudendheid geïnterpreteerd moet worden, omdat de test matig reproduceerbaar is en, door een slechte standaardisatie van de belasting, inspanningsastma (EIA) kan onder- of overschatten. Garcia de la Rubia et al. (1998) geven aan dat de test goed gebruikt kan worden als de belasting maar goed omschreven wordt. Ook kan vermoeidheid van invloed zijn op de hoogte van de piekstroom (Garcia de la Rubia et al., 1998).

EIA en EIB

Inspanningsastma (EIA) is een conditie met symptomen die passen bij EIA. EIB kan worden opgevat als een uiting van EIB die door longfunctie kan worden vastgelegd na een inspanningstest of fysieke activiteit. EIA en EIB kunnen op verschillende manieren worden gediagnosticeerd. De meest optimale manier is het uitvoeren van een gestandaardiseerde inspanningstest en het meten van de longfunctie voor en na de inspanning. Standaardisatie is belangrijk om het verloop van EIA in de tijd te kunnen vastleggen. EIB die is gediagnosticeerd door middel van een inspanningstest, wordt bij 70 tot 80 procent van de kinderen met astma gevonden (Lee & Anderson, 1985). Echter, door het meer en beter toepassen van anti-inflammatoire inhalatietherapie is de incidentie van EIB drastisch verminderd (Jónasson et al., 2000b).

Tests met verschillende soorten inspanning zijn gestandaardiseerd voor de diagnose van EIA en EIB door Anderson et al. (1971). Lopen provoceert EIA (EIB) bij kinderen meer dan fietsen, waarbij lopen zonder loopband een groter effect heeft dan lopen op een loopband, omdat lopen een groter beroep doet op de ventilatie (Anderson et al., 1971). Verder is 6 tot 8 minuten hardlopen provocatiever en geeft dit een grotere afname van het geforceerde uitgeblazen volume in een seconde (FEV_1) na inspanning dan hardlopen voor een kortere of langere periode (Godfrey et al., 1975). De richtlijn van de American Thoracic Society (ATS) adviseert dat kinderen zich inspannen op 80 tot 90 procent van hun maximale inspanningsvermogen, bij een relatieve luchtvochtigheid van minder dan 50 procent, en een omgevingstemperatuur van 20 tot 25 °C door te hardlopen op een loopband gedurende 6 tot 8 minuten (Crapo et al., 2000). Er is echter een duidelijk verschil aangetoond tussen de mate van EIB bij een inspanningsbelasting van 85 procent en een dergelijke belasting van 95 procent (Carlsen et al., 2000). Omdat EIB sterk afhankelijk is van de temperatuur en de luchtvochtigheidsgraad van de ingeademde lucht, kan door gebruik te maken van koude lucht (tot 20 °C) tijdens de inspanningstest de sensitiviteit voor de diagnose van EIB verhoogd worden, zonder dat de specificiteit van de test bij kinderen met astma afneemt (Carlsen et al., 1998). Een uitstekende reproduceerbaarheid voor het testen van EIB is mogelijk wanneer de test plaatsvindt onder gecontroleerde omgevingsfactoren (Henriksen, 1986). Strikte standaardisatie van deze factoren en een voldoende hoge inspanningsintensiteit zijn dus belangrijke voorwaarden voor het stellen van de diagnose. Zowel de European Respiratory Society als de ATS geven aan dat afname van 10 procent of meer van de FEV_1 na inspanning geldt als criterium voor de diagnose EIB (Crapo et al., 2000; Sterk et al., 1993).

Standaardisatie met een loopband
Voor de standaardisatie van de test kan heel goed gebruik worden gemaakt van een loopband. Zet de hellingshoek tijdens hardlopen op 5,5 procent en voer de loopsnelheid snel op, zodat binnen 2 minuten een hartslag bereikt wordt van ongeveer 95 procent van de voorspelde maximale hartslag. Houdt deze loopsnelheid vervolgens gedurende 4 tot 6 minuten vol.
Volgens de ATS-richtlijn moet de test worden uitgevoerd bij een omgevingstemperatuur van ongeveer 20 °C en een vochtigheidsgraad van 40 procent (Crapo et al., 2000). De longfunctie (FEV_1) wordt gemeten voorafgaand aan de test, meteen na de test en na 3, 6, 10, 15 en 20 minuten. Een afname van 10 procent of meer ten opzichte van de waarde voor de test wordt als criterium voor de diagnose EIB aangehouden (Crapo, 2000).

Training

Inspanningsproblemen kunnen onder ander het gevolg zijn van een verminderd activiteitenniveau. Van de kinderen met astma neemt 30 tot 60 procent niet deel aan de reguliere gymnastiekles op school (Van der Giessen et al., 2005). Deze kinderen trekken zich terug uit allerlei normale bewegingsactiviteiten, bijvoorbeeld uit angst voor benauwdheid. Hierdoor neemt de aerobe inspanningscapaciteit af, waardoor zij niet mee kunnen komen met sport, uitvallen tijdens de gymles en worden buitengesloten op het schoolplein. Zo zullen zij steeds minder plezier gaan beleven aan bewegen. Indien benauwdheid tijdens inspanning toeneemt bij een adequate inname van medicatie is het belangrijk om inzicht te geven in de relatie tussen het bewegen en de mate van dyspneu. De meeste kinderen (30-80%) vinden niet meer kunnen sporten het grootste probleem van het hebben van astma (Chadwick, 1996). In de KNGF-richtlijn zijn 5 gerandomiseerde klinische onderzoeken beschreven die het effect hebben onderzocht van sport bij kinderen met een verminderde conditie als gevolg van astma (tabel 6.3).
Uit deze onderzoeken blijkt dat verbetering van het algemene uithou-

Tabel 6.3 Overzicht van onderzoeken naar de invloed van sport op de conditie bij kinderen met astma.
Bron: Van der Giessen et al., 2005.

auteur	interventie-groep (n)	controlegroep (n)	leeftijd	interventie	uitkomstmaat
Varray et al. (1991)	7	7	9-13	zwemprogramma (3 maanden)	• verbetering inspanningstest • afname hyperventilatie
Varray et al. (1995)	9	9	9-11	zwemprogramma (3 maanden)	• afname hyperventilatie • afname gevoel van kortademigheid
Matsumo et al. (1999)	8	8	8-12	zwemprogramma (6 weken)	• toename aerobe capaciteit • geen invloed op inspanningsastma
Van Veldhoven & Vermeer (2001)	23	23	8-13	trainingsprogramma (3 maanden)	• verbetering inspanningstest • verbetering coping • geen verandering spirometrie • geen verandering inspanningsastma
Counil et al. (2003)	9	7	10-16	fietsprogramma (6 weken)	• verbetering inspanningstest • geen verandering spirometrie

dingsvermogen mogelijk is, maar dat deze verbetering niet altijd samengaat met een klinische verbetering van het inspanningsastma of de longfunctiewaarden. De Cochrane review *Physical training for asthma* (Ram et al., 2005) beschrijft de resultaten van 13 onderzoeken (455 patiënten). Fysieke training had geen nadelige effecten op de longfunctie gemeten in rust of het aantal dagen piepen. Training verbeterde de maximale zuurstofopname met 5,4 ml O_2/kg/min. (95%-betrouwbaarheidsinterval (BI) = 4,2-6,6) en de maximale ventilatie met 6,0 L/min. (95%-BI = 1,5-10,4).

Een normale inspanningstolerantie kan gepaard gaan met inspanningsastma (Thio et al., 1996). Andere niet-gerandomiseerde onderzoeken beschrijven ook een verbetering van het inspanningsvermogen met daarnaast een verminderde angst voor benauwdheid (Neder et al., 1999). In Nederland is een beweegprogramma ontwikkeld door het

Astmacentrum Heideheuvel in samenwerking met de Universiteit Utrecht (Van Veldhoven, 1998). Dit programma richt zich op de weerbaarheid en het zelfvertrouwen van het kind en de manier waarop het kind omgaat met astma. Het is van belang bewegingsactiviteiten te stimuleren en een juiste sportkeuze te adviseren. De soort en de aard van de bewegingsactiviteit zijn divers, zoals: het oefenen van basisvaardigheden, adl-gerichte activiteiten, sport en spel. Ook kan gebruik worden gemaakt van fitness, aerobics, zwemmen of bewegen in het water. De gekozen bewegingsactiviteit dient de meest adequate en specifieke prikkel te zijn voor het verbeteren, c.q. optimaliseren van het functioneren van de patiënt in het dagelijkse leven. Aandachtspunten bij de bewegingsactiviteiten zijn: een goede warming-up, adequate medicatie-inname en ademcontrole. Indien het inspanningsniveau onvoldoende is voor het functioneren ten gevolge van een afgenomen activiteitenniveau, kan door middel van duur- en/of intervaltraining het gewenste niveau van functioneren worden nagestreefd. De stappen die genomen kunnen worden ter verbetering van de inspanningstolerantie staan in figuur 6.1. Maatregelen om inspanningsastma te verminderen staan in het kader.

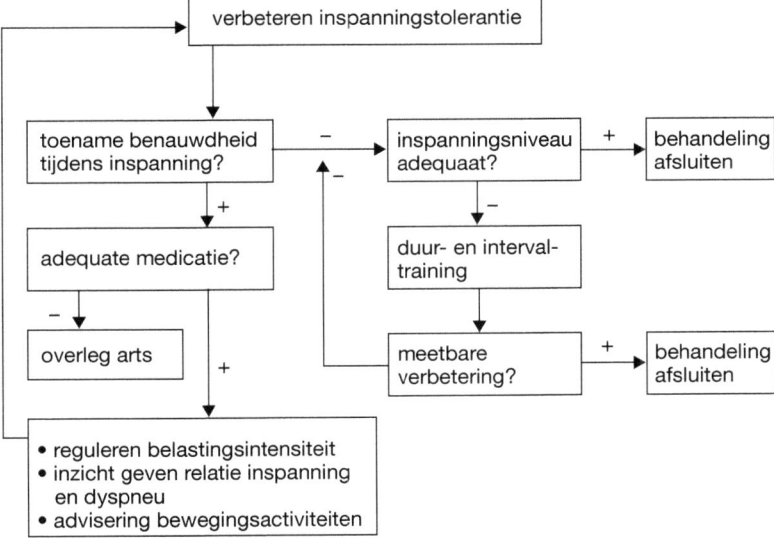

Figuur 6.1 *De stappen ter verbetering van de inspanningstolerantie bij kinderen met astma.*

> **Maatregelen om inspanningsastma te verminderen**
> - *Goede medicatie.* Deze kan voorafgaande aan de inspanning worden ingenomen.
> - *De juiste (sport)activiteiten.* In principe zijn alle sporten mogelijk. Er zijn echter laag- en hoog-provocatieve sporten c.q. activiteiten (Cypcar, 1994; tabel 6.4).
> - *Een rustige warming-up.* De tijd tussen de warming-up en de sportactiviteit kan gebruikt worden voor inhalatie van medicatie (Bisschop et al., 1999).
> - *Gebruik maken van de refractaire periode.* Dit is het geval bij een warming-up van 45 tot 60 minuten voorafgaande aan de sportactiviteit (Cypcar, 1994).
> - *Bevochtigen en opwarmen van de ingeademde lucht.* Tijdens neusademhaling wordt de lucht opgewarmd en gezuiverd. Neusademhaling dient dan ook zo lang mogelijk te worden volgehouden. Het kind kan eventueel sporten met een doekje voor de mond.
> - *'Pursed lip breathing' bij benauwdheid.* Hierbij wordt het colaberen van de luchtwegen voorkomen.
> - *Gebruik maken van het 'run-through' fenomeen.* Vijf tot 10 minuten na de start van de inspanning treedt maximale obstructie op, vaak gevolgd door geleidelijke spontane afname van de obstructie bij duuractiviteiten.

Hoe beter de conditie van het kind hoe kleiner het ademminuutvolume en hoe kleiner het verlies aan warmte en vocht van de ingeademde lucht. Daarmee neemt de kans op inspanningsastma af (Nixon, 1996). Bij inspanningsastma komen een aantal sporten in aanmerking (tabel 6.4).

Conclusie

Op basis van de gevonden literatuur is het aannemelijk dat training van kinderen met astma een verbetering geeft van het inspanningsvermogen. Om deze verbetering te bereiken, moet er ten minste 2 keer per week worden getraind, minimaal 20 minuten gedurende 3 maanden, met als voorwaarde dat bij deze training grote spiergroepen betrokken zijn. Als er na 3 maanden geen verbetering heeft plaatsgevonden, dient de training te worden beëindigd.
Bij kinderen met astma kunnen zich inspanningsproblemen ontwik-

Tabel 6.4 Sportkeuze bij inspanningsastma. Bron: Van der Giessen et al., 2005.		
laag-provocatieve sporten	• activiteiten geassocieerd met een laag ademminuutvolume	tennis, handbal, gymnastiek, karate, sprinten
	• activiteiten geassocieerd met warme vochtige lucht	zwemmen, waterpolo, duiken
hoog-provocatieve sporten	• activiteiten geassocieerd met een hoog ademminuutvolume	langeafstandslopen, fietsen op een racefiets, mountainbiken, basketbal
	• activiteiten geassocieerd met droge koude lucht	ijshockey, schaatsen, voetbal (in de winter)

kelen doordat deze kinderen, wanneer zij zich inspannen, aanvallen van benauwdheid krijgen. De therapie moet dan gericht zijn op het verbeteren van het inzicht in de relatie tussen het bewegen en de benauwdheid en het laten ervaren van de invloed van regulatie van de belasting. Daarnaast dient aandacht te worden besteed aan een adequate medicatie-inname, geleidelijke warming-up, ademcontrole (neusademhaling en 'pursed-lip-breathing').

Literatuur

Anderson SD, Silverman M, Tai E, Godfrey S. Specificity of exercise in exercise-induced asthma. Br Med J. 1971 Dec 25;4(5790):814-5.

Bisschop C de, Guenard H, Desnot P, Vergeret J. Reduction of exercise-induced asthma in children by short, repeated warm ups. Br J Sports Med. 1999 Apr;33(2):100-4.

Borg GA. Psychophysical bases of perceived exertion. Med Sci Sports Exerc. 1982;14(5): 377-81.

Carlsen KH, Engh G, Mørk M, Schrøder E. Cold air inhalation and exercise-induced bronchoconstriction in relationship to metacholine bronchial responsiveness: different patterns in asthmatic children and children with other chronic lung diseases. Respir Med. 1998 Feb;92(2):308-15.

Carlsen KH, Engh G, Mørk M. Exercise-induced bronchoconstriction depends on exercise load. Respir Med. 2000 Aug;94(8):750-5.

Castro-Rodríguez JA, Holberg CJ, Morgan WJ, Wright AL, Martinez FD. Increased incidence of asthmalike symptoms in girls who become overweight or obese during the school years. Am J Respir Crit Care Med. 2001 May;163(6):1344-9.

Chadwick S. The impact of asthma in an inner city general practice. Child Care Health Dev. 1996 May;22(3):175-86.

Counil FP, Varray A, Matecki S, Beurey A, Marchal P, Voisin M, Préfaut C. Training of aerobic and anaerobic fitness in children with asthma. J Pediatr. 2003 Feb;142(2): 179-84.

Crapo RO, Casaburi R, Coates AL, Enright PL, Hankinson JL, Irvin CG, MacIntyre NR, McKay RT, Wanger JS, Anderson SD, Cockcroft DW, Fish JE, Sterk PJ. Guidelines for methacholine and exercise challenge testing-1999. This official statement of the

American Thoracic Society was adopted by the ATS Board of Directors, July 1999. Am J Respir Crit Care Med. 2000 Jan;161(1):309-29.

Custovic A, Arifhodzic N, Robinson A, Woodcock A. Exercise testing revisited. The response to exercise in normal and atopic children. Chest. 1994 Apr;105(4):1127-32.

Cypcar D, Lemanske RF Jr. Asthma and exercise. Clin Chest Med. 1994 Jun;15(2):351-68.

Dirksen WJ, Geyer RMM, Haan M de, Koning G, Flikweert S, Kolnaar GGM. NHG-Standaard Astma bij kinderen. Huisarts en Wetenschap. 1998;41:130-43.

Duiverman EJ. Guideline 'Treating asthma in children' for pediatric pulmonologists. 2nd revised ed. II. Medical treatment. Ned Tijdschr Geneeskd. 2003 Dec 13;147(50): 2501.

Fink G, Kaye C, Blau H, Spitzer SA. Assessment of exercise capacity in asthmatic children with various degrees of activity. Pediatr Pulmonol. 1993 Jan;15(1):41-3.

Garcia de la Rubia S, Pajarón-Fernandez MJ, Sanchez-Solís M, Martinez-Gonzalez Moro I, Perez-Flores D, Pajarón-Ahumada M. Exercise-induced asthma in children: a comparative study of free and treadmill running. Ann Allergy Asthma Immunol. 1998 Mar;80(3):232-6.

Gezondheidsraad. Volksgezondheidsschade door passief roken. Den Haag: Gezondheidsraad; 2003. publicatienummer 2003/21.

Giessen LJ van der, Gulmans VAM, Lucas T, Lugt M van der, Hendris HJM. KNGF-richtlijn Astma bij kinderen. Nederlands Tijdschrift voor Fysiotherapie. 2005;5 Suppl.

Godfrey S, Silverman M, Anderson SD. The use of the treadmill for assessing exercise-induced asthma and the effect of varying the severity and duration of exercise. Pediatrics. 1975 Nov;56(5 pt-2 suppl):893-8.

Henriksen JM. Reproducibility of exercise-induced asthma in children. Allergy. 1986 Apr;41(3):225-31.

Jónasson G, Carlsen KH, Hultquist C. Low-dose budesonide improves exercise-induced bronchospasm in schoolchildren. Pediatr Allergy Immunol. 2000a May;11(2): 120-5.

Jónasson G, Lødrup Carlsen KC, Leegaard J, Carlsen KH, Mowinckel P, Halvorsen KS. Trends in hospital admissions for childhood asthma in Oslo, Norway, 1980-95. Allergy. 2000b Mar;55(3):232-9.

Keller H, Bar-Or O, Kriemler S, Ayub BV, Saigal S. Anaerobic performance in 5- to 7-year-old children of low birthweight. Med Sci Sports Exerc. 2000 Feb;32(2):278-83.

Lee TH, Anderson SD. Heterogeneity of mechanisms in exercise induced asthma. Thorax. 1985 Jul;40(7):481-7.

Lehrer P, Feldman J, Giardino N, Song HS, Schmaling K. Psychological aspects of asthma. J Consult Clin Psychol. 2002 Jun;70(3):691-711.

Matsumoto I, Araki H, Tsuda K, Odajima H, Nishima S, Higaki Y, Tanaka H, Tanaka M, Shindo M. Effects of swimming training on aerobic capacity and exercise induced bronchoconstriction in children with bronchial asthma. Thorax. 1999 Mar;54(3): 196-201.

Merkus PJFM. De medicamenteuze behandeling van astma bij kinderen. Farmacotherapie Online 2003;3:4-24.

Neder JA, Nery LE, Silva AC, Cabral AL, Fernandes AL. Short-term effects of aerobic training in the clinical management of moderate to severe asthma in children. Thorax. 1999 Mar;54(3):202-6.

Nixon PA. Role of exercise in the evaluation and management of pulmonary disease in children and youth. Med Sci Sports Exerc. 1996 Apr;28(4):414-20.

Powell CV, White RD, Primhak RA. Longitudinal study of free running exercise challenge: reproducibility. Arch Dis Child. 1996 Feb;74(2):108-14.

Ram FS, Robinson SM, Black PN, Picot J. Physical training for asthma. Cochrane Database Syst Rev. 2005 Oct 19;(4):CD001116.

Roorda RJ, Gerritsen J, Aalderen WM van, Schouten JP, Veltman JC, Weiss ST, Knol K. Risk factors for the persistence of respiratory symptoms in childhood asthma. Am Rev Respir Dis. 1993 Dec;148(6 Pt 1):1490-5.

Roorda RJ. Prognostic factors for the outcome of childhood asthma in adolescence. Thorax. 1996 Jan;51 Suppl 1:S7-12.

Smit HA, Schayck CP van. Recent changes in the prevalence of asthma in children Ned Tijdschr Geneeskd. 2006 Feb 4;150(5):233-6.

Sterk PJ, Fabbri LM, Quanjer PH, Cockcroft DW, O'Byrne PM, Anderson SD, Juniper EF, Malo JL. Airway responsiveness. Standardized challenge testing with pharmacological, physical and sensitizing stimuli in adults. Report Working Party Standardization of Lung Function Tests, European Community for Steel and Coal. Official Statement of the European Respiratory Society. Eur Respir J Suppl 1993 Mar;16:53-83.

Taylor WR, Newacheck PW. Impact of childhood asthma on health. Pediatrics. 1992 Nov;90(5):657-62.

Thio BJ, Nagelkerke AF, Ketel AG, Keeken BL van, Dankert-Roelse JE. Exercise-induced asthma and cardiovascular fitness in asthmatic children. Thorax. 1996 Feb;51(2):207-9.

Tsanakas JN, Milner RD, Bannister OM, Boon AW. Free running asthma screening test. Arch Dis Child. 1988 Mar;63(3):261-5.

Varray AL, Mercier JG, Prefaut CG. Individualized training reduces excessive exercise hyperventilation in asthmatics. Int J Rehabil Res. 1995 Dec;18(4):297-312.

Varray AL, Mercier JG, Terral CM, Prefaut CG. Individualized aerobic and high intensity training for asthmatic children in an exercise readaptation program. Is training always helpful for better adaptation to exercise? Chest. 1991 Mar;99(3):579-86.

Veldhoven NH van, Vermeer A, Bogaard JM, Hessels MG, Wijnroks L, Colland VT, Essen-Zandvliet EE van. Children with asthma and physical exercise: effects of an exercise programme. Clin Rehabil. 2001 Aug;15(4):360-70.

Veldhoven NHMJ van. Effect of physical activity in children with asthma. Bussum: Countinho; 1998.

Warner JO, Naspitz CK. Third International Pediatric Consensus statement on the management of childhood asthma. International Pediatric Asthma Consensus Group. Pediatr Pulmonol. 1998 Jan;25(1):1-17.

Cerebrale parese 7

Dr. O. Verschuren
Dr. M. van Brussel

Inleiding

Cerebrale parese (CP) is een niet-progressief klinisch syndroom dat gekenmerkt wordt door een persisterende stoornis van houding en beweging (coördinatie en spierspanning) als gevolg van een beschadiging of een pathologisch proces van de hersenen tijdens de zwangerschap of de bevalling. Deze opgetreden hersenbeschadigingen kunnen sterk variëren, waardoor het aantal aangedane spiergroepen kan verschillen. Spasticiteit is meestal een direct gevolg hiervan. Spasticiteit heeft gevolgen voor het houdings- en bewegingsapparaat. De aandoening gaat vaak gepaard met stoornissen in sensoriek, cognitie, communicatie, perceptie en/of gedrag (Bax et al., 2005). De prevalentie van CP bij kinderen is afhankelijk van de leeftijd waarop de diagnose wordt gesteld; bij het verdwijnen van de bewegingsstoornissen vervalt ook de diagnose (Nelson & Ellenberg, 1982). Voornamelijk bij de kinderen met CP zonder belaste medische voorgeschiedenis, treedt een vertraging op in het stellen van de diagnose. In de registraties van de Surveillance of Cerebral Palsy in Europe (SCPE) wordt boven de leeftijdsgrens van 5 jaar gesproken van een definitieve diagnose CP; onder deze leeftijdsgrens wordt er van de 'waarschijnlijke diagnose CP' gesproken (Cans et al., 2004). De prevalentie in Nederland is ongeveer 2 op de 1000 levend geboren kinderen (Wichers et al., 2005).
De primaire stoornis bij cerebrale parese (CP) is dus een beschadiging aan het brein, niet aan de musculoskeletale of cardiorespiratoire systemen. Toch kan de hersenbeschadiging zorgen voor secundaire schade aan deze systemen, die uiteindelijk een grotere handicap kunnen gaan vormen dan de initiële schade (Rimmer, 2001). Het wordt in toenemende mate duidelijk dat deze ongunstige secundaire schade te

voorkomen, dan wel omkeerbaar is, hoewel de mate waarin tot op heden niet goed is onderzocht.

De traditionele behandeling van CP heeft geen rekening gehouden met het verlies van spierkracht, spiermassa (atrofie) en de negatieve effecten van verminderde activiteit, en de intensiteit hiervan, op het cardiorespiratoire systeem.

De ernst van de motorische stoornissen voor de grof-motorische vaardigheden kunnen worden geclassificeerd volgens het Gross Motor Function Classification System (GMFCS) (Palisano et al., 1997); deze classificatie is ook in het Nederlands beschikbaar (Gorter et al., 2005). De GMFCS is gebaseerd op spontaan uitgevoerde bewegingen van het kind met de nadruk op zitten (rompbalans/-controle) en lopen. Het classificatiesysteem onderscheidt 5 niveaus. Voor elk niveau zijn omschrijvingen gegeven voor kinderen in verschillende leeftijdsgroepen. De GMFCS maakt gebruik van een ordinale schaal. De kinderen in niveau 1 hebben de minste belemmeringen in het staan, lopen en rennen; de kinderen in niveau 5 de ernstigste, waarbij het zichzelf voortbewegen eigenlijk niet tot de mogelijkheden behoort, zelfs niet met gebruik van hulpmiddelen.

Fysieke activiteit

In een onderzoek van Van den Berg-Emons et al. (1995) is de dagelijkse lichamelijke activiteit van kinderen met CP vergeleken met die van niet-gehandicapte leeftijdsgenoten. Hoewel de kinderen met CP relatief lichte beperkingen hadden, bleken zij onder normale dagelijkse omstandigheden significant minder actief (15%) dan de niet-gehandicapte kinderen. Uitgaande van deze resultaten adviseren de onderzoekers om de dagelijkse lichamelijke activiteit van kinderen met CP te vergroten door middel van training.

Fysieke fitheid

Diverse onderzoeken tonen aan dat kinderen met CP een verlaagde aerobe capaciteit hebben (Fernandez et al., 1990; Lundberg, 1978; Van den Berg-Emons et al., 1996). Het onderzoek van Lundberg et al. (1978) vergeleek 9 kinderen in de leeftijd van 11 en 12 jaar en 5 jongvolwassen mannen (leeftijd 19-23 jaar) met een spastische vorm van CP, met een controlegroep van gezonde leeftijdsgenoten. De resultaten van dit onderzoek laten zien dat de meerderheid van de kinderen en jongvolwassenen met CP lager scoren op hartslag, zuurstofopname per kilogram lichaamsgewicht, ventilatie per kilogram lichaamsgewicht en lactaatconcentratie in het bloed. De fysieke werkcapaciteit was ongeveer 50 procent van die van de gezonde controlegroep.

Ook de anaerobe capaciteit bij kinderen met CP is laag ten opzichte van die van gezonde leeftijdsgenoten. Parker et al. (1992) vergeleken de behaalde power zoals gemeten op de WAnT van 37 kinderen (leeftijd 6-14 jaar) met een spastische vorm van CP met die van gezonde leeftijdsgenoten. De power van de kinderen met CP was meer dan twee standaarddeviaties lager dan die van de gezonde kinderen. Dit laat zien dat deze kinderen een lage anaerobe capaciteit hebben.

Uit de literatuur blijkt verder dat kinderen met CP een laag spierkrachtniveau hebben (Van den Berg-Emons et al., 1996; Wiley & Damiano, 1998). Het verlies aan kracht speelt een grote rol bij een kind met CP. Immers, door het gebrek aan kracht zullen 'lichtere' activiteiten voor het kind al een relatief grotere krachtgeneratie vragen. Wiley et al. geven aan dat, alhoewel spierzwakte bij kinderen met CP aangetoond is in geïsoleerde spiergroepen, de omvang van de zwakte in gecombineerde spieren en de patronen van spierzwakte over gewrichten niet is gedocumenteerd. De auteurs hebben in dit onderzoek een maximaal vrijwillige contractie gemeten van 8 spiergroepen in de onderste extremiteiten bij 15 kinderen met spastische diplegie, bij 15 kinderen met een hemiplegie en bij 16 gezonde leeftijdsgenoten, met behulp van een hand-held dynamometer. Kinderen met een spastische diplegie laten lagere waarden zien dan hun gezonde leeftijdsgenoten, net als kinderen met een hemiplegie aan de aangedane kant, bij wie aan die kant ook een aantal afwijkende waarden zijn gevonden. Bij kinderen met CP is spierzwakte duidelijker in de distale spiergroepen; heupflexoren en plantaire flexoren van de enkel scoren hoger dan hun antagonisten in vergelijking met de gezonde controlegroep. De onderzoekers concluderen dat kinderen met CP een kwantificeerbare spierzwakte hebben in de onderste extremiteiten en spieronbalans over de gewrichten.

Training

Aerobe capaciteit blijkt bij kinderen met CP goed te trainen (Van den Berg-Emons et al., 1998; Verschuren et al., 2007). Een trainingsduur van ten minste 4 maanden met een frequentie van 2 aerobe trainingen per week blijkt voldoende om een toename te bewerkstelligen. Tot op heden is er bij kinderen met CP slechts één onderzoek uitgevoerd waarin het anaerobe uithoudingsvermogen is getraind (Verschuren et al., 2007). Uit dit onderzoek blijkt dat kinderen met CP trainbaar zijn op dit onderdeel van de totale fitness. De kinderen in dit onderzoek trainden twee keer per week. In een ander onderzoek is wél gekeken naar de effecten van een aeroob gericht trainingsprogramma op mogelijke effecten op het anaerobe uithoudingsvermogen (Van den Berg-Emons et al., 1998). Er werden echter geen effecten gevonden. Krachttrainingsprogramma's blijken ook effectief te zijn voor kinderen met CP (Dodd et al., 2002). Verschillen in de effecten van diverse onderzoeken blijken niet toe te schrijven te zijn aan de verschillende protocollen die zijn gebruikt. Er is veel variatie in type training, intensiteit, getrainde spiergroepen, beginniveaus en duur van de training. Het lijkt erop dat een trainingsprogramma van in ieder geval 6 weken met een frequentie van 3 trainingen per week voldoende is om de spierkracht te verbeteren.

GECOMBINEERD OEFENPROGRAMMA
Het vergemakkelijken van de algemene dagelijkse levensverrichtingen (adl) door middel van het verbeteren van de conditie en/of de coördinatie van kinderen met CP is een frequent doel binnen de fysiotherapie. Training waarin vaardigheidsspecifiek (adl en sport), bewegings- en ketenspecifiek getraind wordt, heeft de grootste relatie met het specificiteitprincipe van de training (hoofdstuk 5). Hierdoor wordt neuromusculair het meest adequaat getraind (Kwakkel, 2000; Shumway-Cook & Woolacott, 2001). Het is dus van belang dat de training van de conditie (aeroob en anaeroob) en de spierkracht in de vorm van functionele vaardigheden (bijvoorbeeld traplopen, rennen, wenden en keren en opstaan) zal plaatsvinden. Winst op deze functionele vaardigheden zal dan zowel op neurologisch als op fysiologisch niveau plaatsvinden. De adl-bewegingsvaardigheden, evenals het activiteiten- en participatieniveau van het kind met CP kunnen door een functioneel fitnessprogramma verbeteren. Tot nu toe is er maar één wetenschappelijk onderzoek bekend naar de effecten van een trainingsprogramma waarin diverse fitnessaspecten in combinatie zijn getraind (Verschuren et al., 2007). Dit fitnessprogramma, dat bestaat uit functionele oefeningen, was erop gericht om zowel de aerobe en anaerobe capaciteit, als de spierkracht bij kinderen en adolescenten met CP te verbeteren. Het programma bestond uit 8 gestandaardiseerde aerobe en 8 gestandaardiseerde anaerobe oefeningen. Dit fitnessprogramma is additioneel aangeboden naast de standaardzorg voor kinderen en adolescenten met CP (GMFCS-niveau I of II).
In een pragmatisch gerandomiseerde gecontroleerde trial zijn de effecten van dit gestandaardiseerde fitnessprogramma onderzocht op aerobe en anaerobe capaciteit, behendigheid, spierkracht, zelfwaar-

genomen competentie, grof-motorisch functioneren, participatie en gezondheidsgerelateerde kwaliteit van leven. In totaal zijn 68 kinderen met CP (leeftijd 8-17 jaar), geclassificeerd op niveau I of II van de GMFCS, geïncludeerd en at random verdeeld over een trainings- (n = 34) en een controlegroep (n = 34). De trainingsgroep trainde 8 maanden lang, tweemaal per week gedurende 45 minuten door middel van een circuittraining, bovenop het reguliere zorgprogramma. De eerste 4 maanden was de training gericht op verbetering van de aerobe capaciteit. Daarna verschoof de focus naar training van de anaerobe capaciteit. De controlegroep kreeg de reguliere zorg aangeboden. Metingen zijn in beide groepen verricht bij aanvang van de training (T0), na 4 maanden (T1) en direct na de 8 maanden training (T2). Er was tevens een follow-upmeting, met dezelfde meetinstrumenten in beide groepen, 12 maanden na T0. De primaire uitkomstmaten waren de aerobe en anaerobe capaciteit. Deze zijn onderzocht met respectievelijk de 10-m shuttle run test en de mean power zoals gemeten met de Mean Muscle Power Test (MPST). Secundaire uitkomstmaten waren: behendigheid (10×5-meter Sprint Test), spierkracht (30-seconden Herhalings Maximum), zelf-waargenomen competentie (Competentie Belevings Schaal voor Kinderen), grof-motorisch functioneren (Gross Motor Function Measure), participatieniveau (Children's Assessment of Participation and Enjoyment) en gezondheidsgerelateerde kwaliteit van leven (TACQOL-PF).

Er is een significant trainingseffect gevonden voor zowel de aerobe als de anaerobe capaciteit (figuur 7.1). Bovendien is er een significant effect gevonden voor behendigheid, spierkracht en sportvaardigheden. De intensiteit van de participatie liet eenzelfde effect zien voor de formele en de gezamenlijke activiteiten. Dit effect was ook zichtbaar voor de fysieke activiteiten (bijvoorbeeld fietsen, spelletjes doen en tuinieren) en voor de activiteiten waar vaardigheden voor nodig zijn (bijvoorbeeld zwemmen, dansen en paardrijden). Op de gezondheidsgerelateerde kwaliteit van leven is een significante vooruitgang gevonden voor de domeinen 'motoriek', 'autonomie' en 'cognitie'. Bij de follow-up bleek er een significant verschil te zijn in de uitkomstmaten. De trainingsgroep viel terug naar het niveau dat bereikt was na 4 maanden training (T1).

De conclusie van de onderzoekers was dat een 8 maanden durend fitnessprogramma dat bestaat uit functionele oefeningen de fysieke fitheid, de intensiteit van de activiteiten en de gezondheidsgerelateerde kwaliteit van leven significant kan verbeteren, wanneer dit programma wordt toegevoegd aan de standaardzorg voor kinderen met CP.

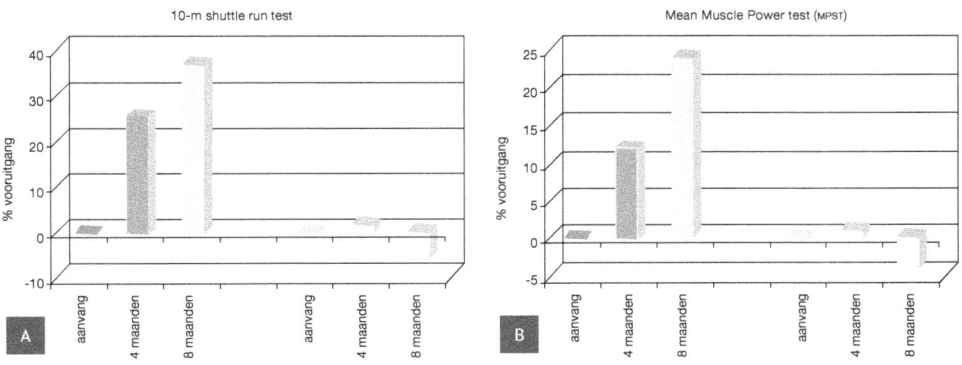

Figuur 7.1 Relatieve veranderingen in aerobe en anaerobe capaciteit na 4 en 8 maanden training (zwart: trainingsgroep; grijs: controlegroep).

Voorbeeld uit het trainingsprogramma van Verschuren et al.
Les 2
1 **Inleiding** (duur: ± 5 minuten)
  Laat de kinderen een hartslagmeter zien en doe deze daarna bij hen aan.
2 **Warming-up** (duur: ± 5 minuten)
  De kinderen nemen onder leiding deel aan de warming-up.
  Inleiding: 'Iedere les starten we met een goede warming-up. Zowel voor je spieren als voor je hart en longen is dit van belang. De eerste les doen we de warming-up samen.'
  (Inlopen)
  Arrangement: Gehele zaal, kinderen op een rij, naast elkaar, op de korte zijde van de zaal.
  - 1e voorstel: 'We gaan allemaal tegelijk joggen naar de overkant en terug. Vervolgens wandelen we een baantje.'
  - 2e voorstel: 'We huppelen twee baantjes en wandelen daarna een baantje.'
  - 3e voorstel: 'We sprinten een baantje en wandelen terug.'
  - 4e voorstel: 'We joggen drie baantjes en wandelen terug.'
3 **Conditiegedeelte**
  Intensiteit: hartslag minimaal 60-70% van maximaal
  Aantal herhalingen: 5
  Aantal series: 1
  Arbeid/rustverhouding: 1:1 (actieve rust; wandelen)

Duur: ± 35 minuten. 5×3 minuten (per kind 5×3 minuten activiteit en 5×3 minuten rust) en wisseltijd.
Doel: verhogen van het aerobe uithoudingsvermogen
Actie: circuitparcours met 5 stations uitzetten
Spel: De kinderen helpen met het uitzetten van het parcours. Hierna worden er tweetallen gevormd.
Setting: hele gymzaal.
Leervoorstel:

Oefening A
Materiaal: 10 blokjes; 1 bank
'Ren naar voren en stap over de bank. Tik een blokje om. Ren terug, stap over de bank en tik een blokje om. Tel het aantal blokjes dat wordt omgegooid.'
Het kind dat niet actief bezig is, zorgt dat de blokjes weer rechtgezet worden.
Vul de score in op de scorekaart.

Oefening B
Materiaal: 5 pilonen, 1 doel, 1 bal
Totale afstand: 10-12 meter
'Start bij de eerste pilon en slalom naar de bal toe. Als je bij de bal bent aangekomen schiet je deze op doel. De keeper [= nietactieve kind] probeert de bal tegen te houden en legt deze terug op de aftrapplaats. De 'schutter' rent terug en begint weer te slalommen.'
Tel het aantal keren dat de bal op doel wordt geschoten (dus niet alleen de doelpunten). Vul de score in op de scorekaart.

FITT-factoren voor kinderen met CP
Frequentie: minimaal 2× per week
Intensiteit: aerobe trainingsdeel: 60-80% HF_{max}; anaerobe trainingsdeel: maximaal
Tijd: minimaal 45 minuten bovenop regulier zorgprogramma
Type: aerobe en anaerobe oefeningen (opbouw training door toename tijdsduur per oefening) in circuittraining

Naar: Verschuren et al., 2007.

Contra-indicaties voor training

Voor de training van kinderen met CP gelden geen specifieke contra-indicaties. De contra-indicaties zijn vergelijkbaar met die van gezonde kinderen (hartproblemen, inspanningsastma, koorts, osteoporose enzovoort).

Conclusie

Functionele fitnesstraining bij kinderen met CP zou het activiteiten- en participatieniveau positief kunnen beïnvloeden. Interventieonderzoek is nodig om de effecten van combinatieprogramma's verder te bestuderen.

Literatuur

Bax M, Goldstein M, Rosenbaum P, Leviton A, Paneth N, Dan B, et al. Proposed definition and classification of cerebral palsy. Dev Med Child Neurol. 2005;47:571-6.

Berg-Emons HJG van den, Saris WHM, Barbanson DC de, Westerterp KR, Huson A, Baak MA van. Daily physical activity of schoolchildren with spastic diplegia and of healthy control subjects. J Pediatr. 1995;127:578-84.

Berg-Emons RJ van den, Baak MA van, Barbanson DC de, Speth L, Saris WH. Reliability of tests to determine peak aerobic power, anaerobic power and isokinetic muscle strength in children with cerebral palsy. Dev Med Child Neurol. 1996;38: 1117-25.

Berg-Emons RJ van den, Baak MA van, Speth L, Saris WH. Physical training of school children with spastic cerebral palsy: effects on daily activity, fat mass and fitness. Int J Rehabil Res. 1998;21:179-94.

Cans C, Surman G, McManus V, Coghlan D, Hensey O, Johnson A. Cerebral palsy registries. Semin Pediatr Neurol. 2004;11:18-23.

Dodd KJ, Taylor NF, Damiano DL. A systematic review of the effectiveness of strength-training programs for people with cerebral palsy. Arch Phys Med Rehabil. 2002;83: 1157-64.

Fernandez JE, Pitetti KH, Betzen MT. Physiological capacities of individuals with cerebral palsy. Human Factors. 1990;32:457-66.

Gorter JW, Boonacker CWB, Ketelaar M. Rubriek 'Meten in de praktijk'. Gross Motor Function Classification System (GMFCS). Nederlands Tijdschrift voor Fysiotherapie. 2005;115:116.

Kwakkel G, Gorter JW. Centraal Neurologische aandoeningen. In: Empelen R van, Nijhuis-van der Sanden R, Hartman A, editors. Kinderfysiotherapie. Maarssen: Elsevier Gezondheidszorg; 2000. pp. 401-27.

Lundberg A. Maximal aerobic capacity of young people with spastic cerebral palsy. Dev Med Child Neurol. 1978;20:205-10.

Nelson K, Ellenberg JH. Children who 'Outgrew' Cerebral Palsy. Pediatrics. 1982;69: 529-36.

Palisano RJ, Rosenbaum P, Walter S. The development and reliability of a system to classify gross motor function in children with cerebral palsy. Dev Med Child Neurol. 1997;39:214-23.

Parker DF, Carriere L, Hebestreit H, Bar-Or O. Anaerobic endurance and peak muscle power in children with spastic cerebral palsy. Am J Dis Child. 1992;146:1069-73.

Rimmer JH. Physical fitness levels of persons with cerebral palsy. Dev Med Child Neurol. 2001;43:208-12.

Shumway-Cook A, Woolacott MH. Motor control Theory and Practical Applications. 2nd ed. Baltimore: Williams & Wilkins; 2001.

Verschuren O, Ketelaar M, Gorter JW, Helders PJM, Uiterwaal CSPM, Takken T. Exercise Training Program in Children and Adolescents With Cerebral Palsy: a randomized controlled trial. Arch Pediatr Adolesc Med. 2007;161:1075-81.

Wichers MJ, Odding E, Stam HJ, Nieuwenhuizen O van. Clinical presentation, associated disorders and aetiological moments in Cerebral Palsy: a Dutch population-based study. Disabil Rehabil. 2005;27:583-9.

Wiley ME, Damiano DL. Lower-extremity strength profiles in spastic cerebral palsy. Dev Med Child Neurol. 1998;40:100-7.

8 Chronischevermoeidheidssyndroom (CVS)

Dr. T. Takken

Inleiding

De diagnose chronischevermoeidheidssyndroom (CVS) wordt gesteld indien mensen extreem vermoeid zijn, deze vermoeidheid minimaal 6 maanden aanwezig is, niet vermindert door bedrust en wanneer het nodig is het activiteitenpatroon te verminderen tot 50 procent van het niveau van voor de ziekte. Daarnaast moeten 4 van de volgende symptomen aanwezig zijn: verminderd geheugen of concentratiestoornissen, pijnlijke keel, gevoelige klieren, spier- en gewrichtspijn, hoofdpijn, overmatige hoeveelheid slaap en slaap die niet tot uitrusten leidt. CVS heeft een prevalentie van 0,04 tot 0,5 procent, komt in alle lagen van de bevolking voor, met name bij vrouwen. Ondanks de vele onderzoeken is de achterliggende oorzaak van CVS nog steeds onbekend. Een belangrijk discussiepunt hierbij is of de vermoeidheid die iemand ervaart, wordt veroorzaakt door een afwijking of wordt veroorzaakt doordat iemand minder actief is, waardoor sprake is van deconditionering (Wagenmakers, 1999).
Vanuit historisch perspectief wordt CVS geassocieerd met immunologische afwijkingen. Hoewel er geen specifieke veroorzaker voor CVS is geïdentificeerd, zijn er wel gegeneraliseerde immunologische afwijkingen bij patiënten met CVS geconstateerd. Daarnaast ontwikkelt de ziekte zich bij sommige patiënten spontaan en snel, wat op een virale infectie zou kunnen wijzen.
Hoewel er bewijzen zijn gevonden voor verminderde bloedtoevoer naar de spieren van CVS-patiënten, zijn onderzoekers het er niet over eens of de CVS-patiënten tevens een afwijkend spiermetabolisme hebben. Daarbij komt dat de bloedtoevoer naar de spieren, de mate van zuurstofextractie uit het bloed en de capillaire dichtheid afhankelijk zijn van de mate van getraindheid. Verder is er een associatie tussen hypotensie en vermoeidheid gevonden (Lucas et al., 2004;

Rowe & Calkins, 1998); de fysiologie hierachter is niet volledig bekend. Een mogelijke verklaring zou een daling van het plasmavolume kunnen zijn vanwege de deconditionering (Farquhar et al., 2002). Er zijn verschillende methoden ontwikkeld voor de behandeling van CVS-patiënten. Zowel cognitieve gedragstherapie als 'graded exercise therapy' leiden tot goede resultaten. Op de lange termijn hebben patiënten die het meest intensief zijn behandeld de beste prognose.

VERMOEIDHEID
Het belangrijkste kenmerk van CVS ligt in de naam besloten, vermoeidheid. Vermoeidheid is een relatief begrip en men spreekt zowel over lichamelijke als geestelijke vermoeidheid. Een stukje wandelen kan net zo vermoeiend zijn als een hele dag skiën. Daarbij is de vermoeidheid die men bij een bepaalde activiteit voelt niet voor iedereen gelijk. De berggids heeft veel minder moeite met de bergwandeling dan de toerist.
Vermoeidheid is lastig te meten. Om een indicatie te krijgen van de vermoeidheid die een persoon voelt of heeft ervaren, wordt vaak gebruik gemaakt van vragenlijsten. Een voorbeeld hiervan is de *Checklist Individual Strength* (CIS-20) *vragenlijst* (Vercoulen et al., 1999), die vraagt naar de vermoeidheid van de voorgaande 2 weken. Om een indicatie te hebben van iemands ervaring wat betreft de zwaarte van een geleverde inspanning, wordt veelal gebruik gemaakt van de Borgschaal, een schaal die vergelijkbaar is met de CIS-20 (Borg, 1982).

FYSIEKE ACTIVITEITEN VAN CVS-PATIËNTEN
Uit een onderzoek naar het beweeggedrag van patiënten met CVS blijkt dat deze groep patiënten aanzienlijk minder beweegt dan een op leeftijd en geslacht gematchte gezonde controlegroep (Vercoulen et al., 1997). De CVS-patiënten bleken qua fysieke activiteiten vergelijkbaar met patiënten met multipele sclerose. Echter, de CVS-patiënten voerden minder activiteiten uit waarvan zij dáchten dat deze verhoogde vermoeidheid opleverden (Vercoulen et al., 1997). Bovendien was de hoeveelheid fysieke activiteiten bij de CVS-patiënten gerelateerd aan de vermoeidheid.
Bij kinderen en jongeren met CVS werd een relatie gevonden tussen de VO_{2piek} en de hoeveelheid dagelijkse activiteiten (Takken et al., 2007). Verder viel op dat veel patiënten een erg sedentaire levensstijl hadden (veel computeren, tv-kijken en bellen). Dus ook kinderen en jongeren leiden een inactief bestaan dat gerelateerd is aan de fitheid.

DECONDITIONERING
De oorzaken van de reductie in VO_{2piek} ten gevolge van bedrust en die ten gevolge van veroudering verschillen (McGuire et al., 2001). Na 3 weken bedrust is de afname in VO_{2piek} vooral een gevolg van een afname in hartminuutvolume ('cardiac output'). Het hartminuutvolume wordt bepaald door het slagvolume van het hart, vermenigvuldigd met de hartfrequentie. De maximale hartfrequentie en het arterioveneus zuurstofverschil nemen niet af als gevolg van bedrust. Beide stijgen zelfs een beetje. Dus na 3 weken bedrust is de afname in VO_{2piek} vooral een gevolg van een afname van het slagvolume van het hart ('cardiac deconditioning'). Door training is het wel mogelijk het slagvolume van het hart te vergroten. De duur van bedrust en de conditie van de patiënt voorafgaande aan de periode van inactiviteit zijn bepalend voor de mate waarin de aerobe capaciteit afneemt.

Bij kinderen is zeer weinig onderzoek gedaan naar het effect van bedrust op de aerobe capaciteit. Toch neemt ook bij kinderen, na een lange periode van inactiviteit, de aerobe capaciteit af (Rowland, 1994). Deze afname is echter minder groot dan bij volwassenen, maar men is van mening dat hetzelfde fysiologische mechanisme eraan ten grondslag ligt als bij volwassenen (namelijk afname in hartminuutvolume). De verklaring voor de minder sterke daling is dat de VO_{2piek} bij kinderen nog volop in ontwikkeling is als gevolg van groei (Rowland, 1994).

Voor patiënten met het CVS is het van belang de negatieve spiraal van inspanningsvermindering te doorbreken en langzaam hun conditie weer op te bouwen.

Aerobe capaciteit van CVS-patiënten

Uit verschillende onderzoeken bij volwassenen blijkt dat patiënten met CVS tijdens een oplopende inspanningstest lager score in aerobe capaciteit dan een sedentaire controlegroep (De Becker et al., 2000; Fulcher & White, 2000; Inbar et al., 2001; Riley et al., 1990; Vannes et al., 2003). Dit wordt tegengesproken door Sargent et al., die geen verschil in VO_{2piek} constateren tussen die van CVS-patiënten en die van een controlegroep (Sargent et al., 2002). Verder vonden Sisto et al. (1996) een laag-normale VO_{2piek} bij volwassen vrouwen met CVS. De VO_{2piek} van de patiënten die voldeden aan 'criteria voor maximale inspanning' blijkt in dit onderzoek 98 procent van wat was voorspeld, wat vrijwel normaal is (Sisto et al., 1996).

Sommige patiënten klagen echter over een toename van de symptomen na inspanning en geven dit als reden om minder te gaan bewegen

(Vercoulen et al., 1997; Van der Werf et al., 2000). De beperkte levensstijl die hierdoor ontstaat, levert volgens sommige onderzoekers een bijdrage aan de vermoeidheid (Silver et al., 2002).
In een recent onderzoek bij 20 kinderen met CVS (12 meisjes en 8 jongens) met een gemiddelde leeftijd van 14,9 ($\pm$ 3,7) jaar zijn de inspanningscapaciteit, de spierkracht en de fysieke activiteiten onderzocht (Takken et al., 2007). Het bleek dat kinderen en jongeren met CVS een laag-normale maximale VO_{2piek} hadden en een laag-normale maximale belasting, behaald tijdens een maximale inspanningstest (W_{piek}), ten opzichte van leeftijds- en geslachtsspecifieke referentiewaarden. De $VO_{2piek/kg}$ was significant verlaagd bij de patiënten, alsmede de hartslag en de bloeddruk aan het einde van de inspanningstest. De spierkracht van CVS-patiënten was normaal in vergelijking met de referentiewaarden.

GEDRAGSINTERVENTIES
Aanbevelingen voor gedragsinterventies kunnen de suggestie wekken dat CVS een psychologische ziekte is. De oorzaak van een ziekte kan echter niet afgeleid worden uit de effectiviteit van een bepaalde behandelwijze. Onderzoek laat zien dat patiënten met CVS minder bewegen, omdat zij bang zijn voor een toename van de klachten na inspanning (Silver et al., 2002). Hierdoor gaan zij steeds minder bewegen, waardoor zij in een negatieve spiraal terecht komen. De conditie verslechtert aanzienlijk en de patiënten worden steeds meer beperkt in hun activiteiten, terwijl de oorzaak of de aanleiding van de ziekte allang verdwenen kan zijn. Het is dus van belang om de patiënten weer aan het bewegen te krijgen, wat kan door middel van therapie, waarin zij leren omgaan met hun angst voor bewegen. De fobie voor bewegen wordt echter tegengesproken door CVS-patiënten zonder comorbide psychiatrische aandoeningen (Gallagher et al., 2005).
Tot nu toe zijn er twee effectieve behandelmethoden beschreven: 'graded exercise therapy' (GET) en 'cognitive behavioral therapy' (CBT) (Prins et al., 2006). GET is een therapievorm waarbij patiënten gedurende een aantal weken een trainingsprogramma meekrijgen en uitvoeren. Er wordt geen of minimale educatie gegeven over het belang van bewegen en er wordt tevens weinig tot geen uitleg gegeven over de symptomen en angsten tijdens bewegen met CVS. Bij CBT krijgen patiënten deze uitleg wél. Deze therapievorm probeert een gedragsverandering te bewerkstelligen door middel van educatie. Patiënten worden wel gestimuleerd om meer activiteiten te ontwikke-

len, maar moeten hiervoor zelf het initiatief nemen. Er bestaan ook vele combinaties van beide behandelmethoden.

Het effect van gedragsinterventies bij volwassenen

Het effect van GET bij volwassenen met CVS is onderzocht (Fulcher & White, 1997; Wallman et al., 2004). Een deel (30%) van de volwassen patiënten met CVS blijkt baat te hebben bij GET (Fulcher & White, 1997; White & Fulcher, 2000). Wallman et al. (2004) onderzochten de fysiologische, psychologische en cognitieve effecten van 12 weken gedoseerde inspanning bij 61 patiënten in de leeftijd van 16 tot 74 jaar. De inspanning duurde aanvankelijk 5 tot 15 minuten met een intensiteit die was gebaseerd op de gemiddelde hartslag van de submaximale inspanningstest. Patiënten moesten om de dag inspanning leveren en werden eens in de 14 dagen gebeld om te vragen hoe het ging. Uit dit onderzoek is naar voren gekomen dat gedoseerde inspanning bij CVS-patiënten leidt tot een significante verbetering van het maximale vermogen ($W_{max/kg}$) en een positieve invloed heeft op psychologisch welbevinden en cognitieve functie (Wallman et al., 2004).

Het effect van gedragsinterventie bij kinderen

Omdat de vermoeidheidsklachten bij kinderen met CVS met name 'centraal' gemedieerd lijken (lage bloeddruk, autonome disregulatie enzovoort) en niet worden veroorzaakt door een verminderd inspanningsvermogen (VO_{2piek}), moeten interventies bij kinderen en jongeren met CVS, met name liggen op het gebied van coping en levensstijl. Tot op heden is er nog geen effect van GET bij kinderen en jongeren met CVS beschreven. De praktische aanbevelingen voor 'fysieke interventies' hierna komen voort uit ervaringen die zijn opgedaan in bovengenoemde onderzoeken bij volwassenen (Wallman et al., 2005).

FITT-factoren voor GET voor patiënten met CVS
Frequentie: 5-7 dagen per week
Intensiteit: begin heel erg licht (50% van HF_{max}); langzame progressie (stapjes van 5%)
Tijd: 5-10 minuten per dag, langzaam opbouwen
Type: aerobe activiteiten (wandelen, fietsen, zwemmen)

Praktische aanbevelingen voor GET bij patiënten met CVS
rustige opbouw

> focus op activiteiten, niet op vermoeidheid
> bijhouden beweegdagboek
> hartslagmeter gebruiken ('preventie overbelasting')
> opbouwen van beweegritme (zo veel mogelijk op vaste dagen en vaste tijdstippen)
> bewegen op 'goede dagen'
> verschillende activiteiten naar keuze met lage intensiteit (onder andere zwemmen, fietsen, lopen)
>
> Naar: Fulcher & White, 1997.

Conclusie

Kinderen en jongeren met CVS hebben een laag-normale VO_{2piek} en een laag-normale maximale belasting (W_{piek}) in vergelijking met leeftijdsgenoten. Ervaring bij volwassen CVS-patiënten laat zien dat een deel van de patiënten herstelt na een graded activity programma. Op basis van de ervaringen van volwassenen zijn praktische aanbevelingen gegeven voor de behandeling van kinderen.

Literatuur

Becker P de, Roekens J, Reynders M, McGregor N, Meirleir K de. Exercise capacity in chronic fatigue syndrome. Arch Intern Med. 2000;160:3270-7.

Borg GA. Psychophysical bases of perceived exertion. Med Sci Sports Exerc. 1982;14:377-81.

Farquhar WB, Hunt BE, Taylor A, Darling SE, Freeman R. Blood volume and its relation to peak O_2 consumption and physical activity in patients with chronic fatigue. Am J Physiol. 2002;282:H66-72.

Fulcher K, White P. Strength and physiological response to exercise in patients with chronic fatigue syndrome. J Neurol Neurosurg Psychiatry. 2000;69:302-7.

Fulcher KY, White PD. Randomised controlled trial of graded exercise in patients with the chronic fatigue syndrome. BMJ. 1997;314:1647.

Gallagher AM, Coldricka AR, Hedgeb B, Weir WRC, White PD. Is the chronic fatigue syndrome an exercise phobia? A case control study. J Psychosom Res 2005;58:367-73.

Inbar O, Dlin R, Rotstein A, Whipp B. Physiological responses to incremental exercise in patients with chronic fatigue syndrome. Med Sci Sports Exerc. 2001;33:1463-70.

Lucas KE, Rowe PC, Coresh J, Klag MJ, Meoni LA, Ford DE. Prospective association between hypotension and idiopathic chronic fatigue. J Hypertens. 2004;22:691-5.

McGuire DK, Levine BD, Williamson JW, Snell PG, Blomqvist CG, Saltin B, et al. A 30-year follow-up of the Dallas Bedrest and Training Study: II. Effect of age on cardiovascular adaptation to exercise training. Circulation. 2001;104:1358-66.

Prins JB, Meer JW van der, Bleijenberg G. Chronic fatigue syndrome. Lancet. 2006;367: 346-55.

Riley M, O'Brien C, McCluskey D, Bell N, Nicholls D. Aerobic capacity in patients with chronic fatigue syndrome. BMJ. 1990;301:953-6.

Rowe PC, Calkins H. Neurally mediated hypotension and chronic fatigue syndrome. Am J Med. 1998;105:15S-21S.

Rowland TW. Effect of prolonged inactivity on aerobic fitness of children. J Sports Med Phys Fitness. 1994;34:147-55.

Sargent C, Scroop G, Nemeth P, Burnet R, Buckley J. Maximal oxygen uptake and lactate metabolism are normal in chronic fatigue syndrome. Med Sci Sports Exe. 2002;34:51-6.

Silver A, Haeney M, Vijayadurai P, Wilks D, Pattrick M, Main C. The role of fear of physical movement and activity in chronic fatigue syndrome. J Psychos Res. 2002;52: 485-93.

Sisto S, LaManca J, Cordere D, Bergen M, Ellis S, Drastal S, et al. Metabolic and cardiovascular effects of a progressive exercise test in patients with chronic fatigue syndrome. Am J Med. 1996;100:634-40.

Takken T, Henneken TN, Putte EM van de, Helders PJ, Engelbert RH. Exercise testing in children and adolescents with Chronic Fatigue Syndrome. Int J Sport Med. 2007; 28:580-4.

Vannes J, Snell C, Strayer D, Dempsey L, Stevens S. Subclassifying chronic fatigue syndrome through exercise testing. Med Sci Sports Exerc. 2003;35:908-13.

Vercoulen J, Alberts M, Bleijenberg G. De checklist individual strength (CIS). Gedragstherapie. 1999;32:131-6.

Vercoulen J, Bazelmans E, Swanink C, Fennis J, Galama J, Jongen P, et al. Physical activity in chronic fatigue syndrome: assessment and its role in fatigue. J Psychiat Res. 1997;31:661-73.

Wagenmakers AJ. Chronic fatigue syndrome: the physiology of people on the low end of the spectrum of physical activity? Clin Sci (Lond). 1999;97:611-3.

Wallman K, Morton A, Goodman C, Grove R, Guilfoyle A. Randomised controlled trial of graded exercise in chronic fatigue syndrome. Med J Aust. 2004;180:444-8.

Wallman KE, Morton AR, Goodman C, Grove R. Exercise prescription for individuals with chronic fatigue syndrome. Med J Aust. 2005;183:142-3.

Werf S van der, Prins J, Vercoulen J, Meer J van der, Bleijenberg G. Identifying physical activity patterns in chronic fatigue syndrome using actigraphic assesment. J Psychos Res. 2000;49:373-9.

White P, Fulcher K. Benefits of exercise therapy. Phys Ther. 2000;80:115.

Inspanning bij patiënten met cystic fibrose (CF)

9

Dr. H.J. Hulzebos

Inleiding

Cystic fibrose (CF) is een autosomaal recessief erfelijke ziekte met een progressief beloop en beperkte levensverwachting. De geschatte incidentie in Nederland is 1:4750; de mediane leeftijd van overleving voor patiënten met CF is door verbeterde behandeling gestegen tot rond de 40 jaar (Slieker et al., 2005). De afwijking, in een gedeelte van het erfelijke materiaal (DNA) in de lichaamscellen, is verantwoordelijk voor de verminderde toevoeging van water aan lichaamsvloeistoffen die in de klieren met een directe of indirecte afvoergang naar de buitenwereld worden gemaakt. Het gaat hier om: zweet, slijm in de luchtwegen en in de keel- en neusholte, verteringssappen in de darmen en in de alvleesklier en gal en om slijm in voortplantingsorganen. Deze vloeistoffen zijn bij personen met CF meestal taai en/of dik ('taaislijmziekte') en hebben een andere samenstelling dan bij personen zonder CF. Het zweet bij patiënten met CF smaakt ook erg zout en een zweettest is een van de manieren om de diagnose CF te stellen. Bij kinderen staan meestal de problemen van de luchtwegen en spijsverteringsorganen op de voorgrond waardoor de volgende problemen kunnen ontstaan:
- luchtweginfecties (bronchitis, pneumonie);
- slechte vertering van voedsel en daardoor een minder goede opname van voedingsmiddelen, vooral van vetten; bij baby's is er meestal sprake van een duidelijke groeistoornis, voor oudere kinderen en volwassenen is het vaak lastig om op gewicht te blijven;
- op lange termijn verbindweefseling van de alvleesklier, waardoor suikerziekte (diabetes mellitus) kan ontstaan;
- andere (veel voorkomende) complicaties:
  - neusverstoppingen, neuspoliepen en bijholteontsteking;

- verminderde vruchtbaarheid bij vrouwen en onvruchtbaarheid bij mannen;
- verbindweefseling van de lever (levercirrose).

Bij een gecompliceerde aandoening als CF is een goede samenwerking tussen de verschillende behandelaars zeer belangrijk. Enkele ziekenhuizen hebben zich om die reden gespecialiseerd tot CF-centrum. Daar zijn artsen, verpleegkundigen, fysiotherapeuten, diëtisten, psychologen, maatschappelijk werkers en andere hulpverleners gespecialiseerd in de diagnostiek en behandeling van CF. De Nederlandse Cystic Fibrosis Stichting (NCFS) pleit er dan ook voor dat CF-patiënten mede vanuit een CF-centrum worden begeleid.
Gelukkig verbeteren de behandelingsmogelijkheden voor personen met CF voortdurend. Het voorkomen en bestrijden van luchtweginfecties, het bevorderen van een goede voedingstoestand en algehele conditie zijn heden ten dage belangrijke pijlers van de behandeling. In dit hoofdstuk richten we ons op limiterende factoren tijdens inspanning en de stand van zaken ten aanzien van de trainingsmogelijkheden bij patiënten met CF.

Inspanningstolerantie

Bij CF-patiënten is er een relatie tussen de aerobe capaciteit (VO_{2max}) enerzijds en de prognose en de overleving anderzijds: hoe hoger de VO_{2max}, hoe beter de prognose en hoe langer de overleving (Nixon et al., 1992; Hebestreit et al., 2006). Als kind en adolescent blijken CF-patiënten 'at risk' voor verminderde inspanningstolerantie (Pianosi et al., 2005). Enerzijds kan dit risico ontstaan door een gestoorde gaswisseling op longniveau, een verstoord spiermetabolisme en een verhoogde ademarbeid, anderzijds kan een sedentaire levensstijl aanleiding geven tot lagere aerobe fitheid. Vaak zijn benauwdheidsklachten, chronisch hoesten en moeheid beperkende factoren bij inspanning en deelname aan sportactiviteiten (Hussey et al., 2002; Boucher et al., 1997; De Meer et al., 1999; Britto et al., 2000; Nixon et al., 2001). Een inspanningstest is een belangrijke indicator voor het vaststellen van de impact van de ziekte en voor het volgen van het klinisch beloop (Rogers et al., 2003).
De gouden standaard voor het testen van de inspanningscapaciteit is de maximale inspanningstest met ademgasanalyse (hoofdstuk 4). Bij deze test wordt de VO_{2piek} gemeten tijdens een test met oplopende belasting totdat uitputting van de patiënt volgt. Deze laboratoriumtest wordt alleen afgenomen in centra waar men de beschikking heeft over

gespecialiseerd(e) apparatuur en personeel. Een veldtest kan eenvoudiger worden afgenomen en kan, afhankelijk van de test, een goede predictor zijn voor de inspanningscapaciteit (Salvadurai et al., 2003). Gebruikte veldtests bij patiënten met CF zijn onder meer de (gemodificeerde) shuttle (wandel)test en de 6-minuten wandeltest (Takken, 2007).

Om de limiterende factor(en) tijdens inspanning te objectiveren wordt binnen het CF-centrum Utrecht gebruik gemaakt van een 'symptom-limited' inspanningstest met ademgasanalyse. Kinderen jonger dan 12 jaar worden getest op de loopband (halve Bruce Test), kinderen van 12 jaar en ouder met behulp van het Godfrey Protocol (hoofdstuk 4). Door middel van onderstaand schema (figuur 9.1) kan aan de hand van de uitslagen van de inspanningstest een onderscheid gemaakt worden tussen een ventilatoire beperking, een cardiale beperking en/of een musculaire (perifere) beperking.

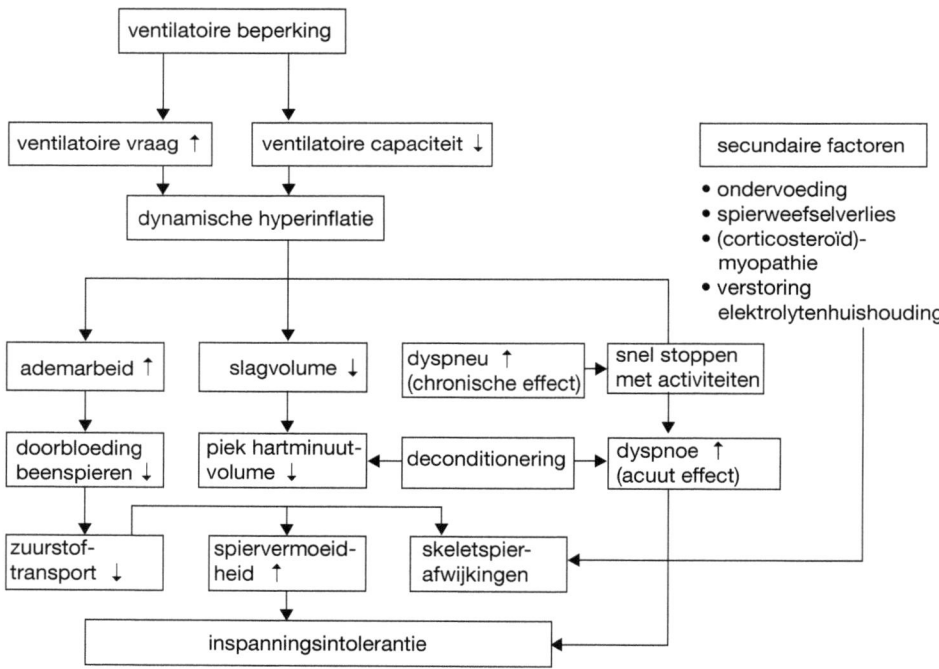

Figuur 9.1 *Schematische weergave van de belangrijkste fysiologische mechanismen bij inspanningsintolerantie. De primaire limiterende factor bij inspanning en de relatieve bijdrage van elke factor varieert per patiënt. Bron: Butcher & Jones, 2006.*

Ventilatoire beperking

Een ventilatoire beperking heeft direct consequenties voor het metabolisme tijdens inspanning: er is namelijk een groter ademminuutvolume (VE) nodig om te voldoen aan de grotere alveolaire ventilatiebehoefte in die situatie. Deze toegenomen ventilatie wordt primair veroorzaakt door een toename in de fysiologische dode ruimte, wat resulteert in een ventilatie/perfusiemismatch (Hart et al., 2002). Deze mismatch resulteert in een verminderde ventilatoire efficiëntie die geobjectiveerd kan worden aan de hand van een hogere VE/VO$_2$ of VE$_{belasting}$. Personen met een ventilatoire beperking verhogen in eerste instantie al snel hun ademteugvolume (Vt) tot bijna het niveau van het geforceerde expiratoire volume in een seconde FEV$_1$ (forced expiratory volume in 1 second = éénsecondewaarde) (Thin et al., 2004; Coats et al., 1988; Regnis et al., 1996; Keochkerian et al., 2005). De grootste toename in ventilatie, die later optreedt, is een disproportionele toename van de ademfrequentie (Coats et al., 1988). Omdat de maximale ademfrequentie slechts een fractie hoger is dan normaal en er tegelijkertijd sprake is van een duidelijke afname van het ademteugvolume, is het overall effect een afname van het ademminuutvolume. Het klassieke gezichtspunt van een ventilatoire beperking bij inspanning is een combinatie van een verminderde ventilatoire capaciteit (VE$_{piek}$) en een toename van de ventilatoire behoefte. Dit betekent dat tijdens inspanning de toename in de ventilatie tekortschiet; er wordt niet voldaan aan de metabole behoefte.

De ventilatoire capaciteit wordt gemeten met behulp van de maximaal vrijwillige ventilatie (MVV) of kan geschat worden door de FEV$_1$ te vermenigvuldigen met 35 of 40 (Stein et al., 2003). Hoe dichter de VE$_{piek}$ de MVV benadert, hoe groter de kans op een ventilatoire beperking. Nadeel van de geschatte MVV (FEV$_1$ × 35 of 40) is dat de longfunctie (FEV$_1$) gemeten in rust een slechte correlatie heeft met het adempatroon tijdens inspanning (Stein et al., 2003). Er zijn ook andere maten beschreven die beter geschikt zouden zijn voor het meten van een ventilatoire beperking. Een van deze maten is de inspiratoire capaciteit tijdens inspanning (O'Donnell, 2001). De inspiratoire capaciteit is een makkelijke en niet-invasieve manier voor het bepalen van de mate van dynamische hyperinflatie. Dynamische hyperinflatie beïnvloedt in grote mate de ventilatie, de inspiratoire spierfunctie en de cardiale functie. Als de ventilatie toeneemt, neemt ook het eindexpiratoire longvolume toe (dynamische hyperinflatie), wat leidt tot afvlakking of vermindering van de toename van het ademteugvolume. Zoals bekend neemt de totale longcapaciteit (TLC) tijdens inspanning niet toe. Het ademteugvolume kan dan ook alleen maar toenemen tot het door de inspiratoire capaciteit toegelaten volume. Er is een sterke mate van samenhang tussen de mate van dynamische hyperinflatie en de mate van inspanningsintolerantie, zowel bij submaximale als bij maximale inspanning (Regnis et al., 1996; Keochkerian et al., 2005; Alison et al., 1998). Verder is dynamische hyperinflatie geassocieerd met een toename van dyspneusensaties en een toename van de ademarbeid tijdens inspanning (Regnis et al., 1996; Hayot et al., 1997).

Cardiale beperking

Bij CF-patiënten is nog weinig onderzoek gedaan naar een verminderd hartminuutvolume ('cardiac output') als primaire oorzaak van een verminderde inspanningscapaciteit. Wel is in het onderzoek van Pianosi & Pelech (1996) een verminderd slagvolume gevonden bij CF-patiënten dat niet verklaard kon worden door de voedingstoestand of de longfunctie. Een afname van het hartminuutvolume gaat gepaard met een afname van het inspanningsvermogen, en wordt meestal gekenmerkt door een toename van dyspneuklachten, ventilatoire beperking of vermoeidheid.

Perifere beperking

Onderzoek heeft aangetoond dat ook de skeletspierfunctie een beperkende factor kan zijn tijdens inspanning bij CF-patiënten (De Meer et al., 1999; Pinet et al., 2003). De volgende veranderingen in de skeletspierfunctie zijn beschreven:
- een afname van de spiermassa, de spierkracht, het spieruithoudingsvermogen, de capillaire dichtheid en de oxidatieve enzymcapaciteit;
- een relatieve afname van het aantal (oxidatieve) type-I-spiervezels;
- een relatieve toename van het aantal type-II-spiervezels.

Het netto-effect van al deze veranderingen is het sneller inschakelen van het anaerobe metabolisme, met als gevolg een vroeg optredende stijging van de lactaatconcentratie in het bloed tijdens laag-intensieve inspanning, die gepaard gaat met een duidelijke afname van de anaerobe drempel (Lands et al., 1992; Moorcroft et al., 2005, Shah et al., 1998). Er zijn ook aanwijzingen dat spierkracht is geassocieerd met inspanningstolerantie en dat training van de skeletspierfunctie het inspanningsvermogen kan verbeteren (Hussey et al., 2002). Het gebruik van luchtwegverwijders (waarbij de FEV$_1$ toeneemt en dus ook de mogelijkheid voor het vergroten van de ventilatie) geeft niet automatisch een verbetering van de inspanningscapaciteit. Bij een maximaal uitputtende inspanning kan de vermoeidheid in de beenspieren op de voorgrond staan en de limiterende factor zijn. Deze bevindingen laten zien dat de veranderingen in de skeletspierfunctie, als gevolg van een combinatie van deconditionering, spieratrofie, ondervoeding, hypoxemie, of verstoring van de elektrolytenbalans, kunnen bijdragen aan een verminderde inspanningscapaciteit bij bepaalde patiënten (Lands et al., 1992).

Trainingsinterventies

Uit een prospectief onderzoek van Schneiderman-Walker et al. (2000) blijkt het verval in longfunctie bij kinderen met CF in de interventiegroep (3 keer per week minimaal 20 minuten niet-gesuperviseerd aerobe inspanningsactiviteiten verrichten gedurende 3 jaar) kleiner is dan in de controlegroep. Deze uitkomst is een belangrijke aanwijzing voor de invloed van een trainingsinterventie op het beloop van de ziekte in termen van longfunctie.
Niet alleen in een klachtenvrije fase is training zinvol; Selvadurai et al. (2003) lieten in hun onderzoek de effecten zien van een trainingsinterventie bij kinderen met CF met een pulmonale exacerbatie die opgenomen waren in een ziekenhuis. De kinderen die een aerobe training kregen, bleken winst te behalen op VO$_{2piek}$ en hoger te scoren op een kwaliteit-van-levenschaal. De kinderen die een spierkrachtprogramma kregen bleken vooral winst te behalen op kracht, longfunctie en gewicht. Het interessantste van dit onderzoek is echter dat de auteurs gegevens hadden verzameld over het activiteitenniveau van de kinderen voor de ziekenhuisopname en dat de metingen doorliepen tot een maand na ontslag. Bij de kinderen in de interventiegroepen bleken, een maand na ontslag, de winst in VO$_{2piek}$ en spierkracht deels behouden te zijn en het activiteitenniveau hoger te liggen dan voor de pulmonale exacerbatie het geval was geweest. Bij de kinderen in de controlegroep, aan wie geen training was aangeboden, bleken de VO$_{2piek}$ en de spierkracht trendmatig verslechterd te zijn tijdens de opname en was het activiteitenniveau een maand na opname lager dan tijdens een stabiele periode vóór de pulmonale exacerbatie. Inspanningstraining kan dus een aanvulling zijn, zowel tijdens een stabiele fase als tijdens een pulmonale exacerbatie met een ziekenhuisopname. In geval van koorts is training echter te allen tijde gecontra-indiceerd.

> **Bepalen van een inspanningsrisicoprofiel**
> Voordat een trainingsadvies gegeven kan worden is het belangrijk om via een inspanningsonderzoek een inspanningsrisicoprofiel te bepalen (Rogers et al., 2003):
> - Wat zijn de capaciteiten van het kind in een stabiele fase?
> - Is er sprake van desaturatie?
> - Speelt vermoeidheid of benauwdheid een beperkende rol?
> - Is er sprake van bronchopulmonale reactiviteit?
> - Is er nog ventilatoire reserve bij (sub)maximale inspanning?

Een trainingsprogramma kan ingezet worden om betere conditionele voorwaarden te scheppen voor activiteiten in het dagelijks leven. Kinderen die voor het eerst naar de middelbare school gaan, krijgen bijvoorbeeld te maken met veranderde omstandigheden, zoals zware boekentassen, lange(re) afstanden met de fiets naar school, veel trappen lopen. Een trainingsprogramma kan dan afgestemd worden op de eisen die gesteld zullen gaan worden aan het kind. Wanneer de fysieke capaciteiten en de trainingsvoorwaarden structureel beperkt zijn, is het belangrijk draaglast en -kracht beter op elkaar af te stemmen, het activiteitenniveau aan te passen of aan voorzieningen te denken, zoals een fiets met elektrische ondersteuning of dubbele schoolboeken voor thuis en op school.

Wanneer de longfunctie verder achteruitgaat, kan ook de aerobe capaciteit minder worden (Shah et al., 1998). Extra zuurstoftoediening kan dan nodig zijn tijdens de training. In een onderzoek van McKone et al. (2005) bleek dat zuurstoftoediening tijdens submaximale inspanningsactiviteit tot betere prestaties leidt (inspanningsduur) bij een kleine groep patiënten met CF met matige tot ernstige longfunctieafwijkingen. Uit een onderzoek van Klijn et al. (2003) bleek echter dat er bij een slechtere longfunctie een relatief betere anaerobe prestatie geleverd wordt. Interessant is de vraag of dit fysiologisch adaptatiemechanisme gerespecteerd dient te worden en of training dan een meer anaeroob karakter dient te hebben, overeenkomstig de dagelijkse realiteit bij kinderen met een slechtere longfunctie.

Training

Bij kinderen met CF wordt het vaststellen van de inspanningstolerantie algemeen beschouwd als een vast onderdeel van de follow-up (Kaplan et al., 1991) en inspanningstraining meestal als vast onderdeel van de behandeling (Bradley & Moran, 2003). Er is veel onderzoek verricht naar de effecten van training van patiënten met CF, echter vaak onderzoeken met kleine patiëntenaantallen, waarbij gekeken werd naar de kortetermijneffecten. Nog altijd heerst in de praktijk veel onduidelijkheid over het omgaan met de problemen rond inspanningsintolerantie bij CF.

Hieronder volgen enkele overwegingen op basis van wetenschappelijk onderzoek, zoals samengevat in de *Conceptrichtlijn Cystic Fibrosis* (Kwaliteitsinstituut voor de gezondheidszorg CBO, 2007) en vanuit ervaringen uit de praktijk.

TRAININGSINTENSITEIT

Omdat veel patiënten met CF tijdens een maximale inspanningstest niet hun maximale hartfrequentie (Hf_{piek}) en/of maximale zuurstofopnamevermogen (VO_{2piek}) bereiken, omdat zij al eerder moeten stoppen vanwege vermoeidheid in de benen of klachten van kortademigheid, is het bepalen van de trainingsintensiteit op basis het standaard gehanteerde percentage van de Hf_{piek} of VO_{2piek} niet aan te raden. De trainingsintensiteit die wordt aanbevolen in de richtlijnen van de American College of Sports Medicine (1998), 50 tot 80 procent van de VO_{2piek}, kan dan een onderbelasting geven voor de desbetreffende persoon en dus niet resulteren in een optimaal fysiologisch trainingseffect. De American Thoracic Society (Nici et al., 2006) adviseert ook een trainingsintensiteit van 60 tot 80 procent van de VO_{2piek} en geeft aan dat in klinische situaties, de hartfrequentie en de mate van dyspneu ook kan dienen als maat voor de trainingsintensiteit. Laursen & Jenkins (2002) adviseren om bij patiënten die genoemde trainingsintensiteit niet lang genoeg kunnen volhouden intervaltraining toe te passen met afwisselend belastingsperiodes van voldoende hoge intensiteit en (relatieve) rustperiodes van 2 tot 3 minuten met activiteiten van lage intensiteit, om daarmee een grotere adaptatie van perifere spierfunctie te bewerkstelligen. Het voordeel van intervaltraining is dat op een hogere intensiteit getraind kan worden met minder cardiorespiratoire belasting. Intervaltraining zorgt voor een toename van zowel de anaerobe als aerobe enzymactiviteit, wat correspondeert met een relatieve toename van type-I-spiervezels en een relatieve afname van type-IIb-spiervezels. Deze veranderingen resulteren in een algehele toename van de oxidatieve capaciteit die overeenkomt met de toename van een continu trainingsprogramma, echter met een veel kleinere cardiorespiratoire belasting (Laursen & Jebkins, 2002). Ook uit het onderzoek van Klijn et al. (2004) bij kinderen met CF bleek een gesuperviseerde anaerobe training gedurende 3 maanden (2× per week 20 min. trainen met oefeningen van 30-45 sec.) zowel de anaerobe als de aerobe prestatie te verbeteren.

Een duurtrainingsprogramma is alleen effectief als de spierkracht van de patiënt binnen de grenzen van normaal ligt, namelijk $\geq$ 2 SD onder normaal (figuur 5.6). Als de spierfunctie de limiterende factor is, kan in eerste instantie beter worden overgestapt op een krachttrainingsprogramma, waarbij er relatief veel herhalingen worden uitgevoerd (20-30 herhalingen per set) met een lichte belasting (60% van het 1-herhalingsmaximum; het gewicht waarbij de oefening maximaal eenmaal herhaald kan worden). De aantal herhalingen kan daarna langzaam dalen tot 13 tot 15 herhalingen bij een hogere belasting (75% van het 1-herhalingsmaximum). Het blijkt dat bij kinderen 13 tot 15 herhalingen bij een belasting van 75 procent van het 1-herhalingsmaximum effectiever zijn dan minder herhalingen bij een hogere belasting (Faigenbaum et al., 1999).

Wanneer de patiënt tijdens de training gemakkelijk een intensiteit van 60 procent van de hartfrequentiereserve volbrengt kan er overgeschakeld worden op intensievere training in de vorm van intervaltraining of anaerobe training (Klijn et al., 2004). Bij deze trainingsvorm worden zeer intensive activiteiten (20-30 sec. maximale sprintjes) afgewisseld met rustperioden (60-90 sec.). Uit onderzoek van Klijn et al. (2004) is gebleken dat een anaeroob trainingsprogramma bij kinderen met CF significant positieve effecten heeft op zowel het anaerobe als het aerobe inspanningsvermogen en de gezondheidsgerelateerde kwaliteit van leven. Ook de benadering van Meyer et al., (1997) is in dit opzicht interessant. Deze onderzoeksgroep ontwikkelde een inspanningstest voor patiënten met hartfalen om de dynamische spierkracht en de anaerobe capaciteit van de beenspieren te bepalen, de 'maximal short time exercise capacity' (MSTEC). Dit gebeurt met een 'steep ramp test' waarbij na 3 minuten onbelast fietsen op een fietsergometer (warming-up) de belasting elke 10 seconden met 25 W wordt verhoogd, totdat de persoon de pedalen niet meer rond kan krijgen. De intensiteit van de intervaltraining wordt vervolgens op 50 procent van de piekbelasting (50% van de MSTEC) ingesteld gedurende 30 sec., afgewisseld met een relatieve onbelaste fase van 60 sec. op 15 W. Dit wordt in totaal 10 keer uitgevoerd (totale trainingstijd: 15 min.).

Verder is het aannemelijk dat voedingstoestand en spiermassa invloed uitoefenen op het (an)aerobe uithoudingsvermogen (Shah et al., 2002; Klijn et al., 2003; Marcotte et al., 1986). Inspanningstraining kan dan ook niet los gezien worden van deze twee aspecten. Daarnaast zullen er voldoende voorwaarden aanwezig moeten zijn om winst in inspanningstolerantie te verwachten zonder dat nadelige bijwerkingen optreden. Aangezien patiënten met CF in de regel een verhoogde energiebehoefte hebben, is aanvullende voeding mogelijk geïndiceerd. Inspanningstraining is deel geworden van de behandeling bij CF. Uit onderzoek blijkt dat het moeilijk is om inspanningstraining jarenlang vol te houden (Gulmans et al., 1999; Prasad & Cerny, 2003). De kans op slagen is groter wanneer inspanningsactiviteiten kunnen worden ondernomen die het kind leuk vindt (zoals bij een reguliere sportclub). Mocht een kind niet mee kunnen komen en dreigt het af te haken, dan is aangepaste sport een optie of is training op individuele basis zinvol. Daarbij moet in acht worden genomen dat de training goed afgestemd wordt op de capaciteiten van het kind (niet te licht of te zwaar trainen), dat deze zo veel mogelijk het dagelijks functioneren dient en dat ouders of vriendjes bij de training betrokken worden. Er valt te overwegen om trainingsvormen in periodes aan te bieden, dus niet continu, waarbij het kind 'rustpauzes' heeft van bijvoorbeeld een maand. Diverse onderzoeken laten zien dat trainingseffecten niet volledig verdwijnen na een korte periode zonder formele training (Salvadurai et al., 2003; Klijn et al., 2004). De kans dat na elke trainingsvrije periode winst wordt behaald is groot, en kan motivatieverhogend werken.

FITT-factoren voor kinderen met cystic fibrose
Frequentie: 2-3 keer per week
Intensiteit: > 50% HRR of $VO_{2reserve}$ bij cardiorespiratoire beperking; $\geq$ 50% W_{peak} bij perifere beperking; borgscore 12-14
Type training: intensieve intervaltraining met 30-45 seconden arbeid en 1-3 min. 'relatieve' rust
Tijd: totale tijd per sessie 20-45 minuten

Opmerking: altijd saturatie monitoren (> 95%)

HRR = hartslagreserve; SpO2 = zuurstofsaturatie.

Conclusie

Onderzoek naar inspanningsintolerantie geeft veel informatie over de impact van de ziekte en het beloop ervan op de fysieke competenties van het kind en is een belangrijk onderdeel in de kinderfysiotherapeutische diagnostiek. Inspanningstraining is een aanvulling op de behandeling bij CF wanneer winst te verwachten valt, trainingsvoorwaarden aanwezig zijn en geen nadelige bijwerkingen verwacht worden. Het type inspanningstraining en de intensiteit van de training moeten afgestemd worden op de pulmonale status, de voedingstoestand, het niveau van beperkingen en participatie, maar zeker ook op de preferenties van het kind. Overleg met behandelaars van een CF-centrum wordt sterk aangeraden.

Literatuur

Alison JA, Regnis JA, Donnelly PM, Adams RD, Sullivan CE, Bye PT. End-expiratory lung volume during arm and leg exercise in normal subjects and patients with cystic fibrosis. Am J Respir Crit Care Med. 1998 Nov;158(5 Pt 1):1450-8.

American College of Sports Medicine Position Stand. The recommended quantity and quality of exercise for developing and maintaining cardiorespiratory and muscular fitness, and flexibility in healthy adults. Review. Med Sci Sports Exerc. 1998 Jun; 30(6):975-91.

Boucher GP, Lands LC, Hay JA, Hornby L. Activity levels and the relationship to lung function and nutritional status in children with cystic fibrosis. Am J Phys Med Rehabil. 1997 Jul-Aug;76(4):311-5.

Bradley J, Moran F. Physical training for Cystic Fibrosis (Cochrane Review). The Cochrane Library 2003;(4):1-19.

Britto MT, Garrett JM, Konrad TR, Majure JM, Leigh MW. Comparison of physical activity in adolescents with Cystic Fibrosis versus age-matched controls. Pediatr Pulmonol. 2000; 30:86-91.

Butcher SJ, Jones RL. The impact of exercise training intensity on change in physiological function in patients with chronic obstructive pulmonary disease. Review. Sports Med. 2006;36(4):307-25.

Faigenbaum AD, Westcott WL, Loud RL, Long C. The effects of different resistance training protocols on muscular strength and endurance development in children. Pediatrics. 1999; 104:e5.

Gulmans VAM, Meer K de, Brackel HJL, Faber JAJ, Berger R, Helders PJM. Outpatient exercise training in children with Cystic Fibrosis: physiological effects, perceived competence, and acceptability. Pediatr Pulmonol. 1999; 28:39-46.

Hart N, Polkey MI, Clément A, Boulé M, Moxham J, Lofaso F, Fauroux B. Changes in pulmonary mechanics with increasing disease severity in children and young adults with cystic fibrosis. Am J Respir Crit Care Med. 2002 Jul 1;166(1):61-6.

Hayot M, Guillaumont S, Ramonatxo M, Voisin M, Préfaut C. Determinants of the tension-time index of inspiratory muscles in children with cystic fibrosis. Pediatr Pulmonol. 1997 May;23(5):336-43.

Hebestreit H, Kieser S, Rüdiger S, Schenk T, Junge S, Hebestreit A, Ballmann M, Posselt HG, Kriemler S. Physical activity is independently related to aerobic capacity in cystic fibrosis. Eur Respir J. 2006 Oct;28(4):734-9. Epub 2006 Jun 28.

Hussey J, Gormley J, Leen G, Greally P. Peripheral muscle strength in young males with cystic fibrosis. J Cyst Fibros. 2002 Sep;1(3):116-21.

Kaplan TA, Zebranek JD, McKey RM. Use of exercise in the management of cystic fibrosis. Pediatr Pulmonol. 1991; 10:205-7.

Keochkerian D, Chlif M, Delanaud S, Gauthier R, Maingourd Y, Ahmaidi S. Timing and driving components of the breathing strategy in children with cystic fibrosis during exercise. Pediatr Pulmonol. 2005 Nov;40(5):449-56.

Klijn PH, Oudshoorn A, Ent CK van de, Net J van der, Kimpen JL, Helders PJM. Effects of anaerobic training in children with Cystic Fibrosis: a randomized controlled study. Chest. 2004;125(4):1299-1305.

Klijn PH, Terheggen-Lagro SW, Ent CK van de, Net J van der, Kimpen JL, Helders PJM. Anaerobic exercise in pediatric cystic fibrosis. Pediatr Pulmonol. 2003; 36(3):223-9.

Kwaliteitsinstituut voor de gezondheidszorg CBO. Conceptrichtlijn Diagnostiek en Behandeling Cystic Fibrosis 2007. Utrecht: Kwaliteitsinstituut voor de gezondheidszorg CBO. pp. 1-249.

Lands LC, Heigenhauser GJ, Jones NL. Analysis of factors limiting maximal exercise performance in cystic fibrosis. Clin Sci (Lond). 1992 Oct;83(4):391-7.

Laursen PB, Jenkins DG. The scientific basis for high-intensity interval training: optimising training programmes and maximising performance in highly trained endurance athletes. Review. Sports Med. 2002;32(1):53-73.

Marcotte JE, Canny GJ, Grisdale R, Desmond K, Corey M, Zinman R, et al. Effects of nutritional status on exercise performance in advanced cystic fibrosis. Chest. 1986; 90(3):375-9.

McKone EF, Barry SC, FitzGerald MX, Gallagher CG. The role of supplemental oxygen during submaximal exercise in patients with. Eur Respir J. 2002;20:134-42.

Meer K de, Gulmans VAM, Laag J van der. Peripheral muscle weakness and exercise capacity in children with cystic fibrosis. Am J Respir Crit Care Med. 1999; 159:748-54.

Meyer K, Samek L, Schwaibold M, Westbrook S, Hajric R, Beneke R, Lehmann M, Roskamm H. Interval training in patients with severe chronic heart failure: analysis and recommendations for exercise procedures. Med Sci Sports Exerc. 1997 Mar; 29(3):306-12.

Moorcroft AJ, Dodd ME, Morris J, Webb AK. Symptoms, lactate and exercise limitation at peak cycle ergometry in adults with cystic fibrosis. Eur Respir J. 2005 Jun;25(6): 1050-6.

Nici L, Donner C, Wouters E, Zuwallack R, Ambrosino N, Bourbeau J, Carone M, Celli B, Engelen M, Fahy B, Garvey C, Goldstein R, Gosselink R, Lareau S, MacIntyre N, Maltais F, Morgan M, O'Donnell D, Prefault C, Reardon J, Rochester C, Schols A, Singh S, Troosters T; ATS/ERS Pulmonary Rehabilitation Writing Committee. American Thoracic Society/European Respiratory Society statement on pulmonary rehabilitation. Am J Respir Crit Care Med. 2006 Jun 15;173(12):1390-413.

Nixon PA, Orenstein DM, Kelsey SF, Doershuk CF. The prognostic value of exercise testing in patients with cystic fibrosis. N Engl J Med. 1992; 327:1785-8.

Nixon PA, Orenstein DM, Kelsey SF. Habitual physical activity in children and adolescents with cystic fibrosis. Med Sci Sports Exerc. 2001; 33(1):30-5.

O'Donnell DE. Ventilatory limitations in chronic obstructive pulmonary disease. Review. Med Sci Sports Exerc. 2001 Jul;33(7 Suppl):S647-55.

Pianosi P, Leblanc J, Almudevar A. Peak oxygen uptake and mortality in children with cystic fibrosis. Thorax. 2005; 60(1):50-4.

Pianosi P, Pelech A. Stroke volume during exercise in cystic fibrosis. Am J Respir Crit Care Med. 1996 Mar;153(3):1105-9.

Pinet C, Cassart M, Scillia P, Lamotte M, Knoop C, Casimir G, Mélot C, Estenne M. Function and bulk of respiratory and limb muscles in patients with cystic fibrosis. Am J Respir Crit Care Med. 2003 Oct 15;168(8):989-94. Epub 2003 Jun 26.

Prasad A, Cerny FJ. Factors that influence adherence to exercise and their effectiveness: application to cystic fibrosis. Pediatr Pulmonol. 2003.

Regnis JA, Donnelly PM, Robinson M, Alison JA, Bye PT. Ventilatory mechanics at rest and during exercise in patients with cystic fibrosis. Am J Respir Crit Care Med. 1996 Nov;154(5):1418-25.

Rogers D, Prasad A, Doull I. Exercise testing in children with cystic fibrosis. J R Soc Med. 2003; 96(Suppl. 43):23-9.

Schneiderman-Walker J, Pollock SL, Corey M, Wilkes DD, Canny GJ, Pedder L et al. A randomized controlled trial of a 3-year home exercise program in cystic fibrosis. J Pediatr. 2000;136(3):279-80.

Selvadurai HC, Blimkie CJ, Meyers N, Mellis CM, Cooper PJ, Van Asperen PP. Randomized controlled study of in-hospital exercise training programs in children with cystic fibrosis. Pediatr Pulmonol. 2003; 33:194-200.

Selvadurai HC, Cooper PJ, Meyers N, Blimkie CJ, Smith L, Mellis CM, et al. Validation of shuttle tests in children with cystic fibrosis. Pediatr Pulmonol. 2003;35(2):133-8.

Shah AR, Gozal D, Keens TG. Determinants of aerobic and anaerobic exercise performance in cystic fibrosis. Am J Respir Crit Care Med. 1998 Apr;157(4 Pt 1):1145-50.

Slieker MG, Uiterwaal CS, Sinaasappel M, Heijerman HG, Laag J van der, Ent CK van der. Birth prevalence and survival in cystic fibrosis: a national cohort study in the Netherlands. Chest. 2005 Oct;128(4):2309-15.

Stein R, Selvadurai H, Coates A, Wilkes DL, Schneiderman-Walker J, Corey M. Determination of maximal voluntary ventilation in children with cystic fibrosis. Pediatr Pulmonol. 2003 Jun;35(6):467-71.

Takken T. Inspanningstests. Maarssen: Elsevier Gezondheidszorg; 2007.

Thin AG, Dodd JD, Gallagher CG, Fitzgerald MX, Mcloughlin P. Effect of respiratory rate on airway deadspace ventilation during exercise in cystic fibrosis. Respir Med. 2004 Nov;98(11):1063-70.

10 Diabetes mellitus

Dr. T. Takken
Dr. M. van Brussel

Inleiding

Er zijn twee typen diabetes mellitus, ofwel suikerziekte, namelijk diabetes mellitus type I, de zogenaamde insuline-afhankelijke diabetes en diabetes mellitus type II, de niet-insuline afhankelijke diabetes, vroeger ook ouderdomsdiabetes genoemd, maar omdat deze vorm van diabetes tegenwoordig ook bij kinderen en jongeren voorkomt is deze term verlaten. Type-I-diabetes wordt veroorzaakt doordat de eilandjes van Langerhans in de alvleesklier geen of onvoldoende insuline produceren. Bij type-II-diabetes maakt het lichaam wel voldoende insuline aan, maar is het lichaam ongevoelig voor insuline geworden, vaak veroorzaakt door een combinatie van inactiviteit en overgewicht.
De type-I-vorm van diabetes mellitus is een van de meest voorkomende chronische ziektes bij kinderen. De toename van het aantal personen met diabetes mellitus type II is vooral bekend als een probleem dat hoort bij de 'super-size' levensstijl van de Amerikanen. Maar dit fenomeen waait langzaam, maar heel zeker, over naar ons land; ook in Nederland is er sprake van een beangstigende toename in obesitas en type-II-diabetes onder kinderen en jongeren (Hirasing et al., 2001). Therapeuten krijgen steeds vaker kinderen verwezen met type-I- of -II-diabetes. Wat voor soort behandeling kun je bij deze patiënten toepassen en wat is de evidentie voor de effectiviteit van die behandeling? In dit hoofdstuk zal worden ingegaan op de pathofysiologische aspecten van type-I- en -II-diabetes en wordt een behandeladvies voor deze patiëntengroep voorgesteld.

Diabetes mellitus type 1

Personen met type-1-diabetes kunnen geen of te weinig lichaamseigen insuline aanmaken. Insuline is een belangrijk hormoon dat de glucoseconcentratie in het bloed verlaagt. Bij suikerziekte moet insuline ingespoten worden om de concentratie van bloedsuiker op orde te houden. Een te hoge, maar ook een te lage bloedsuikerspiegel is schadelijk voor de gezondheid. Daarom prikken diabetespatiënten zichzelf regelmatig met een apparaatje om te kunnen controleren hoe hoog of hoe laag hun bloedsuikerspiegel op dat moment is. Aan de hand daarvan moeten zij koolhydraatrijke voeding nemen (suikers) om de bloedsuikerspiegel omhoog te brengen, of een bepaalde hoeveelheid insuline toedienen om de bloedsuikerspiegel te laten dalen.

TE LAGE BLOEDSUIKERSPIEGEL

Door lichamelijke inspanning neemt de doorbloeding van de injectieplaats van insuline toe, waardoor de insuline sneller in het bloed wordt opgenomen. Dit is voor sportende kinderen lastig wanneer de insuline in de spier of onder de huid in de benen wordt geïnjecteerd. Door het toch al verhoogde glucoseverbruik en de toename van de insulinegevoeligheid van de spieren, neemt de kans op een sterke daling van de bloedsuikerspiegel toe, met als gevaarlijk gevolg een te lage bloedsuikerspiegel. Dit is te voorkomen door op tijd voldoende koolhydraten te eten (sportvoeding) of te drinken (sportdrank). In tabel 10.1 staan richtlijnen voor de koolhydraatinname, afhankelijk van de duur en de intensiteit van de inspanning en de bloedsuikerspiegel voor aanvang van het sporten.

Tabel 10.1 Maatregelen om een te lage bloedsuikerspiegel (hypoglykemie) tijdens sport te voorkomen. Bron: Heere, 2002.

duur en type inspanning	bloedglucosewaarde voor aanvang	extra koolhydraten
30 minuten of minder	< 5 mmol/l	10-15 g
lichte inspanning	> 5 mm/l	geen
30-60 minuten matige inspanning	< 5 mmol/l 5-10 mmol/l 10-16 mmol/l	30-45 g 15 g geen
1 uur of langer matige inspanning	< 5 mmol/l 5-10 mmol/l 10-16 mmol/l	45 g/uur 30-45 g/uur 15 g/uur

Een te lage bloedsuikerspiegel kan niet alleen voorkomen tijdens sporten, maar ook erna. Dit komt vaak voor. Zelfs tussen 10 tot 16 uur na de inspanning is een te lage bloedsuikerspiegel mogelijk. Dit komt omdat na het sporten de glycogeenvoorraden in spieren en lever zich herstellen, waarvoor de glucose (suiker) uit het bloed wordt gebruikt. Het is dus belangrijk voor patiënten om niet alleen tijdens, maar ook na het sporten voldoende (sport)voeding te nuttigen (Riddell et al., 1999).

TE HOGE BLOEDSUIKERSPIEGEL

Insuline is een voorwaarde om de glucose die in het bloed aanwezig is, de spieren in te krijgen, om deze tijdens inspanning te kunnen gebruiken. Bij een tekort aan insuline bestaat het risico dat tijdens inspanning de bloedsuikerspiegel te hoog wordt.

Interne processen (in de lever, door 'sportieve stress') en externe processen (inname van koolhydraatrijke voeding) zorgen ervoor dat er in het bloed veel glucose beschikbaar komt voor het gebruik in de actieve spieren. Als er vanwege een tekort aan insuline geen opname in de spieren plaatsvindt, stijgt de bloedsuikerspiegel en kunnen er grote problemen ontstaan. Insulinetoediening voor of tijdens het sporten kan dit voorkomen en is dus erg belangrijk. Als insulinetoediening uitblijft, kan een zogenaamde ketoacidose optreden, verzuring van het bloed met ketonlichamen. Een ketoacidose is te herkennen aan een vieze adem, veel plassen, zeer dorstig zijn, misselijk zijn, braken en uitdrogingsverschijnselen. Een zeer ongewenste situatie dus. Kinderen met diabetes moeten dus altijd voorafgaand aan inspanning insuline toedienen.

SPORTEN MET DIABETES MELLITUS TYPE I

Hoewel er heel wat bij komt kijken, is het voor mensen met suikerziekte mogelijk om te sporten en, mits goed ingesteld met insuline, zelfs om topsport te bedrijven. Het is echter niet altijd eenvoudig om de balans te vinden tussen insuline-inname aan de ene kant en eten en sporten aan de andere kant.

Onderzoek bij kinderen met diabetes laat zien dat deze kinderen, wanneer zij voldoende fysiek actief zijn en sporten, wat betreft conditie niet hoeven onderdoen voor gezonde kinderen (Bar-Or & Rowland, 2004). Wel is er gevonden dat kinderen met type-1-diabetes eenzelfde inspanning zwaarder ervaren dan gezonde kinderen (Riddell et al., 2000a). Dit lijkt samen te hangen met een lagere capaciteit om tijdens inspanning met behulp van zuurstof (aerobe verbranding) energie vrij te maken uit glucose, bijvoorbeeld uit sportvoeding (Riddell et al., 2000b). Hierdoor moet er meer aanspraak gemaakt worden op de anaerobe energievoorziening (Riddell et al., 2000b).

Inspanning heeft een direct effect op suikerziekte. Door inspanning wordt namelijk de insulinegevoeligheid van de spieren verhoogd, waardoor er minder insuline nodig is om de bloedsuikerspiegel te laten dalen (Dorchy et al., 1976). Deze gevoeligheid blijft 1 tot 2 dagen na de inspanning bestaan. Regelmatig sporten zorgt ervoor dat de hoeveelheid insuline die per keer tijdens sport wordt gebruikt, afneemt en daarom is regelmatig sporten en bewegen belangrijk voor kinderen met suikerziekte. Wel is het van belang goed op te blijven letten om te voorkomen dat de bloedsuikerspiegel te laag (hypoglykemie) of te hoog wordt (hyperglykemie).

Ook voor een patiënt met suikerziekte is sporten gezond. Door inspanning neemt de insulinegevoeligheid van de spieren toe, waardoor er minder insuline nodig is om de bloedsuikerspiegel onder controle te kunnen houden. Wel is er door inspanning een risico op een te lage of juist te hoge bloedsuikerspiegel. Dit kan voorkomen worden door op tijd koolhydraatrijke voeding in te nemen, ofwel insuline bij te spuiten. Belangrijk is dat een patiënt symptomen in het lichaam leert herkennen, zodat hij op basis van zijn gevoel en met behulp van metingen van de bloedsuikerspiegel, op tijd de juiste maatregelen kan nemen.

> **FITT-factoren voor kinderen met diabetes mellitus type 1**
> - Frequentie: 3-5 dagen per week (insulinegevoeligheid is ± 2 dagen)
> - Intensiteit: 40-70% VO_{2piek} (licht tot matig, vetverbranding)
> - Tijd: 30-45 minuten (langdurige inspanning kan hypoglykemie veroorzaken)
> - Type: wandelen, fietsen enzovoort
>
> *Opmerking*: Gebruik altijd insuline voorafgaand aan de inspanning en zorg altijd voor koolhydrateninname voor, tijdens en na inspanning.
>
> Er kan hypoglykemie ontstaan 10 tot 16 uur na inspanning door de resynthese van glycogeen (herstel van koolhydraatvoorraden in lichaam).

Diabetes mellitus type II

Deze vorm van diabetes leidt bij 80 procent van de patiënten tot hart- en vaatziekten. De snelle toename van obesitas en type-II-diabetes in de bevolking is vooral het gevolg van een verandering in levensstijl, met name van de reductie in voldoende fysieke activiteiten (Prentice & Jebb, 1995).
Door de doorgaans ongezonde levensstijl bij mensen met obesitas stijgt de hoeveelheid vetten in het bloed. Dit heeft een aantal kwalijke effecten die uiteindelijk resulteren in het ongevoelig worden van belangrijke organen voor insuline. De skeletspier is een dergelijk belangrijk orgaan. Insuline is een hormoon dat zorgt voor een verlaging van de glucosewaarden in het bloed. De spieren in het menselijk lichaam hebben glucose (suiker) nodig als energiebron. Deze ongevoeligheid voor insuline wordt insulineresistentie genoemd en wordt door het lichaam gecompenseerd door meer insuline aan te maken in de alvleesklier. Deze zogeheten hyperinsulinemie is mogelijk de belangrijkste veroorzaker van het metabole syndroom, dat verder uit hypertensie en hyperlipidemie bestaat. Iemand die insulineresistent is, kan glucoserijk voedsel nuttigen om de hoeveelheid bloedglucose in het bloed te laten stijgen, maar heeft ook weer meer insuline nodig om deze hoeveelheid vervolgens te verlagen. Deze manier om de bloedsuikerspiegel op peil te houden, kan geruime tijd goed gaan, maar bij 1 op de 3 obese personen falen de β-cellen (insulineproducerende cellen of Eilandjes van Langerhans) in de alvleesklier op den duur in het maken van genoeg insuline, waardoor de bloedsuikerspiegel langzaam oploopt tot waarden waarop de diagnose diabetes mellitus type II gesteld kan worden. Door gewicht te verliezen wordt het lichaam minder insulineresistent, treedt er een daling op van de bloeddruk evenals een verbetering van de hoeveelheid vetten in het bloed.
Net als bij volwassenen wordt diabetes mellitus type II bij kinderen veroorzaakt door de combinatie van insulineresistentie en het relatieve falen van de β-cellen. Veel genetische en omgevingsrisicofactoren zijn verantwoordelijk voor insulineresistentie en een gelimiteerde β-celreserve. De toename van de prevalentie van diabetes mellitus type II bij kinderen loopt echter parallel met de snelle toename van obesitas in de pediatrische populatie en weerspiegelt de bewezen afname van fysieke activiteiten bij kinderen (Harlan, 1993; Troiano & Flegal, 1998). Nog altijd hebben de meeste kinderen een type-I-vorm van diabetes mellitus, maar de afgelopen decennia neemt het aantal kinderen en adolescenten met type-II-diabetes toe. Bij type-I-diabetes maken de β-cellen in de alvleesklier onvoldoende insuline aan ten gevolge van de

uitgebreide vernietiging van deze cellen door een nog niet volledig begrepen ontstekingsproces. Bij type-II-diabetes zijn de β-cellen in voldoende mate aanwezig, maar reageert het lichaam onvoldoende op de insuline, met als gevolg een overproductie van insuline. Glucose stimuleert de β-cellen namelijk om insuline aan te maken. Een van de oorzaken, van de ongevoeligheid van de weefsels voor insuline is een ongevoeligheid van de insulinereceptor. Type-I- en -II-diabetes hebben dezelfde symptomen (onder andere dorst en polyuri), waardoor beide vormen soms moeilijk van elkaar te onderscheiden zijn. Patiënten met type-II-diabetes hebben doorgaans weinig neiging tot ketoacidose. Deze treedt op wanneer er sprake is van een tekort aan insuline en een toename van katabole, contra-regulatoire hormonen in het bloed, zoals glucagon, groeihormoon, cortisol en de catecholamines. De toenemende prevalentie van type-II-diabetes bij kinderen met overgewicht kan zorgen voor een groot toekomstig gezondheidsprobleem. Type-II-diabetes is een complexe ziekte die gepaard gaat met allerlei macro- en microvasculaire complicaties zoals hart- en vaatziekten en oog-, nier- en zenuwaandoeningen. Aangezien diabetes een progressieve chronische ziekte is, zullen deze complicaties op steeds jongere leeftijd gaan optreden. Type-II-diabetes heeft hiernaast ook een grote invloed op de levensstijl van de patiënt en beïnvloedt daarmee mogelijk de (gezondheidsgerelateerde) kwaliteit van leven. Een patiënt met type-II-diabetes moet door zijn ziekte zijn levensstijl aanpassen wat betreft dieet, beweging en inname van medicatie. Ernstig overgewicht, etnische groepering, het voorkomen van diabetes in de familie en het vrouwelijk geslacht zijn primaire risicofactoren voor type-II-diabetes. Secundaire risicofactoren zijn een hoog of laag geboortegewicht met vroeg-postnatale inhaalgroei en diabetes van de moeder bij de zwangerschap. Type-II-diabetes bij jongeren begint vaak in de puberteit. Als gevolg van hogere concentraties groeihormonen neemt namelijk de insulineresistentie toe.

Tijdens lichamelijke inspanning gebruikt de spiermassa veel energie; de stofwisseling in de spieren stijgt, waardoor voorraden triglyceriden en glycogeen verbruikt worden. Hiernaast gebruiken de spieren ook vrije vetzuren (uit het vetweefsel) en glucose uit de lever. Bij patiënten die geen diabetes hebben, zorgt de alvleesklier ervoor dat de glucosespiegel in balans blijft (normoglykemie). Hypoglykemie, een te lage glucosespiegel, is dan ook een toestand die niet vaak voorkomt bij gezonde personen. De glucosespiegel wordt voornamelijk hormonaal gereguleerd. Tijdens inspanning wordt de vroege toename van glucoseproductie vanuit de lever gestimuleerd door een daling van het plasma-insulinegehalte en de aanwezigheid van glucagon. Bij langer aanhoudende inspanning spelen de toename van glucagon en andere contra-regulatoire hormonen, zoals groeihormoon, cortisol en catecholamines, een grote rol bij het reguleren van de bloedglucosespiegel.

BEWEGEN EN INSULINEGEVOELIGHEID
Diabetespatiënten zijn de hele dag bezig met het streven naar normoglykemie. Voeding maar ook inspanning zorgt voor een verstoring van dit evenwicht. Sport en spel leveren dus risico's op, vooral bij type-1-diabetes, terwijl sport tegelijkertijd uiterst heilzaam is. Niet alleen wordt de insulinegevoeligheid groter, sporten kan ook zorgen voor een algehele en continue verlaging van de bloedsuikerspiegel (Ferguson et al., 1999). Er kan een duidelijk onderscheid worden gemaakt tussen acute effecten van inspanningen en echte trainingseffecten. Tot 2 uur na inspanning is de glucoseopname gedeeltelijk verhoogd door insulineafhankelijke mechanismen. Een eenmalige inspanning kan de insulinegevoeligheid tot meer dan 16 uur na die inspanning verhogen bij zowel gezonde personen als diabetespatiënten. Bij kinderen met diabetes kan de verhoogde insulinegevoeligheid zelfs dagen aanhouden. Fysieke training stimuleert het effect van inspanning op insulinegevoeligheid door meerdere aanpassingen in het glucosetransport en -metabolisme. Training draagt positief bij aan veranderingen van het vetmetabolisme en kan zorgen voor verbeteringen in de regulatie van glucoseafgifte uit de lever. Fysieke training en inspanning spelen dus een belangrijke rol in de behandeling van diabetes en de preventie van insulineongevoeligheid.

SPORTEN MET DIABETES MELLITUS TYPE II
Het is bekend dat bij patiënten met type-II-diabetes het hart en de bloedvaten minder elastisch worden, met als gevolg grotere stress op het hart, grotere spierbelasting, verslechterde doorbloeding en verhoogde bloeddruk. De spieren van patiënten met type-II-diabetes bevatten meer vetten dan die van gezonde personen. Door de hyperinsulinemie is de vetverbranding gedaald, met als gevolg een toename van de vetstapeling, de energieproductie is gedaald, de insulinegevoeligheid is gedaald en de opslag van koolhydraten is verminderd. De kans op hart- en vaatziekten is 80 procent verhoogd.
Een levensstijl met gezond eten en goed bewegen vermindert duidelijk de kans op het krijgen van type-II-diabetes (en vermindert tevens de kans op hart- en vaatziekten). Door krachttraining worden de snelle spiervezels getraind om zo effectief mogelijk te werken, het spierweefsel te laten toenemen en de glucoseopname te verbeteren. Duur-

training zorgt onder andere voor een betere functie van de langzame spiervezels, voor een toename van de spierdoorbloeding en de energieproductie en voor een makkelijker mobilisatie van de vetvoorraden ten behoeve van verbranding.

> **FITT-factoren voor kinderen met diabetes mellitus type II**
> - Frequentie: elke dag (minimaal 5 dagen per week)
> - Intensiteit: 50-70% VO_{2piek}
> - Tijd: 30-60 minuten per training
> - Type: fietsen, wandelen, buitenspelen
>
> Opmerking: Duurtraining is goed te combineren met krachttraining. Overleg voorafgaand aan het trainingsprogramma met een zogeheten diabetesteam. Het programma moet zijn afgestemd op de individuele patiënt.

Conclusie

Zowel voor patiënten met diabetes mellitus type I als patiënten met diabetes mellitus type II geldt dat lichamelijke activiteit een essentieel onderdeel van de behandeling is in het streven naar normoglykemie. Een levensstijl met gezond eten en fysieke inspanning op regelmatige basis draagt bij aan de (secundaire) preventie van type-II-diabetes (en de kans op hart- en vaatziekten). Een combinatie van kracht- en duurtraining geniet hierbij de voorkeur. Evenals bij kinderen met obesitas lijkt een familiegebaseerde interventie het meest succesvol bij het behouden van gewichtsverlies en een actieve levensstijl op de lange termijn.

Literatuur

Bar-Or O, Rowland T. Pediatric Exercise Medicine. From Physiologic Principles to Healthcare Application. Champaign, IL: Human Kinetics; 2004.

Dorchy H, Ego F, Baran D, Loeb H. Effect of exercise on glucose uptake in diabetic adolescents. Acta Paediatr Belg. 1976;29:83-5.

Ferguson MA, Gutin B, Le NA, Karp W, Litaker M, Humphries M, et al. Effects of exercise training and its cessation on components of the insulin resistance syndrome in obese children. Int J Obes Relat Metab Disord. 1999;23:889-95.

Harlan WR. Epidemiology of childhood obesity. A national perspective. Ann N Y Acad Sci. 1993;699:1-5.

Heere LP. Sport en inspanning. Modern Medicine. 2002;8:49-54.

Hirasing RA, Fredriks AM, Buuren S van, Verloove-Vanhorick SP, Wit JM. Toegenomen prevalentie van overgewicht en obesitas bij Nederlandse kinderen en signalering daarvan aan de hand van internationale normen en nieuwe referentiediagrammen. Ned Tijdschr Geneeskd. 2001;145:1303-8.

Prentice AM, Jebb SA. Obesity in Britain: gluttony or sloth? BMJ. 1995;311:437-9.

Riddell MC, Bar-Or O, Ayub BV, Calvert RE, Heigenhauser GJ. Glucose ingestion matched with total carbohydrate utilization attenuates hypoglycemia during exercise in adolescents with IDDM. Int J Sport Nutr. 1999;9:24-34.

Riddell MC, Bar-Or O, Gerstein HC, Heigenhauser GJ. Perceived exertion with glucose ingestion in adolescent males with IDDM. Med Sci Sports Exerc. 2000a;32:167-73.

Riddell MC, Bar-Or O, Hollidge-Horvat M, Schwarcz HP, Heigenhauser GJ. Glucose ingestion and substrate utilization during exercise in boys with IDDM. J Appl Physiol 2000b;88:1239-46.

Troiano RP, Flegal KM. Overweight children and adolescents: description, epidemiology, and demographics. Pediatrics. 1998;101:497-504.

Hartaandoeningen   11

Dr. T. Takken
Dr. H.J. Hulzebos

Inleiding

De operatieve behandeling van kinderen met een aangeboren hartafwijking is erop gericht een zo normaal mogelijke hartfunctie te verkrijgen. Er zijn zeer veel verschillende aangeboren en verworven hartaandoeningen met even zovele verschillende operatieve technieken, hetgeen de generalisatie van bevindingen bemoeilijkt wat terug te vinden is in een grote spreiding, van bijvoorbeeld de maximale inspanningscapaciteit binnen patiëntengroepen.

In tegenstelling tot bij volwassenen, voor wie de hartrevalidatie al standaard is ingebed in de zorg, is dit bij kinderen nog niet het geval. Toch verschijnen er steeds meer onderzoeken naar de veiligheid en effectiviteit van trainingsprogramma's bij kinderen met een hartaandoening.

In dit hoofdstuk gaan we in op de meest voorkomende hartafwijkingen.

Fysieke activiteiten

Diverse onderzoeken laten zien dat kinderen met een congenitale hartafwijking fysiek inactief zijn (Lunt et al., 2003; McCrindle et al., 2007). Echter, het fysieke activiteitenniveau is vaak niet gerelateerd aan fysiek functioneren, wat een aanwijzing is dat fysieke inactiviteit waarschijnlijk wordt veroorzaakt door inactief gedrag (McCrindle et al., 2007). Vaak zijn ouders en omgeving erg beschermend voor kinderen met een hartaandoening en werden deze kinderen (soms onnodige) beperkingen opgelegd in fysieke activiteiten.

In een onderzoek onder volwassenen met een congenitale hartaandoening kreeg slechts een derde van de patiënten die een arts hadden geconsulteerd, informatie/adviezen over de hoeveelheid inspanning die zij veilig konden verrichten (Swan & Hillis, 2000). De meest genoemde reden om hier niets over te vragen was de veronderstelling dat alle inspanningen veilig waren; in deze groep zaten zelfs een aantal patiënten met een ernstige hartaandoening (Swan & Hillis, 2000). Van de patiënten die een advies hadden gekregen, kreeg 30 procent een restrictief advies terwijl 19 procent werd aangemoedigd om meer te gaan bewegen (Swan & Hillis, 2000). Dit laat zien dat een op maat gesneden bewegingsadvies, gebaseerd op objectieve (inspannings)fysiologische data belangrijk is voor patiënten met een congenitale of verworven hartaandoening. Voor aanbevelingen ten aanzien van sportparticipatie voor patiënten met een congenitale hartafwijking wordt verwezen naar de richtlijn van de European Society of Cardiology (Hirth et al., 2006).

Fitheid

Kinderen met een aangeboren hartafwijking hebben vaak een lage inspanningstolerantie, zowel voor als na de operatie, die het gehele leven blijft bestaan (Connuck, 2005) (figuur 11.1). Hierdoor zijn veel patiënten voornamelijk beperkt in het participeren in (sport)activiteiten. Om de hartfunctie in kaart te brengen, is het belangrijk dat deze functie niet alleen tijdens rust gemeten wordt, maar ook tijdens lichamelijke inspanning, zodat specifieke aanbevelingen gedaan kunnen worden ten aanzien van training en mogelijke sportparticipatie (McManus & Leung, 2000). Hiervoor kunnen gestandaardiseerde inspanningstests gebruikt worden (hoofdstuk 4). Tijdens een inspanningstest worden onder andere zuurstofopname (VO_{2piek}), ademhaling en hartfrequentie gemeten. VO_{2piek} wordt wel gezien als de beste voorspeller van cardiopulmonale fitheid (McManus & Leung, 2000). Voor de evaluatie van trainingseffecten is het niet altijd nodig dat er een maximale inspanningstest in een laboratorium wordt uitgevoerd. Moalla et al. (2005) hebben gevonden dat de 6-minuten wandeltest goed de vooruitgang in trainingsprogressie weergeeft. Deze test is dus geschikt voor het testen van kinderen met een hartaandoening in het veld. Wel is het verstandig om tijdens inspanning bij deze patiëntengroep zuurstofsaturatie, hartfrequentie, bloeddruk en ervaren mate van inspanning te monitoren.

Nog een voordeel van het uitvoeren van een inspanningstest is dat er bij ouders en kind meer vertrouwen ontstaat in het fysieke functioneren en het uitvoeren van fysieke activiteiten. Bij volwassenen met een

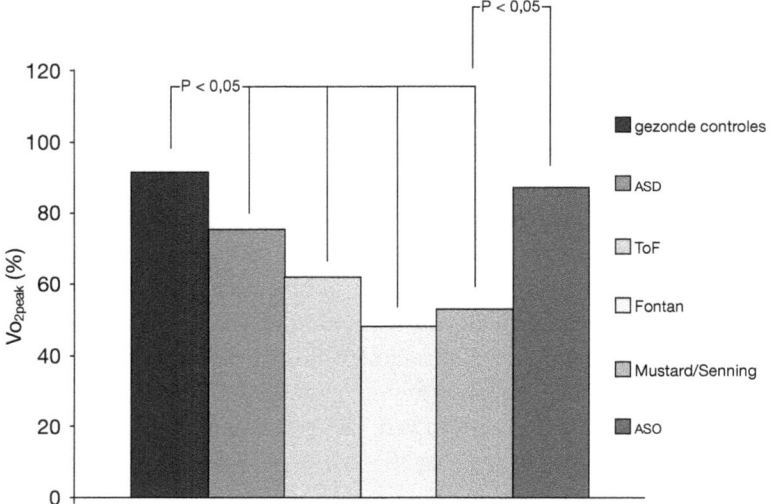

Figuur 11.1 Het VO$_{2piek}$ (% van voorspeld) van verschillende groepen kinderen met een aangeboren hartaandoening. Bron: Picchio et al., 2006.

ASD = atriumseptumdefect; ASO = patiënten met transpositie van de grote vaten die de arteriële switchoperatie hebben ondergaan; mustard/senning = patiënten die een transpositie van de grote vaten met atriale reparatie hebben ondergaan; ToF = tetralogie van Fallot; Fontan = patiënten met een fontan-circulatie.

hartinfarct is gevonden dat een inspanningstest, kort nadat zij een infarct hebben doorgemaakt, een effectieve manier is om partners vertrouwen te geven in de fysieke capaciteit en mogelijkheden van hun echtgeno(o)t(e); daarnaast herwinnen zij hiermee het vertrouwen dat zij hun dagelijkse fysieke activiteiten veilig kunnen uitvoeren (Taylor et al., 1985). Bij kinderen met een hartaandoening is gebleken dat het volgen van een sportkamp van 3 dagen het zelfvertrouwen in hun fysiek functioneren kan verbeteren (Moons et al., 2006).

Training

Zoals eerder werd beschreven is voor volwassenen met hartaandoeningen de hartrevalidatie al volledig ingebed en geïntegreerd in de zorg. Voor kinderen met hartaandoeningen is dit nog niet het geval. Wel zijn er al vele relatief kleine onderzoeken uitgevoerd naar training bij kinderen met hartaandoeningen; deze onderzoeken zullen in dit hoofdstuk aan bod komen. In veel van deze onderzoeken zijn kinderen met verschillende aandoeningen getraind. Veel onderzoeken hebben echter methodologische tekortkomingen, met relatief veel uitvallers en geen follow-upmetingen van het trainingsprogramma. De onderzoeken die getraind hebben met 'gemengde groepen' staan weergegeven in tabel 11.1.

Balfour et al. (1991) beschreven het effect van een hartrevalidatieprogramma bij 16 kinderen met een hartaandoening. Vanwege uitval van een groot aantal kinderen waren er uiteindelijk maar van 6 kinderen gegevens beschikbaar voor de evaluatie van het mogelijke trainingseffect. De kinderen vielen voornamelijk uit vanwege een gebrek aan interesse of problemen met vervoer naar de trainingssessies. Het initiële programma werd uiteindelijk teruggebracht van 6 naar 3 maanden. Verder gaven de auteurs aan dat het plannen van de trainingssessies tijdens een vakantieperiode veel problemen met zich meebracht. Om de participatie hoog te houden werden er sessies georganiseerd voor ouders om betrokkenheid bij het programma te vergroten. De kinderen die het programma volbrachten, lieten een duidelijke vooruitgang zien in VO_{2piek} en volhoudtijd.

Het onderzoek met de meeste kinderen werd uitgevoerd door Fredriksen et al. (2000). Zij verdeelden verschillende patiëntengroepen over twee trainingsprogramma's, het ene was ongesuperviseerd en werd thuis uitgevoerd, het andere was gesuperviseerd. Het belangrijkste aspect van elke trainingssessie was dat de kinderen de training leuk vonden, met als achterliggende gedachte het aanmoedigen van de kinderen om te blijven bewegen, ook na het onderzoek. Een andere belangrijke factor was dat minimaal 50 procent van de tijd een hartslag van 60 tot 85 procent van de maximale hartfrequentie gehandhaafd werd, zodat er sprake was van een trainingsprikkel. De inhoud van de training mocht door de trainers zelf ingevuld worden. Er kon gekozen worden uit zwemmen, hardlopen of een andere door de trainer uitgekozen sportactiviteit. De kinderen die het programma volbrachten, lieten een toename van 4 procent van hun VO_{2piek} zien.

Longmuir et al. (1985) voerden een 6 weken durend thuistrainingsprogramma uit bij kinderen die onlangs een hartoperatie hadden ondergaan. De kinderen moesten dit programma minimaal 2 keer in de week uitvoeren. Het programma bestond uit 4 componenten: conditie, flexibiliteit, kracht en coördinatie. Voor elke component waren er een aantal oefeningen. Voor de conditieverbetering moest er worden gejogd. Kracht werd getraind door oefeningen waarbij gebruik gemaakt werd van het eigen lichaamsgewicht, zoals opdrukken en buikspieroefeningen; de beenspieren werden getraind door op een bankje te springen en er weer af. Flexibiliteit werd getraind door middel van stretchen en coördinatie door middel van zelf-gekozen activiteiten, zoals gooien en springen. Van de 29 kinderen die deelnamen aan de trainingsinterventie stopten 9 vroegtijdig met de training. De ouders gaven aan dat zij de training niet nodig achtten, omdat het kind al voldoende actief was. De 20 kinderen die het programma volbrachten, lieten een duidelijke vooruitgang zien op een aantal veldtests (onder meer de Canada Fitness Award Tests). Deze effecten waren 5 jaar later nog steeds zichtbaar (Longmuir et al., 1990).

Tabel 11.1 Trainingseffecten bij kinderen met diverse hartaandoeningen.

auteur	leeftijd (in jaren)	patiënten	trainingsprogramma	resultaten
Balfour et al., 1991	13-19	n = 6 (verschillende CHA)	F: 3×/week, I: 70% HF_{piek}, T: 30-40 min., Tp: fietsen, lopen, D: 3 maanden; patiënten werden aangemoedigd om thuis nog 1 à 2 keer te bewegen	Vo_{2piek}: +20%; volhoudtijd: +21%
Fredriksen et al., 2000	12,4, SD = 1,5 jaar)	n = 55 (verschillende CHA)	F: 2×/week, I: 65-80% HF_{piek}; T: 1 uur, Tp: aerobe sportactiviteiten, D: 5 maanden	Vo_{2piek}: +4%
Longmuir et al., 1985	9,2 (SD = 3,2 jaar)	n = 29 (verschillende CHA)	F: > 2×/week, I: n.b., T: n.b., Tp: aerobe activiteiten (joggen) en krachttraining (sit-ups, push-ups, traplopen), D: 6 weken	veldtests significant verbeterd

CHA = congenitale hartafwijking; HF_{piek} = piekhartfrequentie; Vo_{2piek} = piekzuurstofopnamevermogen; F = frequentie; I = intensiteit; T = tijd; Tp = type; D = duur; n.b. = niet beschreven.

De onderzoeken in tabel 11.1 laten zien dat kinderen met een hartaandoening trainbaar zijn. Wel moet rekening gehouden worden met uitval; sommige onderzoeken laten namelijk een aanzienlijke uitval van patiënten zien tijdens het trainingsprogramma. Voor kinderen met een hartaandoening worden over het algemeen de FITT-factoren geadviseerd zoals weergegeven in tabel 11.2.

Hieronder zal ingegaan worden op een aantal specifieke patiëntengroepen. De specifieke FITT-factoren van de verschillende programma's worden per diagnosegroep beschreven.

VENTRICULAIR SEPTUMDEFECT

Over het algemeen worden kinderen met een klein ventrikelseptumdefect (VSD) niet geopereerd (Kidd et al., 1993). VSD wordt gedefinieerd als een links-rechtsshunt die kleiner is dan 50 procent, met

Tabel 11.2 FITT-factoren voor kinderen met een hartaandoening; elke sessie heeft een 15 minuten durende warming-up en coolingdown. Bron: Vaccaro et al., 1984.

week	frequentie	intensiteit (% HF_{max})	tijd	type
1-2	2×/week	60	15	aeroob
3-4	2×/week	70-80	20	aeroob
5	2×/week	70-80	30	aeroob
6-12	2×/week	70-80	30	aeroob/joggen
13	herevaluatie			

HF_{max} = maximale hartfrequentie.

normale pulmonale arteriële tensie en afwezigheid van klinische symptomen. Gabriel et al. (2002) volgden 229 kinderen (115 meisjes) met een klein VSD dat niet operatief is gecorrigeerd in de tijd. Alle patiënten ondergingen elk jaar of om de 3 jaar een klinisch onderzoek en echografie, en werd een elektrocardiogram (ecg) gemaakt. Een inspanningstest op de fietsergometer en een Holteronderzoek is bij respectievelijk 140 en 127 patiënten uitgevoerd. De follow-upgegevens van 222 patiënten (97%) waren compleet; de gemiddelde leeftijd van de patiënten was 30 (± 10) jaar. Geen enkele patiënt kwam te overlijden en bij 14 patiënten (6%) had het VSD zich spontaan gesloten. Vier patiënten maakten een endocarditis door; 2 van deze kinderen moesten een aortaklepvervanging ondergaan; bij 1 patiënt is het VSD alsnog operatief gesloten om hemodynamische redenen. Van de 118 patiënten die tussen 1993 en 1996 in het onderzoek zijn geïncludeerd was 94,6 procent nog klachtenvrij na een gemiddelde follow-upperiode van 7,4 (± 1,2) jaar. Van de 140 patiënten (63%) die een inspanningstest hadden ondergaan was de gemiddelde inspanningscapaciteit 92 ± 21 procent van voorspeld. Meer dan 75 procent van de patiënten had een inspanningscapaciteit van meer dan 80 procent van voorspeld en slechts 14 patiënten (10%) hadden een inspanningscapaciteit van minder dan 70 procent van voorspeld. De auteurs concludeerden dan ook dat de langetermijneffecten bij kinderen met een klein VSD dat niet operatief is gecorrigeerd, gunstig zijn ten aanzien van de inspanningscapaciteit.

Fitheid

Twee onderzoeken waarin melding wordt gemaakt van de lichamelijke fitheid van kinderen met een VSD zullen hier kort worden besproken. In het onderzoek van Otterstad et al. (1986) zijn 125 kinderen (leeftijd

> 9 jaar) gevolgd tot een leeftijd van 30 jaar, met een prospectief evaluatieonderzoek na een gemiddelde follow-upperiode van 15 (3-21) jaar. In groep 1 zaten 41 patiënten bij wie het VSD operatief was gecorrigeerd op een gemiddelde leeftijd van 23 (10-51) jaar. Groep 2 bestond uit 70 patiënten bij wie het VSD niet operatief was gecorrigeerd en 14 personen (groep 3) waren inoperabel. De mortaliteit was 5 procent in groep 1, 9 procent in groep 2 en 71 procent in groep 3. Het VSD sloot zich spontaan bij 6 procent van de patiënten in groep 2; bij 34 procent van de geopereerde patiënten bestonden kleine defecten. Patiënten met een ongecompliceerd VSD (geen klepafwijkingen of coronaire afwijkingen) hadden een verminderde inspanningscapaciteit op een fietsergometertest op basis van een verminderde linker ventrikelfunctie. Er waren geen grote verschillen tussen groep 1 en 2, maar de geopereerde patiënten met een resterend VSD hadden de slechtste hartfunctie tijdens inspanning.

In het onderzoek van Choe et al. (1996) is onderzoek gedaan naar de hartfunctierespons (ejectiefractie) na inspanning bij kinderen met een operatief gecorrigeerd VSD of atriumseptumdefect (ASD). De leeftijdsrange van de patiënten lag tussen de 6 tot 32 jaar met een gemiddelde leeftijd van 14,2 jaar. De inspanningscapaciteit en de ejectiefractie van de linkerventrikel in rust en na inspanning zijn in kaart gebracht. De resultaten zijn vergeleken met de preoperatieve hemodynamische gegevens en de kalenderleeftijd op het moment van de operatie. De inspanningscapaciteit na de operatie was slechts 40 procent van voorspeld en was significant gecorreleerd met de leeftijd op het moment van de operatie ($R = 0,52$, $p < 0,01$) en de ejectiefractie na de inspanning ($r = -0,39$, $p < 0,05$). De auteurs concludeerden dat de ejectiefractie van de linkerventrikel na de operatie de belangrijkste factor is voor het bepalen van de inspanningscapaciteit.

Training

Goldberg et al. (1981) onderzochten het effect van een thuis-trainingsprogramma van 6 weken, bij 10 kinderen met een VSD dat operatief gecorrigeerd was (tabel 11.3). Gemiddeld zijn 18 van de 21 trainingen (range: 11-21) door de deelnemers uitgevoerd waarbij een toename van 25 procent van de inspanningscapaciteit is gemeten. Verder is er een toename van de aerobe efficiëntie (minder zuurstofverbruik en lagere hartfrequentie) gemeten tijdens verschillende submaximale belastingen, maar geen significante toename in de maximale zuurstofopname. De auteurs concludeerden dat fysieke training de inspanningscapaciteit bij patiënten met een operatief gecorrigeerd VSD kan verbeteren.

Tabel 11.3	Resultaten van training bij kinderen met een VSD.			
onderzoek	leeftijd	patiënten	trainingsprogramma	resultaten
Goldberg et al., 1981	13,7 ± 3	n = 10	F: 3×/week, I: 60-70%, VO_{2piek}, T: 45 min., Tp: hometrainer (fietsen), D: 6 weken	W_{max}: +19%, VO_{2piek}: −2%

VSD = ventrikelseptumdefect; F = frequentie; I = intensiteit; T = tijd; Tp = type; D = duur; W_{max} = maximale belasting; VO_{2piek} = piekzuurstofopnamevermogen.

Atriumseptumdefect (ASD)

FITHEID

Of een toegenomen pulmonale bloedtoevoer vanwege ASD een verminderde cardiopulmonale functie bij kinderen tot gevolg heeft tijdens een maximale inspanningstest, is onderzocht door Pfammatter et al. (2002). Zij onderzochten de longfunctie in rust en voerden een inspanningstest uit bij 16 kinderen (6,8-16,1 jaar), zowel voor als 3 tot 4 maanden na de operatie. Deze gegevens zijn vergeleken met die van een gematchte controlegroep van 15 gezonde kinderen. De preoperatieve longfuncties en inspanningscapaciteit verschilden niet van die van de gezonde controlegroep. Tijdens maximale inspanning nam bij patiënten met een shunt de pulmonale weerstand toe; het maximale serumlactaat was hoger bij de kinderen met een ASD. De maximale zuurstofopname was zowel voor als na de operatie in de ASD-groep lager (p = 0,03) dan in de gezonde controlegroep. Dit gold ook voor de chronotrope respons tijdens inspanning.

Rosenthal et al. (1997) onderzochten bij 22 kinderen de inspanningscapaciteit 6 maanden na een operatief gecorrigeerd ASD, en bij 106 gezonde controlekinderen. De maximale inspanningscapaciteit was in beide groepen gelijk. De ASD-groep had echter een significant grotere effectieve pulmonale doorbloeding en een groter slagvolume, maar een lagere hartfrequentie.

Reybrouck et al. (1991) onderzocht bij 24 kinderen of de leeftijd waarop de ASD operatief gecorrigeerd wordt invloed heeft op de inspanningscapaciteit. Groep 1 werd voor het 5e levensjaar geopereerd, 13 patiënten in groep 2 op latere leeftijd. De ventilatoire anaerobe drempel in groep 1 was normaal (99,4% van voorspeld), maar duidelijk lager (84,5% van voorspeld) bij de kinderen die op een latere leeftijd waren geopereerd.

Perrault et al. (1989) onderzochten het verschil tussen inspanningsgebonden hemodynamica bij kinderen (12-19 jaar) na een operatieve correctie voor het 5e levensjaar met: tetralogie van Fallot (ToF, n = 13), VSD (n = 7) of ASD (n = 10), en die bij 10 op leeftijd gematchte controlekinderen. Tijdens een maximale fietstest vonden zij geen significant verschil in VO_{2max} (ToF = 37,6 ± 10; VSD = 34,0 ± 9,2; ASD = 36,5 ± 7,0; controlegroep = 41,3 ± 6,0 ml/kg/min.). De maximale hartfrequentie was in alle groepen significant lager dan in de controlegroep (ToF = 178 ± 14; VSD = 172 ± 17; ASD = 179 ± 16; controlegroep = 191 ± 12 slagen/min.).

Tetralogie van Fallot

Tetralogie van Fallot is de meest voorkomende cyanotische (verminderde oxygenatie van het bloed in de longen) congenitale hartaandoening (Sarubbi et al., 2000). De aandoening komt voor in 421 gevallen per 1 miljoen levend geboren kinderen (Hoffman & Kaplan, 2002). Fallot beschreef de 4 belangrijke afwijkingen bij dit beeld al in 1888, namelijk:
1 pulmonalisstenose (vernauwing van de pulmonalisklep, de klep tussen de rechterhartkamer en de longslagader);
2 VSD (opening in het tussenschot tussen het linker- en rechterventrikel);
3 hypertrofie van de rechterkamer (het gevolg van de pulmonalisstenose doordat er tegen een grotere weerstand in gepompt dient te worden);
4 een rechtsverschuiving van de aorta (lijkt ten dele uit de rechterkamer te ontspringen) (Blalock et al., 1949).

Tegenwoordig wordt deze aandoening al op een zeer jonge leeftijd behandeld (operatie) (Sarubbi et al., 2000). Vroege operatie is van belang voor een normale ontwikkeling van het hart en de longen en om complicaties bij een van deze organen of systemen te voorkomen (James et al., 1976).

Fitheid
Kinderen met een gerepareerde tetralogie van Fallot hebben een aanzienlijke lagere inspanningscapaciteit in vergelijking met gezonde kinderen. Onderzoek heeft laten zien dat dit voornamelijk komt door het slechte functioneren van het rechterventrikel (Meadows et al., 2007). Wessel & Paul (1999) vonden in een review dat kinderen met tetralogie van Fallot een VO_{2piek} van gemiddeld 37 ml/kg/min. hadden, terwijl er voor leeftijdsgenoten een zuurstofopname van 45,6 ml/kg/min. wordt verwacht. Patiënten met tetralogie van Fallot scoorden dus

een circa 20 procent lagere VO$_{2piek}$ dan gezonde kinderen. Verder hebben deze kinderen een iets lagere maximale hartfrequentie (gemiddeld 7% lager) (Wessel & Paul, 1999). Opvallend daarbij is wel de grote spreiding in de maximale hartfrequentie tussen patiënten. De range van maximale waarden varieerde van 146,7 tot 196 slagen per minuut. Submaximale inspanningstests, zoals de 'physical working capacity' (PWC) 170 en de Åstrandtest, geven daarom vaak géén valide voorspelling van de VO$_{2piek}$ bij deze patiënten, vanwege de lage hartactiestijging (Reybrouck et al., 1986). De lagere VO$_{2piek}$ bij deze patiënten kan verklaard worden door kleine afwijkingen na de chirurgische correctie van het hart. Maar ook fysieke inactiviteit wordt gezien als een factor die bijdraagt aan de verlaagde VO$_{2piek}$ van de patiënten (Reybrouck et al., 1986).

Training
Er zijn verschillende onderzoeken uitgevoerd die het effect van training zijn nagegaan bij 56 patiënten met tetralogie van Fallot (Bradley et al., 1985; Goldberg et al., 1981; Ruttenberg et al., 1983; Therrien et al., 2003), waarvan er 1 bij volwassenen is uitgevoerd (Therrien et al., 2003). De resultaten van deze onderzoeken staan weergegeven in tabel 11.4.
In het onderzoek van Bradley et al. (1985) participeerden 4 kinderen, met een geopereerde tetralogie van Fallot in een gesuperviseerd trainingsprogramma. Zij trainden 2 keer per week in een gesuperviseerde ziekenhuissetting. Elke sessie begon met 15 minuten warming-up, bestaande uit stretching en flexibiliteitsoefeningen. Daarna werden er aerobe activiteiten uitgevoerd gedurende 15 tot 30 minuten. Activiteiten bestonden uit wandelen, rennen, touwtjespringen en aerobics op een submaximale intensiteit. De kinderen lieten een significante verbetering zien in VO$_{2piek}$ na het trainingsprogramma.
Goldberg et al. (1981) includeerden 16 kinderen met tetralogie van Fallot in hun onderzoek. De kinderen trainden 6 weken lang in de thuissituatie, op een hometrainer, om de dag. Na het trainingsprogramma werd er slechts een kleine, niet-significante vooruitgang in VO$_{2piek}$ gevonden.
In een ander onderzoek, uitgevoerd door Ruttenberg et al. (1983) werden 8 kinderen met tetralogie van Fallot geïncludeerd. Hun trainingsprogramma bestond uit 3 keer per week joggen, 9 weken lang, in de zomer. De trainingen werden in lokale gymzalen gehouden. In dit onderzoek was er een grote drop-out van patiënten. Van de initiële groep van 50 kinderen met hartaandoeningen volbrachten slechts 12 kinderen en 9 gezonde controlekinderen het programma. Na het

programma werd geen verbetering in VO_{2piek} gevonden, ofschoon er wel een aanzienlijke verbetering in volhoudtijd was.

Therrien et al. (2003) voerden bij volwassen patiënten met tetralogie van Fallot een gerandomiseerd onderzoek uit. De gesuperviseerde trainingssessies werden 1 keer per week gehouden in een hartrevalidatiekliniek. Bovendien werden de deelnemers geïnstrueerd om 2 keer per week thuis te trainen. Deze sessies bestonden uit 30 minuten stevig wandelen. Na 3 maanden training werd er een aanzienlijke verbetering in VO_{2piek} gevonden.

Sklansky et al. (1994) voerden een 8 weken durend trainingsprogramma uit bij 11 kinderen met een geopereerde tetralogie van Fallot. Het trainingsprogramma bestond uit een gesuperviseerde sessie die 3 keer per week werd gehouden in een oefenzaal van een ziekenhuis. Na het beëindigen van het trainingsprogramma vonden de auteurs geen verbetering in VO_{2piek}, het voorkomen van ritmestoornissen of van de hartfunctie. Echter, evenals in het onderzoek van Ruttenberg et al. werd er wél een verbetering in volhoudtijd gevonden.

Calzolari et al. (1990) voerden 3 maanden lang een trainingsprogramma uit bij 9 kinderen na een operatie voor tetralogie van Fallot. De trainingen werden gesuperviseerd, en werden 3 keer per week uitgevoerd in een oefenzaal van het ziekenhuis. De duur van de sessies werd langzaam naar 1 uur opgevoerd. Na het programma werden er geen significante effecten gevonden op maximale inspanningscapaciteit of longfunctie. Ook hier werd er wél een verbetering gevonden in submaximale inspanningscapaciteit.

CONCLUSIE

De meeste onderzoeken bij kinderen met tetralogie van Fallot zijn 10 tot 20 jaar geleden uitgevoerd, in een tijdperk dat onderzoeksdesigns nog niet robuust waren, zoals de standaarden van vandaag voorschrijven. De meeste onderzoeken hebben kleine patiëntenaantallen en vaak een groot aantal uitvallers. Dit kan tot selectiebias lijden. Geen van de onderzoeken rapporteerde negatieve gevolgen tijdens of na de trainingssessies; er werden echter alleen hemodynamisch stabiele patiënten geïncludeerd. Bij kinderen met tetralogie van Fallot zijn trainingseffecten in VO_{2piek} gerapporteerd met een spreiding van 0-29 procent. Verder beschreven 3 onderzoeken een vooruitgang in submaximale inspanningscapaciteit (Calzolari et al., 1990; Ruttenberg et al., 1983; Sklanski et al., 1994). Deze patiëntengroep lijkt in vergelijking met bijvoorbeeld de groep patiënten met een fontan-circulatie minder goed trainbaar te zijn.

Tabel 11.4 Trainingsonderzoeken bij kinderen met tetralogie van Fallot.

auteur	leeftijd	patiënten	trainingsprogramma	resultaten
Bradley et al., 1985	8 ± 3,4	n = 4	F: 2×/week, I: 60-80% van HF_{piek}, T: 45-60 min., Tp: aerobe training, D: 12 weken	VO_{2piek}: +29
Goldberg et al., 1981	14 ± 3,1	n = 16	F: om de dag, I: 50-70% van VO_{2piek}, T: 45 min., Tp: thuis fietsen, D: 6 weken	VO_{2piek}: +5% n.s.
Ruttenberg et al., 1983	12,8 ± 4,4	n = 8	F: 3×/week, I: 65-75% HF_{piek}, T: 5 tot 30 min., Tp: wandelen/joggen, D: 9 weken	VO_{2piek}: 0%, volhoudtijd: +21%
Therrien et al., 2003	35 ± 9,5	n = 18 (exp. groep: n = 9, controlegroep: n = 9)	F: 3 ×/week, I: 60-85% VO_{2piek}, T: 30 –50 min.*, Tp: wandelen/fietsen, D: 12 weken	VO_{2piek}: 10%, FEV, en FVC: 0%
Sklansky et al., 1994	8,7	n = 10	F: 3 ×/week, I: 60-70% HF_{piek}, T: 30 min., Tp: wandelen/fietsen, D: 8 weken	VO_{2piek}: 0%, volhoudtijd: +15%, geen verandering in ritmestoornissen en hartfunctie
Calzolari et al., 1990	9,9 ± 3,7	18 (exp. groep: n = 9, controlegroep: n = 9)	F: 3×/week, I: 60-70% HF_{piek}, T: opbouwend tot 60 min., Tp: ademhalingsoefeningen, stretchen, aerobe training, D: 3 maanden	volhoudtijd: 0%, belasting: 0%, loopafstand: +11%, longfunctie: 0%

* = patiënten waren geïnstrueerd om 2 × per week 30 minuten te wandelen. Eenmaal per week werd een 50 minuten durende trainingssessie in het ziekenhuis gehouden. T = tijd; F = frequentie; Tp = type; D = duur; HF_{piek} = piekhartfrequentie; VO_{2piek} = piekzuurstofopnamevermogen; FEV_1 = forced expiratory volume in 1 second (secondewaarde); FVC = forced vital capacity (geforceerde vitale capaciteit).

Transpositie van de grote vaten

Bij deze afwijking zijn de lichaamsslagader en de longslagader van plek verwisseld. De aorta komt uit de rechterkamer en de longslagader uit de linkerkamer. Hierdoor stroomt bloed door de rechterharthelft én het lichaam, zonder eerst de longen te passeren. Omgekeerd stroomt er bloed door de linkerharthelft en de longen, zonder door het lichaam te stromen. Het is duidelijk dat een dergelijke situatie niet verenigbaar is met het leven.
De behandeling bestaat in eerste instantie in het openhouden van de

ductus arteriosus, de slagader die bij het ongeboren kind een verbinding vormt tussen de longslagader en de aorta, of door het aanbrengen van een opening tussen de twee hartboezems. Anders wordt de toch al geringe uitwisseling van zuurstofarm en -rijk bloed volledig verbroken. Aansluitend volgt zo snel mogelijk een chirurgische ingreep waarbij de verkeerde aansluiting van de slagaders wordt gecorrigeerd. Vroeger werd dit gedaan volgens de zogenaamde mustard- of senning-procedure; tegenwoordig heeft de modernere 'arterial switch operatie' (ASO) de voorkeur. Bij deze ingreep worden de beide slagaderen losgehaald van het hart, omgewisseld en weer vastgezet. Dit is een lastige operatie, maar de inspanningscapaciteit en de prognose van deze patiënten op langere termijn is beter (Reybrouck et al., 2001).

Fysieke activiteiten
Massin et al. (2006) onderzochten de fysieke activiteiten bij 52 kinderen (7-14 jaar) na een ASO met behulp van hartslagmeters. Zij vonden dat deze kinderen aanzienlijk minder actief waren dan gezonde kinderen. Overigens was het activiteitenniveau van de kinderen na een ASO vergelijkbaar met dat van kinderen met andere hartafwijkingen (ASD en VSD). Het is daarom belangrijk dat kinderen met een hartaandoening worden gestimuleerd om normaal actief te zijn.

Fitheid
Het inspanningsvermogen van patiënten na een operatie volgens de mustard/senning-procedure is aanzienlijk lager dan dat van gezonde kinderen (Paul & Wessel, 1999). Kinderen die de ASO hebben ondergaan scoren qua inspanningsvermogen beter dan kinderen die zijn geopereerd volgens de mustard/senning-procedure. Reybrouck et al. (2001) onderzochten kinderen die waren geopereerd volgens de senning-procedure, een groep kinderen die een ASO hadden ondergaan en een groep gezonde kinderen. De ASO-kinderen bleken een normale anaerobe drempel te hebben, terwijl die van de senning-groep gemiddeld 25 procent lager lag dan die van gezonde kinderen. Verder werd er ook gekeken naar de relatie tussen de zuurstofopname en de belasting. Ook hier was de score van de ASO-groep vergelijkbaar met die van de gezonde kinderen, terwijl de senning-groep aanzienlijk lager scoorde. Deze bevindingen werden ook gerapporteerd door Picchio et al. (2006).

Training

Wat betreft training bij kinderen die naast een transpositie van de grote vaten waren geopereerd volgens de mustard/senning-procedure, verschenen er 2 publicaties van hetzelfde laboratorium met hoogstwaarschijnlijk de resultaten van dezelfde kinderen (Bradley et al., 1985; Vaccaro et al., 1987). In beide publicaties werden de resultaten van 5 kinderen beschreven. Het gevolgde programma bestond uit een 12 weken durend programma waarbij er 2 keer per week werd getraind op aerobe activiteiten, zoals wandelen en joggen. Na afloop van het programma werd er een vooruitgang van 15 procent in VO_{2piek} gevonden. Van kinderen die de ASO hebben ondergaan zijn er onderzoeken naar training bekend. Picchio et al. bevelen aan dat patiënten die de ASO hebben ondergaan mogen deelnemen aan wedstrijdsport, mits er geen aanzienlijke lekkage is in de kleppen en er geen ischemie (zuurstoftekort) optreedt in de hartspier tijdens inspanning (Picchio et al., 2006).

Tabel 11.5 Training bij kinderen na transpositie van de grote vaten.

auteur	leeftijd	patiënten	trainingsprogramma	resultaten
Bradley et al., 1985	8,1 ± 3,7	n = 5	F: 2×/week, I: 60-80% HF_{piek}, T: 45-60 min., Tp: aerobe training, D: 12 weken	VO_{2piek}: +15%
Vaccaro et al., 1987	8,3 ± 3,4	n = 5 (mustard)	F: 2 ×/week, I: 60-80% HF_{piek}, T: 15-30 min., Tp: aerobe training (joggen/wandelen), D: 12 weken	VO_{2piek}: +15% HF_{piek}: +2%

Mustard = patiënten die een transpositie van de grote vaten met atriale reparatie hebben ondergaan; F = frequentie; I = intensiteit; T = tijd; Tp = type; D = duur; HF_{piek} = piekhartfrequentie; VO_{2piek} = piekzuurstofopnamevermogen.

Fontan-circulatie

Het hypoplastische linkerhartsyndroom heeft een incidentie van 226 per 1 miljoen levend geborenen. Het hypoplastische rechterhartsyndroom komt voor bij 222 gevallen per 1 miljoen levend geborenen; tot deze groep behoren tricuspidalisatresie (79 cases; een aangeboren hartafwijking waarbij de tricuspidalisklep niet tot ontwikkeling is gekomen) en pulmonalisatresie (het ontbreken van de hartklep tussen het hart en de longslagader), met een intact ventriculair septum (132 cases) (Hoffman & Kaplan, 2002).
In 1971 beschreven Fontan & Baudet (1971) een operatie voor de

scheiding van de long en de lichaamscirculatie bij patiënten met tricuspidalisatresie. In deze zogenaamde Fontan-circulatie wordt de veneuze 'return' uit het lichaam direct verbonden met de longslagader, zonder tussenkomst van een adequaat werkende harthelft. Bovendien worden alle shunts (verbindingen) op veneus, atriaal, ventriculair en arterieel niveau onderbroken (Gewillig, 2005a). Deze operatie werd uitgevoerd om de oxygenatie van het bloed te normaliseren en volumeoverbelasting van het hart te voorkomen.

In de afgelopen 3 decennia, sinds de eerste beschrijving door Fontan & Boudet, zijn de principes van de fontan-operatie toegepast bij diverse andere aandoeningen met één ventrikel (Cilliers & Gewillig, 2002), bijvoorbeeld bij pulmonalisatresie met een intact ventrikelseptum en een hypoplastisch linkerhartsyndroom. Verbetering in operatietechnieken en een zorgvuldige patiëntselectie zorgen voor een verbetering in de overlevingskans van de patiënt. Voordelen van een fontan-operatie zijn de (bijna) normalisatie van arteriële verzadiging en het verdwijnen van de chronische volumeoverlading van het hart. Nadelen zijn bloedophoping in de venen in de lichaamscirculatie en een verlaagd hartminuutvolume. Kenmerkend voor de fontan-circulatie is dat het hartminuutvolume niet langer bepaald wordt door het hart, maar door de bloedstroom door de longen (Gewillig, 2005b). Fysiologische selectiecriteria voor de fontan-operatie zijn: 1) een goede ventriculaire functie, 2) geen grote atrioventriculaire terugstroming en 3) normale pulmonale bloedstroomweerstand. De operatie bestaat uit drie delen. In het eerste deel worden de symptomen in de neonatale periode verlicht. Dit wordt de norwood-operatie genoemd. Bij deze operatie worden de stam van de longslagader en het eerste deel van de lichaamsslagader tot 1 geheel gemaakt. Het doel van deze operatie is het verkrijgen van een balans tussen lichaamscirculatie en pulmonale circulatie, zorgen voor een onbelemmerde mix van zuurstofrijk en -arm bloed in het atrium en zorgen voor een onbelemmerd hartminuutvolume. De tweede operatie vindt plaats op een leeftijd van 3 maanden tot een jaar. Daarbij wordt de vena cava superior losgemaakt van het atrium en aangesloten op de rechter pulmonale arterie. Het doel van de operatie is dat het zuurstofarme bloed uit het hoofd en de armen passief, dus zonder pompende hartkamer, door de longen kan stromen en van zuurstof kan worden voorzien. Omdat dit deel van het bloed niet meer door het hart stroomt, is het gevolg een vermindering van de belasting van het hart. Deze operatie wordt de partiële cavopulmonale connectie (PCPC) genoemd, ook wel glenn-operatie. De derde operatie, de fontan-operatie, vindt plaats in de leeftijd van 1 tot 5 jaar. Al het bloed uit de vena cava inferior wordt direct via de pulmonale circulatie geleid. Het bloed van de onderste lichaamshelft stroomt nu passief, dus zonder pomp, naar de longen. Nu zijn het zuurstofarme en -rijke bloed van elkaar gescheiden.

Fysieke activiteiten

McCrindle et al. (2007) onderzochten de lichamelijke activiteiten bij 147 kinderen en jongeren met een fontan-circulatie. Zij vonden dat de kinderen aanzienlijk minder tijd besteedden aan gematigde en intensive activiteiten dan hun gezonde leeftijdsgenoten, met name meisjes. Verder hingen de gemeten fysieke activiteiten (bepaald met een accelerometer), niet samen met zelfgerapporteerde fysieke activiteiten of inspanningsvermogen, maar wel met de zelfbeleefde gezondheidstoestand. Een recent onderzoek dat door dezelfde groep uit het Sick-Kids Ziekenhuis in Toronto werd uitgevoerd bij 63 kinderen met een fontan-circulatie liet zien dat de hoeveelheid fysieke activiteiten die kinderen tijdens 1 week monitoring uitvoerden samenhing met grofmotorische vaardigheden, zelfervaren competentie om activiteiten uit te voeren, het plezier hebben in beweging en het gebruik van ontstollingsmedicijnen (Longmuir et al., 2007). Het bleek dat fysieke activiteiten niet samenhingen met inspanningsvermogen, onderliggende diagnose en andere medische factoren. Het ontwikkelen en verbeteren van grof-motorische vaardigheden en het ontwikkelen van plezier in bewegen zijn belangrijke ingangen om het fysieke activiteitenniveau van kinderen met een fontan-circulatie te verhogen.

Fitheid

Verschillende onderzoeken vonden een VO_{2piek} van 20,5 tot 25,9 ml/kg/min. bij kinderen met een fontan-circulatie. Driscoll et al. (1986) beschreven de VO_{2piek}-waarden bij fontan-patiënten voor en na de operatie. Zij vonden dat deze steeg van 20,5 ml/kg/min. voor de operatie naar 24,3 ml/kg/min. na de operatie. De lagere VO_{2piek} bij kinderen met een fontan-circulatie werd ook gevonden door Joshi et al. (1997). Zij vonden een VO_{2piek} van 20,7 tot 25,9 ml/kg/min. Gemiddeld scoorden kinderen met een fontan-circulatie 50 tot 55 procent van voorspeld op de VO_{2piek} vergeleken met gezonde kinderen (Takken et al., 2007a). Kinderen bij wie de linkerventrikel als systemische ventrikel functioneert, scoren iets beter (63% van voorspeld) dan kinderen bij wie dat de rechterventrikel is (55% van voorspeld) (Ohuchi et al., 2001).
Volgens de Fick-vergelijking, is de VO_{2piek} het product van hartminuutvolume (hartfrequentie × slagvolume) en perifere zuurstofex-

tractie. Een verlaagde VO_{2piek} kan dus door een combinatie van factoren worden verklaard.

De maximale hartfrequentie bij gezonde kinderen ligt tussen de 185 en 210 slagen per minuut, die van kinderen met een fontan-circulatie ligt een stuk lager. Troutman et al. (1998) vonden een maximale hartfrequentie van 164 ± 16 slagen/minuut bij kinderen met een fontan-circulatie, hetgeen 17 procent lager is dan de maximale hartfrequentie voor gezonde proefpersonen. Nir et al. (1993) vonden een maximale hartfrequentie van 138,3 ± 29,0 slagen per minuut bij kinderen met een fontan-circulatie, Durongpisitkul et al. (1997) daarentegen vonden dat de gemiddelde maximale hartfrequentie bij patiënten met een fontan-circulatie 148 ± 24 slagen per minuut is. Er is dus een forse reductie van de maximale hartfrequentie bij deze patiënten met een grote interindividuele spreiding die maakt dat er geen vuistregels voor de maximale hartfrequentie kunnen worden toegepast. Om een trainingsadvies te kunnen geven met de hartfrequentie als leidraad voor de trainingsintensiteit, moet er een maximale inspanningstest plaatsvinden.

Het slagvolume van het hart is ook een van de beperkende factoren voor deze patiënten. Het verminderde slagvolume kan worden verklaard vanuit een verlaagde vulling van de systemische ventrikel tijdens de diastole, een chronische overbelasting van het hart, of een verminderde contractiele respons van het hart. In rust en tijdens submaximale inspanning blijft de bloeddruk relatief goed behouden. Tijdens maximale inspanning is de bloeddruk echter lager dan die van gezonde leeftijdsgenoten vanwege een verlaagd hartminuutvolume tijdens inspanning.

Kinderen met een fontan-circulatie desatureren vaak snel tijdens inspanning, wat laat zien dat de zuurstofspanning in het arteriële bloed verlaagd is. Ter compensatie van het lagere slagvolume en de lagere hartfrequentie hebben zij een groter perifeer zuurstofverschil dan gezonde leeftijdsgenoten.

Recente onderzoeken hebben afwijkingen op spierniveau laten zien bij kinderen met een hartaandoening. Inai et al. (2004) vonden een lagere bloedstroom door de spieren bij kinderen met een fontan-circulatie. Verder vonden Mertens et al. (2003) een lagere zuurstofopnamekinetica bij kinderen met een fontan-circulatie dan bij gezonde kinderen, wat laat zien dat er een verminderde capaciteit is om zuurstof af te geven aan de actieve spiergroepen. Verder blijven kinderen met een fontan-circulatie vrij klein, ook vanwege het zuurstoftekort (Witzel et al., 2006).

Training

Er zijn diverse trainingsonderzoeken uitgevoerd bij kinderen met een fontan-circulatie (tabel 11.6) (Takken et al., 2007b). McCall & Humphrey (Minamisawa et al., 2001) lieten in een case studie zien dat zelfs wanneer een patiënt in het begin niet in staat is een inspanningstest uit te voeren, er toch een zinvol trainingsprogramma opgesteld kan worden.

In de onderzoeken van Rhodes et al. (2005, 2006) werd een trainingsprogramma bij 19 patiënten met een aangeboren hartafwijking onderzocht, van wie 11 met een fontan-circulatie. Het programma bestond uit 2 sessies per week van elk 1 uur, gedurende 12 weken. Elke sessie bestond uit 45 minuten aerobe en lichte krachtinspanning. Er werd een significante stijging gevonden in VO_{2piek} van 26,4 ml/kg/min. naar 30,7 ml/kg/min. (16%). Tevens werd er een significante stijging (14%) gevonden in de maximale belasting tijdens de inspanningstest. Het programma had geen effect op de maximale hartfrequentie en de zuurstofsaturatie van het bloed.

Minamisawa et al. (2001) onderzochten trainingsprogramma's bij 11 patiënten met een fontan-circulatie in de leeftijd 19 ± 4 jaar. Elke deelnemer kreeg een trainingsprogramma dat speciaal voor die patiënt was ontwikkeld. De onderzoekers vonden een significante vooruitgang (7%) in maximale belasting die de patiënten haalden, hoewel deze belasting significant lager bleef dan bij gezonde leeftijdsgenoten. De maximale zuurstofopname steeg met meer dan 10 procent in 5 patiënten. De gemiddelde VO_{2piek} steeg van 24,7 ml/kg/min. voor de training naar 26,4 ml/kg/min. erna. De maximale hartfrequentie veranderde niet. De hartfrequentie neigde tot daling bij lage belasting tijdens training, terwijl de zuurstofopname niet veranderde bij deze belasting, wat resulteerde in een stijging in zuurstofpols. Deze bevindingen laten zien dat training het zuurstofgebruik verbetert, zodat het beter afgestemd is op het dagelijks leven van de patiënt. In dit onderzoek bleek tevens dat training geen effect heeft op respiratoire functie.

Opocher et al. (2005) onderzochten een trainingsprogramma bij 10 kinderen met een fontan-circulatie in de leeftijd van 7 tot 12 jaar. Het trainingsprogramma bestond uit 10 lessen, 2 keer per week in de eerste 3 weken, en 1 keer per maand in de volgende 4 maanden van het programma. De rest van het programma bestond uit 30 tot 45 minuten trainen op 50 tot 70 procent van de VO_{2piek}. De onderzoekers toonden een stijging van 15 procent aan in de VO_{2piek}. Tevens werd er een daling in de hartfrequentiecurve en een stijging in de zuurstofpols (19%) gevonden tijdens submaximale inspanning.

Uit bovengenoemde onderzoeken blijkt dat kinderen met een fontancirculatie veilig kunnen deelnemen aan een trainingsprogramma (Minamisawa et al., 2001; Opocher et al., 2005). Voorts blijkt een trainingsprogramma positieve effecten te hebben op de VO_{2piek} en de maximale belasting die een fontan-patiënt aankan tijdens een inspanningstest. De maximale hartfrequentie stijgt niet door een fysiek trainingsprogramma. Tijdens submaximale inspanning heeft een trainingsprogramma wel invloed op de hartfrequentie. De hartfrequentie tijdens submaximale inspanning is lager, bij gelijkblijvende zuurstofopname. Dit resulteert in een stijging in de zuurstofpols. Het laatste is belangrijk omdat dagelijkse activiteiten, zoals spelen, bestaan uit submaximale intensiteit. De FITT-factoren voor kinderen met een fontan-circulatie zijn als volgt: de frequentie moet 2 à 3 maal per week zijn, de intensiteit moet laag tot matig zijn (50 tot 80% van VO_{2piek}), de sessies moeten 20 tot 45 minuten duren en een programma moet 2 tot 3 maanden beslaan.

Coarctatio aortae

Een coarctatio aortae is een vernauwing op de grote lichaamsslagader ter hoogte van de ductus arteriosus, juist onder de aftakking van de bloedvaten naar de linkerarm. Vaak gaat deze aandoening gepaard met een smallere (hypoplastische) aortaboog. Door de vernauwing op deze belangrijke slagader komt de bloedvoorziening van de onderste lichaamshelft in het gedrang. Bovendien wordt de weerstand waartegen de linkerkamer moet pompen groter, zodat de kamer gaat verdikken (hypertrofie) en ontstaat er een hoge bloeddruk.
Het meten van de bloeddruk is dan ook een belangrijke maat tijdens inspanning bij patiënten met een coarctatio aortae. Ook verschillen in bloeddruk tussen de armen en de benen is een belangrijke uitkomstmaat.
Onderzoek waarbij spierbiopten zijn genomen laat zien dat kinderen die een nog niet-gecorrigeerde coarctatio aortae hebben, geen afwijkingen in hun spierfysiologie laten zien, ondanks de problemen met de bloedvoorziening naar de onderste lichaamshelft (Eriksson et al., 1983). Tijdens inspanning echter maakten kinderen met een gerepareerde coarctatio aortae meer gebruik van anaerobe energiebronnen dan gezonde kinderen, wat terug te zien was in onder meer een verlaagde anaerobe drempel (Rhodes et al., 1997). Bovendien hadden deze kinderen een verlaagde VO_{2piek} (85% van normaal) (Rhodes et al., 1997). Er zijn geen trainingsonderzoeken bekend die bij patiënten met een coarctatio aortae zijn uitgevoerd. Vanuit de richtlijnen van de

Tabel 11.6 Trainingsonderzoeken bij kinderen met een fontan-circulatie.

auteur	leeftijd	aantal patiënten	trainingsprogramma	resultaten
McCall & Humphrey, 2001	18	n = 1	F: 2-3×/week, I: 50-70% VO_{2piek}, T: 20-30 min., Tp: aerobe training (fietsen, loopband); krachttraining: F: 2-3×/week, I: 12-15 herhalingen, lichte weerstand, D: 22 weken	inspanningstolerantie: aanzienlijke verbetering
Minamisawa et al., 2001	19 ± 4	n = 11	F: 2-3×/week, I: 60-80% HF_{piek}, T: 20-30 min., Tp: wandelen/joggen, D: 8-12 weken	VO_{2piek}: +7%
Opocher et al., 2005	8,7 ± 0,6	n = 10	F: 2×/week, I: 50-70% VO_{2piek}; T: 30-45 min., Tp: aerobe training (fietsen), D: 8 maanden	VO_{2piek}: +19%
Rhodes et al., 2005	11,9 ± 2,1	n = 11 (Fontan: n = 5, overige CHA: n = 6)	F: 2×/week*, I: 55-58% VO_{2piek}, T: 60 min., Tp: aerobe training, D: 12 weken, 2×/week krachttraining met lichte weerstand	VO_{2piek}: +22% FEV_1: +7%
Moalla et al., 2005, 2006	13,0 ± 1,4	n = 10 (Fontan: n = 2, overige CHA: N = 8)	F: 3×/week, I: 62% VO_{2piek}, T: 45 min., Tp: aerobe training (fietsen). D: 12 weken	doorbloeding ademhalingsspieren: +28% FEV_1: +7,5%, n.s.
Brassard et al., 2006	16 ± 5	5	F: 3×/week, I: 50-80% VO_{2piek}, T: 20-30 min., Tp: aerobe training; training: 12-15 herhalingen, D: 8 weken	VO_{2piek}: n.s., spierkracht: n.s.

* patiënten werden aangemoedigd om additioneel 2× per week thuis te bewegen. Fontan = patiënten met een fontan-circulatie; CHA = congenitale hartafwijkingen; T = tijd; F = frequentie; Tp = type; D = duur; HF_{piek} = piekhartfrequentie; VO_{2piek} = piekzuurstofopnamevermogen; FEV$_1$ = forced expiratory volume in 1 second (secondewaarde) FVC = forced vital capacity (geforceerde vitale capaciteit).

European Society of Cardiology wordt sporten met een lichte (golf, paardrijden, judo) tot matige intensiteit (tafeltennis, volleybal, honkbal) aanbevolen (Pelliccia et al., 2005).

Conclusie

Bijna alle onderzoeken laten zien dat training bij kinderen met een hartaandoening kan resulteren in een verbeterde (submaximale) inspanningscapaciteit. Echter, de kinderen die in boven beschreven onderzoeken werden geïncludeerd, waren overwegend patiënten met een stabiele hemodynamische conditie. Het is aan te bevelen om patiënten te onderzoeken op abnormaliteiten en mogelijke contra-indicaties met behulp van een inspanningstest (bijvoorbeeld inspanninggeïnduceerde ritmestoornissen, ST-segmentdepressie, hoge bloeddruk, pijn op de borst bij inspanning, of een saturatie < 80%) voordat zij beginnen aan een trainingsprogramma (Paridon et al., 2006; Rhodes et al., 2005).

Bij kinderen met een ernstig defect, zoals tetralogie van Fallot en een fontan-circulatie wordt een lage tot gematigde trainingsintensiteit (50-80% van VO_{2piek}) aanbevolen, sessies moeten ongeveer 20 tot 45 minuten duren en 2 tot 3 keer per week worden uitgevoerd. Het programma moet circa 12 weken lang worden uitgevoerd.

Het effect van krachtoefeningen bij kinderen is niet geheel duidelijk. Het wordt aanbevolen om te starten met enkele gesuperviseerde sessies in het ziekenhuis. Na een aantal sessies herwinnen kinderen en ouders (zelf)vertrouwen in de fysieke mogelijkheden. Hierdoor worden thuisoefenprogramma's beter mogelijk. Een aantal onderzoekers heeft kinderen oefenmateriaal naar huis meegegeven (bijvoorbeeld fietsergometers en hartslagmeters) zodat de kinderen thuis konden trainen. Ook simpele programma's waarbij slechts gebruik werd gemaakt van het eigen lichaamsgewicht dat gesuperviseerd werd door de eigen ouders bleek effectief bij kinderen die net een operatie hadden ondergaan voor een milde aangeboren hartafwijking (Longmuir et al., 1985). Voor patiënten met een ernstig hartfalen (bijvoorbeeld kinderen die op de transplantatielijst staan), wordt geadviseerd om een gesuperviseerd programma in het ziekenhuis te volgen waarbij hartslag, ritme en bloeddruk tijdens inspanning wordt gemeten (McBride et al., 2007).

Kinderen met een hartaandoening moeten regelmatig geëvalueerd worden (ongeveer elke 6-12 maanden) om vast te stellen of zij nog steeds deel kunnen nemen aan fysieke activiteiten en (non-competitieve) sportactiviteiten (Picchio et al., 2006). Alleen kinderen met zeer goede resultaten kan deelname aan wedstrijdsport worden toegestaan (Picchio et al., 2006).

Literatuur

Balfour IC, Drimmer AM, Nouri S, Pennington DG, Hemkens CL, Harvey LL. Pediatric cardiac rehabilitation. Am J Dis Child. 1991;145:627-30.
Blalock A, Hanlon CR, Scott HW. The surgical treatment of congenital cyanotic heart disease. The Scientific Monthly. 1949;69:360-7.
Bradley LM, Galioto FM, Jr., Vaccaro P, Hansen DA, Vaccaro J. Effect of intense aerobic

training on exercise performance in children after surgical repair of tetralogy of Fallot or complete transposition of the great arteries. Am J Cardiol. 1985;56:816-8.

Brassard P, Poirier P, Martin J, Noel M, Nadreau E, Houde C, et al. Impact of exercise training on muscle function and ergoreflex in Fontan patients: a pilot study. Int J Cardiol. 2006;107:85-94.

Calzolari A, Turchetta A, Biondi G, Drago F, De Ranieri C, Gagliardi G, et al. Rehabilitation of children after total correction of tetralogy of Fallot. Int J Cardiol 1990;28: 151-8.

Choe KO, Hong YK, Kim MJ, Cho BK. Post-exercise response of ventricular ejection fraction after total repair of congenital heart disease with left to right shunt. Yonsei Med J. 1996;37:19-30.

Cilliers A, Gewillig M. Fontan procedure for univentricular hearts: have changes in design improved outcome? Cardiovasc J S Afr. 2002;13:111-6.

Connuck DM. The role of exercise stress testing in pediatric patients with heart disease. Progress in Pediatric Cardiology. 2005;20:45-52.

Driscoll DJ, Danielson GK, Puga FJ, Schaff HV, Heise CT, Staats BA. Exercise tolerance and cardiorespiratory response to exercise after the Fontan operation for tricuspid atresia or functional single ventricle. J Am Coll Cardiol. 1986;7:1087-94.

Durongpisitkul K, Driscoll DJ, Mahoney DW, Wollan PC, Mottram CD, Puga FJ, et al. Cardiorespiratory response to exercise after modified Fontan operation: determinants of performance. J Am Coll Cardiol. 1997;29:785-90.

Eriksson BO, Friberg LG, Hanson E, Mellgren G. Muscle substrate levels, muscle enzyme activities and muscle morphology in the vastus lateralis and deltoideus muscles in normal children and in children with coarctation of the aorta. Acta Paediatr Scand. 1983;72:843-7.

Fontan F, Baudet E. Surgical repair of tricuspid atresia. Thorax. 1971;26:240-8.

Fredriksen PM, Kahrs N, Blaasvaer S, Sigurdsen E, Gundersen O, Roeksund O, et al. Effect of physical training in children and adolescents with congenital heart disease. Cardiol Young. 2000;10:107-14.

Gabriel HM, Heger M, Innerhofer P, Zehetgruber M, Mundigler G, Wimmer M, et al. Long-term outcome of patients with ventricular septal defect considered not to require surgical closure during childhood. J Am Coll Cardiol. 2002;39:1066-71.

Gewillig M. The Fontan circulation. Heart. 2005a;91:839-46.

Gewillig M. Ventricular dysfunction of the functionally univentricular heart: management and outcomes. Cardiol Young. 2005b;15 Suppl 3:31-4.

Goldberg B, Fripp RR, Lister G, Loke J, Nicholas JA, Talner NS. Effect of physical training on exercise performance of children following surgical repair of congenital heart disease. Pediatrics. 1981;68:691-9.

Hirth A, Reybrouck T, Bjarnason-Wehrens B, Lawrenz W, Hoffmann A. Recommendations for participation in competitive and leisure sports in patients with congenital heart disease: a consensus document. Eur J Cardiovasc Prev Rehabil. 2006;13:293-9.

Hoffman JI, Kaplan S. The incidence of congenital heart disease. J Am Coll Cardiol. 2002;39:1890-900.

Inai K, Saita Y, Takeda S, Nakazawa M, Kimura H. Skeletal muscle hemodynamics and endothelial function in patients after Fontan operation. Am J Cardiol. 2004;93:792-7.

James FW, Kaplan S, Schwartz DC, Chou TC, Sandker MJ, Naylor V. Response to exercise in patients after total surgical correction of Tetralogy of Fallot. Circulation. 1976;54:671-9.

Joshi VM, Carey A, Simpson P, Paridon SM. Exercise performance following repair of hypoplastic left heart syndrome: A comparison with other types of Fontan patients. Pediatr Cardiol. 1997;18:357-60.

Kidd L, Driscoll DJ, Gersony WM, Hayes CJ, Keane JF, O'Fallon WM, et al. Second natural history study of congenital heart defects. Results of treatment of patients with ventricular septal defects. Circulation. 1993;87:I38-51.

Longmuir PE, Russell JL, Corey M, McCrindle BW. Factors associated with the objectively measured activity levels for children after the Fontan procedure. Circulation. 2007;116:479-480.

Longmuir PE, Tremblay MS, Goode RC. Postoperative exercise training develops normal levels of physical activity in a group of children following cardiac surgery. Pediatr Cardiol. 1990;11:126-30.

Longmuir PE, Turner JA, Rowe RD, Olley PM. Postoperative exercise rehabilitation benefits children with congenital heart disease. Clin Invest Med. 1985;8:232-8.

Lunt D, Briffa T, Briffa NK, Ramsay J. Physical activity levels of adolescents with congenital heart disease. Aust J Physiother. 2003;49:43-50.

Massin MM, Hovels-Gurich HH, Gerard P, Seghaye MC. Physical activity patterns of children after neonatal arterial switch operation. Ann Thorac Surg. 2006;81:665-70.

McBride MG, Binder TJ, Paridon SM. Safety and Feasibility of Inpatient Exercise Training in Pediatric Heart Failure: A preliminary report. Journal of Cardiopulmonary Rehabilitation and Prevention. 2007;27:219-22.

McCall R, Humphrey R. Exercise training in a young adult late after a fontan procedure to repair single ventricle physiology. J Cardiopulm Rehabil. 2001;21:227-30.

McCrindle BW, Williams RV, Mital S, Clark BJ, Russell JL, Klein G, et al. Physical activity levels in children and adolescents are reduced after the Fontan procedure, independent of exercise capacity, and are associated with lower perceived general health. Arch Dis Child. 2007;92:509-14.

McManus A, Leung M. Maximising the clinical use of exercise gaseous exchange testing in children with repaired cyanotic congenital heart defects: the development of an appropriate test strategy. Sports Med. 2000;29:229-44.

Meadows J, Powell AJ, Geva T, Dorfman A, Gauvreau K, Rhodes J. Cardiac Magnetic Resonance Imaging Correlates of Exercise Capacity in Patients With Surgically Repaired Tetralogy of Fallot. Am J Cardiol. 2007;100:1446-50.

Mertens L, Reybrouck T, Eyskens B, Daenen W, Gewillig M. Slow kinetics of oxygen uptake in patients with a Fontan-type circulation. Pediatr Exerc Sci. 2003;15:146-55.

Minamisawa S, Nakazawa M, Momma K, Imai Y, Satomi G. Effect of aerobic training on exercise performance in patients after the Fontan operation. Am J Cardiol. 2001; 88:695-8.

Moalla W, Gauthier R, Maingourd Y, Ahmaidi S. Six-minute walking test to assess exercise tolerance and cardiorespiratory responses during training program in children with congenital heart disease. Int J Sports Med. 2005;26:756-62.

Moalla W, Maingourd Y, Gauthier RM, Cahalin LP, Tabka Z, Ahmaidi S. Effect of exercise training on respiratory muscle oxygenation in children with congenital heart disease. Eur J Cardiovasc Prev Rehabil. 2006;13:604-11.

Moons P, Barrea C, De Wolf D, Gewillig M, Massin M, Mertens L, et al. Changes in perceived health of children with congenital heart disease after attending a special sports camp. Pediatr Cardiol. 2006;27:67-72.

Nir A, Driscoll DJ, Mottram CD, Offord KP, Puga FJ, Schaff HV, et al. Cardiorespiratory response to exercise after the Fontan operation: a serial study. J Am Coll Cardiol. 1993;22:216-20.

Ohuchi H, Yasuda K, Hasegawa S, Miyazaki A, Takamuro M, Yamada O, et al. Influence of ventricular morphology on aerobic exercise capacity in patients after the Fontan operation. J Am Coll Cardiol. 2001;37:1967-74.

Opocher F, Varnier M, Sanders SP, Tosoni A, Zaccaria M, Stellin G, et al. Effects of aerobic exercise training in children after the Fontan operation. Am J Cardiol. 2005; 95:150-2.

Otterstad JE, Erikssen J, Froysaker T, Simonsen S. Long term results after operative treatment of isolated ventricular septal defect in adolescents and adults. Acta Med Scand Suppl. 1986;708:1-39.

Paridon SM, Alpert BS, Boas SR, Cabrera ME, Caldarera LL, Daniels SR, et al. Clinical stress testing in the pediatric age group: a statement from the American Heart Association Council on Cardiovascular Disease in the Young, Committee on Atherosclerosis, Hypertension, and Obesity in Youth. Circulation. 2006;113:1905-20.

Paul MH, Wessel HU. Exercise studies in patients with transposition of the great arteries after atrial repair operations (Mustard/Senning): A review. Pediatric Cardiology. 1999;20:49-55.

Pelliccia A, Fagard R, Bjornstad HH, Anastassakis A, Arbustini E, Assanelli D, et al. Recommendations for competitive sports participation in athletes with cardiovascular disease: a consensus document from the Study Group of Sports Cardiology of the Working Group of Cardiac Rehabilitation and Exercise Physiology and the Working Group of Myocardial and Pericardial Diseases of the European Society of Cardiology. Eur Heart J. 2005;26:1422-45.

Perrault H, Drblik SP, Montigny M, Davignon A, Lamarre A, Chartrand C, et al. Comparison of cardiovascular adjustments to exercise in adolescents 8 to 15 years of age after correction of tetralogy of fallot, ventricular septal defect or atrial septal defect. Am J Cardiol. 1989;64:213-7.

Pfammatter JP, Zanolari M, Schibler A. Cardiopulmonary exercise parameters in children with atrial septal defect and increased pulmonary blood flow: short-term effects of defect closure. Acta Paediatr. 2002;91:65-70.

Picchio FM, Giardini A, Bonvicini M, Gargiulo G. Can a child who has been operated on for congenital heart disease participate in sport and in which kind of sport? J Cardiovasc Med (Hagerstown). 2006;7:234-8.

Reybrouck T, Bisschop A, Dumoulin M, Hauwaert LG van der. Cardiorespiratory exercise capacity after surgical closure of atrial septal defect is influenced by the age at surgery. Am Heart J. 1991;122:1073-8.

Reybrouck T, Eyskens B, Mertens L, Defoor J, Daenen W, Gewillig M. Cardiorespiratory exercise function after the arterial switch operation for transposition of the great arteries. European Heart Journal. 2001;22:1052-9.

Reybrouck T, Weymans M, Stijns H, Van der Hauwaert LG. Exercise testing after correction of tetralogy of Fallot: the fallacy of a reduced heart rate response. Am Heart J. 1986;112:998-1003.

Rhodes J, Curran TJ, Camil L, Rabideau N, Fulton DR, Gauthier NS, et al. Impact of cardiac rehabilitation on the exercise function of children with serious congenital heart disease. Pediatrics. 2005;116:1339-45.

Rhodes J, Curran TJ, Camil L, Rabideau N, Fulton DR, Gauthier NS, et al. Sustained effects of cardiac rehabilitation in children with serious congenital heart disease. Pediatrics. 2006;118:e586-93.

Rhodes J, Geggel RL, Marx GR, Bevilacqua L, Dambach YB, Hijazi ZM. Excessive anaerobic metabolism during exercise after repair of aortic coarctation. J Pediatr. 1997;131:210-4.

Rosenthal M, Redington A, Bush A. Cardiopulmonary physiology after surgical closure of asymptomatic secundum atrial septal defects in childhood. Exercise performance is unaffected by age at repair. Eur Heart J. 1997;18:1816-22.

Ruttenberg HD, Adams TD, Orsmond GS, Conlee RK, Fisher AG. Effects of exercise training on aerobic fitness in children after open heart surgery. Pediatr Cardiol. 1983;4:19-24.

Sarubbi B, Pacileo G, Pisacane C, Ducceschi V, Iacono C, Russo MG, et al. Exercise capacity in young patients after total repair of Tetralogy of Fallot. Pediatr Cardiol. 2000;21:211-5.

Sklanski MS, Pivarnik JM, Smith EO, Morris J, Bricker JT. Exercise training hemodynamics and the prevalence of arrhytmias in children following tetralogy of Fallor repair. Pediatric Exercise Science. 1994;5:188-200.

Swan L, Hillis WS. Exercise prescription in adults with congenital heart disease: a long way to go. Heart. 2000;83:685-7.

Takken T, Hulzebos HJ, Blank AC, Tacken MH, Helders PJ, Strengers JL. Exercise prescription for patients with a Fontan circulation: current evidence and future directions. Neth Heart J. 2007b;15:142-7.

Takken T, Tacken MH, Blank AC, Hulzebos EH, Strengers JL, Helders PJ. Exercise limitation in patients with Fontan circulation: a review. J Cardiovasc Med (Hagerstown). 2007a;8:775-81.

Taylor CB, Bandura A, Ewart CK, Miller NH, DeBusk RF. Exercise testing to enhance wives' confidence in their husbands' cardiac capability soon after clinically uncomplicated acute myocardial infarction. Am J Cardiol. 1985;55:635-8.

Therrien J, Fredriksen P, Walker M, Granton J, Reid GJ, Webb G. A pilot study of exercise training in adult patients with repaired tetralogy of Fallot. Can J Cardiol. 2003;19:685-9.

Troutman WB, Barstow TJ, Galindo AJ, Cooper DM. Abnormal dynamic cardiorespiratory responses to exercise in pediatric patients after Fontan procedure. J Am Coll Cardiol. 1998;31:668-73.

Vaccaro P, Galioto FM, Jr., Bradley LM, Vaccaro J. Effect of physical training on exercise tolerance of children following surgical repair of D-transposition of the great arteries. J Sports Med Phys Fitness. 1987;27:443-8.

Vaccaro P, Gallioto FM, Bradley LM, Hansen DA, Vaccaro J. Development of a cardiac rehabilitation programme for children. Sports Med. 1984;1:259-62.

Wessel HU, Paul MH. Exercise studies in tetralogy of Fallot: a review. Pediatr Cardiol. 1999;20:39-47.

Witzel C, Sreeram N, Coburger S, Schickendantz S, Brockmeier K, Schoenau E. Outcome of muscle and bone development in congenital heart disease. Eur J Pediatr. 2006;165:168-74.

12 Juveniele idiopathische artritis

Dr. M. van Brussel

Inleiding

Juveniele idiopathische artritis (JIA) is de meest voorkomende vorm van chronische reumatische aandoeningen bij kinderen. JIA is niet één enkele ziekte, maar een overkoepelende term die alle vormen van artritis omvangt die beginnen op de kinderleeftijd (vóór het 16e levensjaar), langer duren dan 6 weken, waarvan het ontstaan onbekend is en waarbij alle andere bekende aandoeningen geëxcludeerd zijn (Petty et al., 2004). Het ziektebeeld wordt gekarakteriseerd door gewrichtszwelling, pijn, stijfheid en vermoeidheid. Ondanks ontwikkelingen in de medicatie voor behandelingen van gewrichtsontsteking, worden veel kinderen nog steeds beperkt in activiteiten van het dagelijkse leven door hun ziekte. Terwijl reuma bij volwassen (reumatoïde arthritis) de meest voorkomende gewrichtsaandoening is (Kelly et al., 1997), is JIA een minder vaak voorkomende aandoening welke ongeveer bij 1 op de 1000 kinderen voorkomt (Malleson et al., 1996; Manners & Bower, 2002). Gewrichtsklachten komen vaker voor op de kinderleeftijd, maar kunnen manifestaties zijn van een groot aantal andere aandoeningen.

Zes maanden na het begin van de artritis wordt de patiënt definitief geclassificeerd in een van de volgende subgroepen van JIA:
- systemische artritis;
- oligoartritis;
- polyartritis, reumafactor positief/negatief (RF^+/RF^-);
- artritis met psoriasis;
- artritis met enthesitis;
- niet-geclassificeerde artritis.

Fysieke activiteit en inspanningstolerantie

Er is een groeiende toename van het aantal onderzoeken naar de inspanningstolerantie van kinderen met JIA. Veel van deze onderzoeken geven aan dat er een sterk (significant) verlaagde inspanningstolerantie en spierkracht bestaat bij deze kinderen, in vergelijking met die van gezonde leeftijdsgenoten (Takken et al., 2002). Waarschijnlijk is dit een gevolg van de afname van fysieke activiteiten in deze populatie, naast de gevolgen van de ziekte zelf (Klepper, 2003). Twee crosssectionele onderzoeken geven aan dat kinderen met artritis fysiek minder actief zijn dan gezonde leeftijdsgenoten (Henderson et al., 1995; Takken et al., 2003). Verder werd er gevonden dat fysieke activiteit gerelateerd was aan fysieke fitheid (Takken et al., 2003), wat aangeeft dat een lager fysiek activiteitenniveau leidt tot deconditionering en functionele achteruitgang, wat weer zorgt voor een verdere inactieve levensstijl (Bar-Or, 1986). De meest recente onderzoeken naar de inspanningstolerantie bij kinderen en adolescenten met JIA omvatten de grootste onderzoekspopulatie tot nu toe: 87 personen met JIA, in de leeftijd van 6,7 tot 18 jaar (Lelieveld et al., 2007; Van Brussel et al., 2007). De resultaten van beide onderzoeken geven significante verlagingen aan in zowel de aerobe als de anaerobe capaciteit bij kinderen en adolescenten met JIA als deze wordt vergeleken met die van gezonde leeftijdsgenoten (Lelieveld et al., 2007; Van Brussel et al., 2007). Deze bevindingen komen overeen met eerdere onderzoeken, en versterken de conclusies van deze recente onderzoeken wat betreft het benadrukken van de aangedane inspanningstolerantie bij deze kinderen. Van de kinderen (n = 62) had, ten opzichte van gezonde leeftijdsgenoten, 95 procent een verlaagde aerobe capaciteit (VO_{2piek}) en 94 procent een verlaagde anaerobe capaciteit (Van Brussel et al., 2007), waarmee is aangetoond dat de reductie in de fysieke fitheid bijna een algemeen probleem is bij kinderen met JIA. In beide artikelen werd een klein verschil gerapporteerd in fitheidsniveaus tussen kinderen met een actief ziektebeeld en kinderen die in klinische remissie (ziektebeeld onder controle) waren. Deze bevindingen steunen de huidige opvatting dat de inspanningstolerantie niet significant gerelateerd is aan de ziektestatus van JIA (Klepper, 2007). Wat belangrijker blijkt te zijn dan ziekteactiviteit of -duur, zijn geslacht en ziektesubtype (Van Brussel et al., 2007). Van Brussel et al. (2007) vonden bij kinderen met polyartritis (reumafactor-positief) de grootste en bij kinderen met een persisterende oligoartritis de kleinste reductie in de aerobe en anaerobe capaciteit in vergelijking met gezonde leeftijdsgenoten. Beide onderzoeken lieten zien dat meisjes zowel op aerobe als anaerobe capaciteit slechter scoorden dan jongens, net zoals bij gezonde kinderen het geval is.

Training

Zoals hiervoor gesteld, hebben kinderen met JIA in het algemeen een lagere inspanningstolerantie dan 'gezonde' leeftijdsgenoten, waardoor zij vaak niet kunnen meekomen als het om lichamelijke activiteit gaat. Juist déze groep kinderen moet (weer) gaan sporten of fysiek actief worden, zodat hun conditie niet verder afneemt, maar mogelijk zelfs toeneemt. Er verschijnen de laatste jaren steeds meer onderzoeken naar training bij kinderen met JIA, maar de resultaten zijn heel divers: de onderzoeken zijn bijna allemaal uitgevoerd in een heel kleine populatie, waren pilotonderzoeken, of onderzoeken zonder controlegroep. In de meest recente review (Takken et al., in press 2008) naar de effectiviteit van trainingsprogramma's bij kinderen met JIA komt een duidelijke boodschap naar voren: onderzoeken waarin de effectiviteit van training op een gecontroleerde manier is onderzocht zijn heel schaars. In de review werden slechts 3 geschikte gecontroleerde onderzoeken gevonden, waarin in totaal 212 kinderen met JIA waren geïncludeerd. Na vergelijking van de resultaten bleek dat functionele vaardigheden, kwaliteit van leven, aerobe capaciteit en pijn een licht-positief effect lieten zien direct na het voltooien van de trainingsprogramma's; het verschil met de controlegroepen was echter niet-significant. Wel waren alle onderzoeken (zowel de geïncludeerde als de geëxcludeerde) het over één ding eens: goed-gecontroleerde en gesuperviseerde training heeft geen schadelijke gevolgen op de korte termijn. Het tekort aan goede gecontroleerde onderzoeken, vaste uitkomstmaten en meetinstrumenten maakt het heel moeilijk om de daadwerkelijke effectiviteit van training in kaart te brengen (figuur 12.1).

Het is heel moeilijk om effectieve trainingstypen en de daarbij behorende FITT-factoren voor patiënten met JIA op te stellen. Wel is duidelijk dat er vaker dan 1 keer per week getraind dient te worden.

> **FITT-factoren voor kinderen met JIA**
> Frequentie: > 2× per week
> Intensiteit: 60-80% van de maximale hartslag
> Tijd: 45-60 min.
> Type: aerobe activiteiten (zowel op het land als in het water)

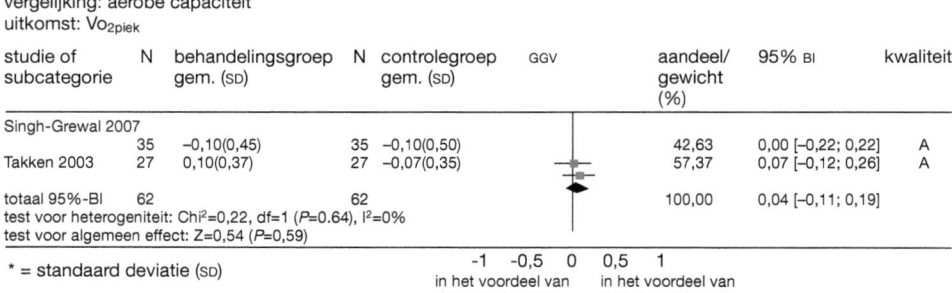

Figuur 12.1 *Meta-analyse van de aerobe capaciteit uit goed-gerandomiseerde onderzoeken. Bron: Takken et al., In press 2008.*

SD = standaarddeviatie; GGV = gewogen gemiddeld verschil; BI = betrouwbaarheidsinterval.

CONTRA-INDICATIES

Contra-indicaties voor training zijn:
- Koorts: kinderen met koorts wordt altijd afgeraden om te gaan sporten c.q. trainen.
- Gewrichtsklachten:
  - kinderen met (tijdelijke) toename van gewrichtsklachten krijgen het medische advies niet met de schoolgymnastiek mee te doen.
  - Kinderen met (tijdelijke) toename van gewrichtsklachten krijgen het medische advies tijdelijk niet te sporten.

Bestaande gewrichtsschade is in principe geen contra-indicatie voor deelname, aangezien de intensiteit van het programma hierop kan worden aangepast.

Literatuur

Bar-Or O. Pathophysiological factors which limit the exercise capacity of the sick child. Med Sci Sports Exerc. 1986;18:276-82.

Brussel M van, Lelieveld OT, Net J van der, Engelbert RH, Helders PJ, Takken T. Aerobic and anaerobic exercise capacity in children with juvenile idiopathic arthritis. Arthritis Rheum. 2007;57:891-7.

Henderson CJ, Lovell DJ, Specker BL, Campaigne BN. Physical activity in children with juvenile rheumatoid arthritis: quantification and evaluation. Arthritis Care Res. 1995;8:114-9.

Kelly WN, Harris ED, Ruddy S, Sledge CB. Textbook of Rheumatology. 5th ed. Philadelphia: Saunders; 1997.

Klepper S. Making the case for exercise in children with juvenile idiopathic arthritis: what we know and where we go from here. Arthritis Rheum. 2007;57:887-90.

Klepper SE. Exercise and fitness in children with arthritis: evidence of benefits for exercise and physical activity. Arthritis Rheum. 2003;49:435-43.

Lelieveld OT, Brussel M van, Takken T, Weert E van, Leeuwen MA van, Armbrust W. Aerobic and anaerobic exercise capacity in adolescents with juvenile idiopathic arthritis. Arthritis Rheum. 2007;57:898-904.

Malleson PN, Fung MY, Rosenberg AM. The incidence of pediatric rheumatic diseases: results from the Canadian Pediatric Rheumatology Association Disease Registry. J Rheumatol. 1996;23:1981-7.

Manners PJ, Bower C. Worldwide prevalence of juvenile arthritis why does it vary so much? J Rheumatol. 2002;29:1520-30.

Petty RE, Southwood TR, Manners P, Baum J, Glass DN, Goldenberg J, et al. International League of Associations for Rheumatology classification of juvenile idiopathic arthritis: second revision. Edmonton 2001. J Rheumatol. 2004;31:390-2.

Takken T, Brussel M van, Engelbert RHH, Net J van der, Kuis W, Helders PJM. Exercise therapy in juvenile idiopathic arthritis. The Cochrane Library. Issue 2. In press 2008.

Takken T, Hemel A, Net J van der, Helders PJ. Aerobic fitness in children with juvenile idiopathic arthritis: a systematic review. J Rheumatol. 2002;29:2643-7.

Takken T, Net J van der, Kuis W, Helders PJ. Physical activity and health related physical fitness in children with juvenile idiopathic arthritis. Ann Rheum Dis. 2003;62:885-9.

Mentale retardatie en het syndroom van Down

13

Dr. M. van Brussel
Dr. T. Takken

Inleiding

De letterlijke vertaling van mentale retardatie is geestelijke vertraging. Vaak wordt mentale retardatie ook wel intellectuele stoornis of mentale handicap genoemd; dit zijn de namen voor een ontwikkelingsstoornis waarbij de verstandelijke vermogens zich niet in een normaal tempo ontwikkelen en waarschijnlijk ook nooit een normaal niveau zullen bereiken. Het kind kan hierdoor moeilijk volledig participeren en functioneren in de maatschappij. Het syndroom van Down (of downsyndroom) is een vorm van mentale retardatie. Het is een aangeboren aandoening met als oorzaak een 'extra' chromosoom 21 dat in drievoud voorkomt (trisomie van chromosoom 21). Kinderen, adolescenten en volwassenen met het syndroom van Down hebben een milde tot ernstige verstandelijke handicap, zij ontwikkelen zich langzamer (verstandelijk, maar ook lichamelijk) en hebben een aantal duidelijk herkenbare uiterlijke kenmerken. Bijna de helft van de kinderen met het downsyndroom wordt geboren met een hartaandoening (Marino, 1996). Dit kan variëren van een simpel ventrikelseptumdefect (VSD) tot een complexe tetralogie van Fallot (hoofdstuk 11). Ook hebben personen met het downsyndroom een verhoogde kans op problemen met ademhaling en luchtwegen, gehoor, ogen, spraak, motoriek en afweer tegen infecties. De ontwikkeling van het downsyndroom verschilt van persoon tot persoon (Van Vliet-Lachotzki, 2007).

Fysieke activiteit en fitheid

Lang was er bezorgdheid over sportparticipatie van kinderen met het syndroom van Down. Vanwege de hypotonie van onder meer de nekspieren, was men verontrust over de instabiliteit van het atlantoaxiale gewricht en beschadiging van de wervelkolom. Atlantoaxiale instabiliteit betekent een toegenomen bewegelijkheid tussen de eerste (atlas) en tweede (axis) cervicale wervel (atlantoaxiaal gewricht). Ongeveer 15 procent van de kinderen met het syndroom van Down hebben een asymptomatische atlantoaxiale instabiliteit. Echter, uit een onderzoek waarbij röntgenopnames werden gemaakt bij sportieve kinderen met het syndroom van Down en bij inactieve kinderen werden er geen afwijkingen gevonden aan het ruggenmerg (Cremers et al., 1993). Dit laat zien dat kinderen met het syndroom van Down niet aan de kant hoeven te blijven zitten. Wel moet er opgepast worden bij contactsporten, zoals judo, omdat het niet correct uitvoeren of het ontbreken van technieken ernstig nekletsel kan veroorzaken.

Jonge kinderen met een mentale retardatie worden, in het algemeen, beschouwd als hypoactief. Deze hypoactiviteit heeft voor grote bezorgdheid gezorgd vanwege de risico's op obesitas en een verminderde fysieke fitheid bij deze kinderen. Er bestaat een redelijke hoeveelheid bewijsmateriaal betreffende de fysieke fitheidniveaus bij jonge kinderen met een mentale retardatie (Whitt-Glover et al., 2006). De meeste onderzoeken zijn uitgevoerd bij kinderen met een milde tot matige vorm van intellectuele achterstand. Deze onderzoeken zijn met elkaar vergeleken in de review van Fernhall & Pitetti (Fernhall & Pitetti, 2001). De review liet zien dat kinderen met een mentale retardatie in het algemeen, en binnen deze groep vooral de kinderen met het syndroom van Down, een verlaagde fysieke inspanningscapaciteit hadden (Fernhall & Pitetti, 2001). Zie voor de resultaten van dit onderzoek tabel 13.1. Hoewel de meeste fysieke waarden lager zijn dan die van gezonde leeftijdsgenoten bestaat er een grote variabiliteit. Vooral de lage niveaus van fysieke fitheid bij kinderen met het downsyndroom zijn opvallend: zij hebben in het algemeen een VO_{2piek} van ongeveer 25 ml/kg/min. (dit is 45-50% van voorspeld), ongeacht de leeftijd.

Kinderen met een mentale retardatie scoren ook op de volhoudtijd in veldtests, zoals lopen en rennen, lager dan gezonde leeftijdsgenoten (Fernhall & Pitetti, 2000; Fernhall et al., 2000; Fernhall et al., 1996a); ook scoren zij lager op spierkracht (Londerlee & Johnson, 1974; Rarick et al., 1970). Fernhall & Pitetti gaven in hun artikel een interessante bevinding weer, namelijk dat de metingen van spierkracht in de benen, de VO_{2piek} en het uithoudingsvermogen significant met elkaar waren gerelateerd bij kinderen met een mentale retardatie (Fernhall & Pitetti, 2000). Hun gedachtegang was dat lage spierkracht in de benen bij deze groep waarschijnlijk een belangrijke limiterende factor was in de uitvoering van fysieke activiteiten.

Een sedentaire levensstijl en een overmatig percentage lichaamsvet kunnen mede een oorzaak zijn voor de lage niveaus van de fysieke fitheid bij sommige van deze kinderen. Een opvallende observatie uit inspanningsonderzoeken bij voornamelijk kinderen met het syndroom van Down en bij kinderen met een mentale retardatie in het algemeen is een verminderde hartslagrespons (ook wel chronotropische incompetentie genoemd). Deze chronotropische incompetentie is zelfs te zien bij kinderen met het syndroom van Down die geen hartafwijkingen hebben (figuur 13.1) (Pastore et al., 2000).

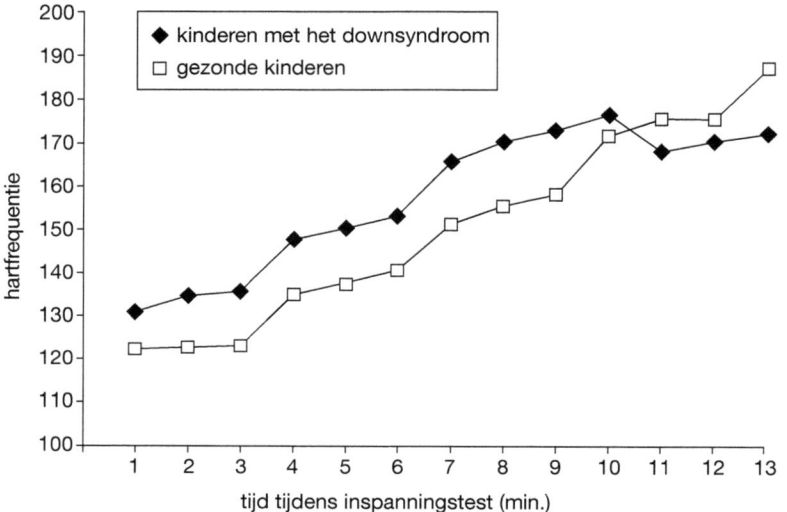

Figuur 13.1 *Hartslagrespons van kinderen met het downsyndroom zonder hartafwijking en gezonde kinderen. Bron: Pastore et al., 2000.*

In figuur 13.1 is te zien dat kinderen met het syndroom van Down over het algemeen een maximale hartfrequentie hebben die 30 slagen/minuut lager ligt dan bij gezonde kinderen. Bij kinderen met een mentale retardatie ligt deze circa 15 slagen/minuut lager dan bij gezonde kinderen (Fernhall et al., 2001). Een verklaring hiervoor is waarschijnlijk dat chronotropische incompetentie een weergave is van het autonome disfunctioneren bij kinderen met het downsyndroom (Fernhall & Pitetti, 2001; Fernhall et al., 1989). Diverse veldtests voor het meten van de aerobe capaciteit bij kinderen en jongeren met een mentale retardatie of het syndroom van Down zijn gevalideerd, zoals de 600-yard rentest, de 16-meter shuttle run en de 1-mijl wandeltest (Fernhall et al., 1998; Teo-Koh & McCubbin, 1999). Alle tests blijken een redelijk tot goede validiteit te hebben. De best uitvoerbare test is de 20-meter shuttle run test; hiervoor is het minste instrumentarium nodig: een brede gang of gymzaal van 20 meter lengte en een test-cd volstaan. De enige aanpassing die voor de downsyndroompopulatie bij deze test is gedaan, is dat er iemand meeloopt of rent om de snelheid aan te geven. Aan de hand van de volgende regressievergelijking, die speciaal voor deze patiëntengroep is ontwikkeld, kan de aerobe capaciteit geschat worden uit de 20-meter shuttle run prestatie (Fernhall et al., 1998).

$VO_{2piek} = 0{,}35 \times$ (aantal trappen) $- 0{,}59 \times$ body mass index $- 4{,}5 \times$ (1 = man, 2 = vrouw) $+ 50{,}8$.

Hierbij is de standaardschattingsfout (standard error, SE) 4,5 ml/kg/min., wat wil zeggen dat 95 procent van de observaties binnen 9 ml/kg/min. van de voorspelde VO_{2piek} ligt.

Training

Training over een langere periode leidt tot een verbetering van de volhoudtijd in kinderen met het syndroom van Down (Campbell, 1974; Corder, 1966). Een review over de effecten van training op de VO_{2piek} laat zien dat een aantal onderzoeken aantonen dat training kan zorgen voor toenames in de VO_{2piek}, maar dat er ook een aantal zijn die geen effect vonden (Fernhall, 1992). De auteurs van deze review geven aan dat de kwaliteit van de bestudeerde trainingsonderzoeken over het algemeen laag was vanwege significante methodologische tekortkomingen (weinig deelnemers en geen controlegroepen) (Fernhall, 1992). Ook zijn er verbeteringen in spierkracht en uithoudingsvermogen beschreven in kinderen met een mentale retardatie (Fernhall, 1992).
Het meest recente artikel over training bij kinderen met een mentale retardatie is van Ozmen et al. (2007). In dit onderzoek was het doel na te gaan wat de effecten waren van een cardiovasculair trainingsprogramma bij kinderen met een mentale retardatie, dat werd uitgevoerd op hun eigen school. Dertig jongeren (leeftijd 8-15 jaar) met een milde tot matige mentale retardatie werden door middel van randomisatie ingedeeld in een trainingsgroep of de controlegroep. De kinderen in de trainingsgroep ondergingen 10 weken lang, 3 keer per week, een trainingsprogramma van een uur per sessie met een intensiteit van 60 tot 80 procent van hun maximale hartslag. De controlegroep kreeg geen training. In week 10 bleek de volhoudtijd van de 20-meter shuttle

Tabel 13.1 Onderzoeken naar aerobe capaciteit bij kinderen met een mentale retardatie of het syndroom van Down. Bron: Fernhall & Pitetti, 2001.

auteur	deelnemers (gemiddelde leeftijd)	manier van testen	$VO_{2piek/kg}$ (ml/kg/min.)	piekhartslag (slagen/min.)
Bar-Or et al., 1971	89 ♂, 32 ♀, MR (7-15 jaar)	loopband	48-51 ♂, 42-47 ♀	195-205
Fernhall et al., 2000	9 ♂, 8 ♀, MR, DS (14 jaar)	loopband	39	182
Fernhall & Pitetti, 2000	15 ♂, 11 ♀, MR	loopband	35	
Fernhall et al., 1996a	13 ♂, 10 ♀, MR, DS (15 jaar)	loopband	33 ♂, 26 ♀	174 ♂, 180 ♀
Fernhall et al., 1998	22 ♂, 12 ♀, MR, DS (14 jaar)	loopband	37	186
Maksud & Hamilton, 1974	62 MR (10-13 jaar)	fietsergometer	39	187
Pitetti & Fernhall, 1997	17 ♂, 12 ♀, MR, DS (14 jaar)	loopband	37 ♂, 30 ♀	183 ♂, 188 ♀
Pitetti et al., 2000	12 ♂, 11 ♀, MR	loopband	46 ♂, 32 ♀	187 ♂, 182 ♀
Teo-Koh & McCubbin, 1999	45 MR	loopband	41	189
Yoshizawa et al., 1975	74 ♂, 53 ♀, MR	fietsergometer	41-44 ♂, 33-36 ♀	184-187 ♂, 181-186 ♀
Fernhall & Tymeson, 1987	11 ♂, 3 ♀, DS	loopband	27	171
Millar et al., 1993	15 DS	loopband	26	166-173

MR = mentale retardatie; DS = downsyndroom.

run test significant toegenomen. Het percentage lichaamsvet was echter niet verminderd. Een trainingsprogramma kan de cardiovasculaire fitheid bij kinderen met een mentale retardatie dus verbeteren. Een ander onderzoek bij 22 adolescenten met het syndroom van Down liet zien dat na 12 weken (3× per week 1 uur trainen op het land of in het water), er een aanzienlijke daling was in het vetpercentage van deze jongens van 31,8 procent naar 26 procent (Ordonez et al., 2006). Langetermijneffecten van dit programma zijn echter niet gerapporteerd. Het is dus niet bekend of deze effecten beklijven. Vanwege de hypotonie hebben kinderen met het syndroom van Down mogelijk een lager rustmetabolisme (gemiddeld is het rustmetabolisme 20 procent lager dan voorspeld) (Luke et al., 1994), waardoor zij een verhoogde kans hebben op het ontstaan van overgewicht en obesitas. Het onderzoek van Ordonez et al. (2006) laat zien dat 3 uur extra beweging per week succesvol kan zijn om de vetmassa bij jongeren met het syndroom van Down te verlagen (Ordonez et al., 2006).

Type en hoeveelheid training

Gebaseerd op het school-trainingsprogramma van Ozmen et al. (2007) kunnen de volgende FITT-factoren worden opgesteld:

> **FITT-factoren voor kinderen met het syndroom van Down of een mentale retardatie**
> Frequentie: 3× per week
> Intensiteit: 60-80% van de maximale hartslag
> Tijd: 1 uur per sessie; minimaal 10 weken
> Type: aerobe training, anaerobe training en spierkrachttraining; deze kunnen allemaal goed toegepast worden

Conclusie

Jonge kinderen die mentaal geretardeerd zijn, hebben vaak een laag niveau van dagelijkse activiteiten, een verlaagde fysieke fitheid en excessief lichaamsgewicht (Dykens et al., 1998; Fernhall et al., 1996b). Vanuit zowel de algemene gezondheid als een psychosociaal standpunt zullen deze kinderen significant baat hebben bij verbeterde en verhoogde dagelijkse activiteiten. Interventies die tot doel hebben om de fysieke fitheid te laten toenemen en het gewicht te laten afnemen, kunnen zeer effectief zijn bij kinderen en adolescenten met een mentale retardatie (Fernhall, 1992). Bij kinderen met een mentale retardatie en het downsyndroom is het verstandig om bij een activiteiten- of trainingsprogramma een grote variatie in te plannen, omdat de aandachtsspanne bij deze kinderen niet altijd even groot is. Als een oefening te lang duurt, verliezen zij de aandacht en zullen zij de oefening niet goed meer uitvoeren of aangeven dat zij het programma niet leuk vinden en in de toekomst niet meer willen participeren. Het programma moet voornamelijk leuk zijn, maar dit geldt niet alleen voor trainingsprogramma's voor deze groep kinderen.

Literatuur

Bar-Or O, Skinner JS, Bergsteinova V, Shearburn C, Royer D, Bell W, et al. Maximal aerobic capacity of 6 – 15 year-old girls and boys with subnormal intelligence quotients. Acta Paediatr Scand Suppl. 1971;217:108-13.

Campbell J. improving the physical fitness of retarded boys. Ment Retard. 1974;12:31-35.

Corder WW. Effects of physical education on the intellectual and social development of educable mentally retarded boys. Except Child. 1966;32:357-64.

Cremers MJ, Bol E, Roos F de, Gijn J van. Risk of sports activities in children with Down's syndrome and atlantoaxial instability. Lancet. 1993;342:511-4.

Dykens EM, Rosner BA, Butterbaugh G. Exercise and sports in children and adolescents with developmental disabilities. Child Adolesc Psych Clin N Amer. 1998;7:757-71.

Fernhall B, McCubbin JA, Pitetti KH, Rintala P, Rimmer JH, Millar AL, et al. Prediction of maximal heart rate in individuals with mental retardation. Med Sci Sports Exerc. 2001;33:1655-60.

Fernhall B, Pitetti KH, Hensen T, Vukovich M. Cross-validation of the 20-m shuttle run in children with mental retardation. Adapted Phys Act Q. 2000b;17:402-12.

Fernhall B, Pitetti KH, Rimmer JH, McCubbin JA, Rintala P, Millar AL, et al. Cardiorespiratory capacity of individuals with mental retardation including Down syndrome. Med Sci Sports Exerc. 1996b;28:366-71.

Fernhall B, Pitetti KH, Stubbs N, Standler L. Validity and reliability of the 1/2 mile run-walk as an indicator of aerobic fitness in children with mental retardation. Pediatr Exerc Sci. 1996a;8:130-42.

Fernhall B, Pitetti KH, Vukovich M, Stubbs N, Hensen T, Winnick JP, et al. Validation of cardiovascular fitness field tests in children with mental retardation. Am J Ment Retard. 1998;102:602-12.

Fernhall B, Pitetti KH. Leg strength is related to endurance run performance in children and adolescents with mental retardation. Pediatr Exerc Sci. 2000a;12:324-33.

Fernhall B, Pitetti KH. Limitations to physical work capacity in individuals with mental retardation. Clin Exerc Physiol. 2001;3:176-85.

Fernhall B, Tymeson G, Millar AL, Burkett LN. Cardiovascular fitness testing and fitness levels of adolescent and adults with mental retardation including Down syndrome. Educ Training Mental Retard. 1989;24:133-8.

Fernhall B, Tymeson G. Graded exercise testing of mentally retarded adults. A study of feasibility. Arch Phys Med Rehab. 1987 68:363-5.

Fernhall B. Physical fitness and exercise training of individuals with mental retardation. Med Sci Sports Exerc. 1992;25:442-50.

Londerlee BR, Johnson LE. Motor fitness of TMR vs. EMR and normal children. Med Sci Sports Exerc. 1974;6:247-52.

Luke A, Roizen NJ, Sutton M, Schoeller DA. Energy expenditure in children with Down syndrome: correcting metabolic rate for movement. J Pediatr. 1994;125:829-38.

Maksud MG, Hamilton LH. Physiological responses of EMR children to strenuous exercise. Am J Ment Defic. 1974;79:32-8.

Marino B. Patterns of congenital heart disease and associated cardiac anomalies in children with Down syndrome. In: Marino B, Pueschel SM, editors. Heart disease in persons with Down syndrome. Baltimore, Maryland: Brookes; 1996. pp. 133-40.

Millar AL, Fernhall B, Burkett LN. Effects of aerobic training in adolescents with Down syndrome. Med Sci Sports Exerc. 1993;25:270-4.

Ordonez FJ, Rosety M, Rosety-Rodriguez M. Influence of 12-week exercise training on fat mass percentage in adolescents with Down syndrome. Med Sci Monit. 2006;12: CR416-9.

Ozmen T, Ryildirim NU, Yuktasir B, Beets MW. Effects of school-based cardiovascular-fitness training in children with mental retardation. Pediatr Exerc Sci. 2007;19:171-8.

Pastore E, Marino B, Calzolari A, Digilio MC, Giannotti A, Turchetta A. Clinical and cardiorespiratory assessment in children with Down syndrome without congenital heart disease. Arch Pediatr Adolesc Med. 2000;154:408-10.

Pitetti KH, Fernhall B. Aerobic capacity as related to leg strength in youth with mental retardation. Pediatr Exerc Sci. 1997;9:223-36.

Pitetti KH, Millar AL, Fernhall B. Reliability of a peak performance treadmill test for children and adolescents with and without mental retardation. Adapted Phys Act Q. 2000;17:322-32.

Rarick GL, Widdop JH, Broadhead GD. The physical fitness and motor performance of educable mentally-retarded children. Except Child. 1970;36:504-19.

Teo-Koh SM, McCubbin JA. Relationship Between Peak Vo, and 1-mile WalkTest Performance of Adolescent Males With Mental Retardation. Pediatr Exerc Sci. 1999; 11:144-57.

Vliet-Lachotzki E van. Downsyndroom In: 2007. http://www.erfelijkheid.nl/zena/down.php.

Whitt-Glover MC, O'Neill KL, Stettler N. Physical activity patterns in children with and without Down syndrome. Pediatr Rehabil. 2006;9:158-64.

Yoshizawa S, Ishizaki T, Honda H. Aerobic work capacity of mentally retarded boys and girls in junior high schools. J Hum Ergol (Tokyo). 1975;4:15-26.

Nierinsufficiëntie 14

Drs. M. van Bergen
Dr. T. Takken

Inleiding

Progressieve vermindering in nierfunctie wordt vaak omschreven als chronische nierinsufficiëntie. De (soms ernstig) falende nierfunctie zorgt ervoor dat de patiënt zich moet houden aan een streng dieet- en medicatievoorschrift. Chronische nierinsufficiëntie zal uiteindelijk op een punt komen waarop de nieren onvoldoende hun regulatie- en excretiefuncties kunnen vervullen. In deze fase spreken we van terminale nierinsufficiëntie en is de patiënt afhankelijk van nierfunctievervangende behandeling (Koufaki & Mercer, 2007).
Ten gevolge van terminale nierinsufficiëntie komen jaarlijks in Nederland ongeveer 20 tot 25 kinderen in aanmerking voor een nierfunctievervangende behandeling: hemodialyse (HD) en peritoneale dialyse (PD). Een succesvolle transplantatie is het uiteindelijke doel bij kinderen in dialyse (Hulstijn-Dirkmaat et al. 1992). In dit hoofdstuk zullen verschillende aspecten van chronische nierinsufficiëntie worden besproken.

Achtergrond

Meestal ontwikkelt chronische nierinsufficiëntie zich in het begin langzaam en wordt het niet opgemerkt. De eerste symptomen bestaan vooral uit algehele malaise en een toenemende vermoeidheid. De vermoeidheid is het gevolg van de opbouw van afvalstoffen in het lichaam; dit wordt ook wel uremie genoemd.
De meest voorkomende oorzaken van chronische nierinsufficiëntie op de kinderleeftijd zijn: obstructieve uropathie, renale dysplasie, reflux nefropathie en focale segmentale glomerulosclerosis. Met andere woorden, de oorzaak van chronische nierinsufficiëntie bij kinderen is

in het merendeel van de gevallen te vinden in een functiestoornis van de nier zelf. Ongeveer een derde van de kinderen met chronische nierinsufficiëntie is hier al voor het 6e levensjaar mee bekend (Gerson et al., 2006).
Buiten het wegvallen van de nierfunctie kunnen er zich nog meer complicaties voordoen. Bij het merendeel van de patiënten met terminale nierinsufficiëntie is er sprake van hypertensie (hoge bloeddruk). Verschillende factoren spelen een rol bij het ontstaan van deze hypertensie. Verder is er een relatie gevonden tussen hypertrofie in de linkerventrikel van het hart en hypertensie (Horl & Horl, 2002). De nier is ook verantwoordelijk voor de productie van bepaalde hormonen. Na de geboorte bijvoorbeeld wordt erytropoëtine (EPO) geproduceerd door de peritubulaire cellen van de nierschors (Van Damme-Lombaerts & Herman, 1999). EPO speelt een belangrijke rol in het constant houden van het aantal rode bloedcellen. Wanneer het aantal rode bloedcellen daalt, wordt er meer EPO afgescheiden. Dit mechanisme is verstoord bij chronische nierinsufficiëntie, wat anemie (bloedarmoede) tot gevolg heeft. Anemie heeft een negatief effect op de hartfunctie, energieniveaus, immuunfuncties, intellectuele functies, maar ook op de neurologische ontwikkeling en de groei (Miller & MacDonald, 2006). Door een synthetische vorm van EPO toe te dienen, kan de rode celmassa tot op een aanvaardbaar niveau worden teruggebracht. Kinderen met terminale nierinsufficiëntie hebben ook vaak groeiproblemen. De etiologie van deze groeivertraging hangt af van meerdere factoren, zoals: de leeftijd waarop de ziekte zich manifesteerde, de aanwezigheid van anemie en de slechte energie-inname in combinatie met een verstoorde groeihormoonspiegel. Verstoorde groei bij kinderen is geassocieerd met een toename in morbiditeit en mortaliteit en een kleinere volwassen lengte, dus dit is een van de belangrijkste complicaties van terminale nierinsufficiëntie bij kinderen (Gorman et al., 2005; Miller & MacDonald, 2006). Bij patiënten met chronische nierinsufficiëntie treedt verstoring op van de interactie die de normale botgroei reguleert (de interactie tussen schildklierhormoon, calcium, fosfor en vitamine D). Deze verstoring kan, indien ze niet wordt behandeld, leiden tot met nierinsufficiëntie geassocieerde botziekten, renale osteodystrofie genoemd (Langman, 2005). Deconditioneren, verminderde energie-inname en het met dialyse geassocieerde katabolisme kunnen voor spieratrofie zorgen. Spieratrofie heeft een toename in spierzwakte tot gevolg, die zorgt voor een afname in fysiek functioneren. Bij volwassenen en bij kinderen in dialyse is ook een abnormale spierfunctie gevonden, zowel metabool als structureel (Diesel et al., 1990; Kouidi et al., 1998).

Een belangrijk doel van de behandeling van chronische nierinsufficiëntie is dan ook minimalisering van de impact van de complicaties (Miller & MacDonald, 2006).

Vermoeidheid speelt een belangrijke rol in het leven van kinderen met een nierziekte. In een recent door TNO in opdracht van Nierstichting Nederland uitgevoerd onderzoek geven kinderen met een nierziekte aan dat zij beperkingen ondervinden bij het deelnemen aan activiteiten van het dagelijkse leven ten gevolge van vermoeidheid (Van Vilsteren et al., 2005). Vermoeidheid is een subjectieve klacht; er is sprake van een verstoring in de balans tussen belasting en belastbaarheid. Hierbij spelen zowel somatische aspecten een rol, zoals verminderde inspanningstolerantie en spierkracht, als een verhoogde arbeid door beperkingen in motorische en functionele vaardigheden, als psychische aspecten zoals stress en depressieve kenmerken. Door deze vermoeidheid kunnen kinderen met chronische nierinsufficiëntie moeite hebben bij activiteiten die voor gezonde ongetrainde personen geen enkel probleem vormen. In de volgende paragraaf zullen we verder ingaan op de inspanningstolerantie.

Inspanningstolerantie

Volwassenen met een chronische nieraandoening hebben een verminderde inspanningstolerantie en ervaren een sterke beperking in fysiek functioneren (Johansen, 2005). Hoewel veel onderzoek gedaan is bij volwassen nierpatiënten is onderzoek naar de inspanningstolerantie bij kinderen schaars. Recent onderzoek toont aan dat kinderen met terminale nierinsufficiëntie ook een verminderd inspanningsvermogen hebben (Eijsermans et al., 2004; Painter et al., 2007). De multifactoriële betrokkenheid van de nierziekte maakt het moeilijk om een exacte oorzaak aan te wijzen voor deze verminderde inspanningstolerantie. De belangrijkste factoren zijn: anemie, ventriculaire cardiale disfunctie, spierschade (door onder andere beperkte eiwitinname), metabole stoornissen en deconditioneren. Enerzijds spelen dus ziektegerelateerde factoren een rol en anderzijds de inactiviteit (figuur 14.1).

Bij volwassenen is een duidelijke vooruitgang aangetoond in de inspanningstolerantie na een niertransplantatie zonder dat er sprake was van een trainingsprogramma of een verbetering van de hematocrietwaarde (Painter et al., 2007). Dit impliceert dat dialyse-afhankelijke factoren een rol spelen bij een verminderde inspanningstolerantie van deze patiënten. Bij kinderen is er echter geen significante verbetering aangetoond in het inspanningsvermogen na een niertrans-

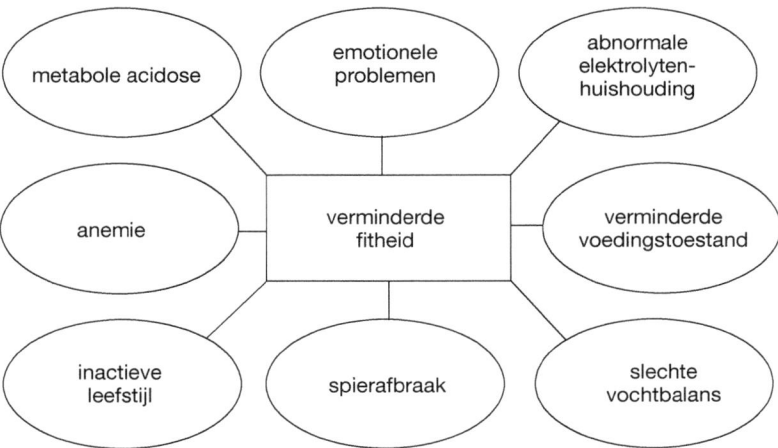

Figuur 14.1 *Complicaties van chronische nierinsufficiëntie die de fysieke fitheid beïnvloeden. Naar: Bar-Or, 2004.*

plantatie (Krull et al., 1994; Matteucci et al., 1996). Painter et al. (2007) toonde wel een lichte stijging aan in absolute VO_{2max}. Correctie voor lichaamsgewicht deed deze stijging echter teniet: lichaamsgewicht en vetpercentage namen ná een niertransplantatie namelijk significant toe. Dat er, in tegenstelling tot bij volwassenen, bij kinderen geen significante verbetering optrad na transplantatie, kan te maken hebben met de grotere fysiologische impact van nierinsufficiëntie op de kinderleeftijd, die mogelijk nog doorwerkt ná de transplantatie (Painter et al., 2007). De verlaagde inspanningstolerantie na transplantatie kan komen door een inactieve levensstijl, maar ook door medicatie als cyclosporine A, een medicijn ter voorkoming van afstoting van de donornier. Onderzoek heeft aangetoond dat cyclosporine A een negatief effect heeft op de oxidatieve capaciteit en het capillaire netwerk van de spieren (Krull et al., 1994; Matteucci et al., 1996). Bovendien kan deze medicatie bijdragen aan een verminderde spiermassa en een verminderd vetpercentage (Mathieu et al., 1994; Painter et al., 2007). Terugkomend op de ziektegerelateerde factoren die van invloed zijn op de inspanningstolerantie, zien we dat anemie veroorzaakt wordt door een verstoring in de EPO-aanmaak. Door anemie is het zuurstoftransport op cellulair niveau verstoord, wat een verminderde beschikbaarheid van zuurstof voor oxidatieve processen tot gevolg heeft. Deze processen zijn de basis van aerobe productie van energie (via de citroenzuurcyclus). Sinds de jaren 90 van de vorige eeuw is het mogelijk om kunstmatig EPO toe te dienen. Hierdoor is de inspannings-

tolerantie wel verbeterd bij kinderen met chronische nierinsufficiëntie, maar nog niet genormaliseerd (Baraldi et al., 1990).
Kinderen met chronische nierinsufficiëntie zijn bekend met een verminderde spierfunctie door zowel spieratrofie als structurele veranderingen in de spier. Dit wordt ook wel uremische myopathie genoemd. De etiologie van uremische myopathie bij chronische nierinsufficiëntie is complex en nog niet precies vastgesteld. Tot op heden is het namelijk onmogelijk om de verschillende mechanismen die verantwoordelijk zijn voor de veranderingen in spierfunctie onafhankelijk van elkaar te onderzoeken.
Spieratrofie wordt voornamelijk veroorzaakt door inactiviteit en een verstoorde eiwitbalans in de spier. Ook de metabole acidose wordt geassocieerd met spieratrofie (Adams & Vaziri, 2006). Door structurele veranderingen in de skeletspier is het metabolisme verstoord, wat negatieve effecten heeft op de inspanningstolerantie. De vetzuuroxidatie is belangrijk voor het produceren van energie in de spier. Bij chronische nierinsufficiëntie is, door een abnormale carnitinehomeostase, deze vetzuuroxidatie verstoord. Ook blijkt dat zuurstof minder goed wordt opgenomen in de spier, mede door verminderde zuurstofgeleiding van de spiercapillairen naar de mitochondria (Hiatt et al., 1992). Bij patiënten met terminale nierinsufficiëntie kan de spieratrofie zo ernstig zijn dat de maximale zuurstofopname niet bereikt kan worden (Johansen, 2005).
Kinderen met een chronische aandoening geraken vaak in een negatieve spiraal, die leidt tot deconditionering, inactiviteit en uiteindelijk participatieproblemen en problemen met fysiek functioneren. Problemen op het gebied van de gezondheidsgerelateerde kwaliteit van leven zijn dan niet ondenkbaar (figuur 14.2).
Diverse interventieprogramma's zijn gericht op het doorbreken van de inactiviteit en het motiveren van de kinderen om fysiek actiever te worden, omdat deze activiteit kan leiden tot verbetering in fysiek functioneren en een betere participatie.

Training

Trainingsprogramma's bij volwassenen met chronische nierinsufficiëntie blijken effectief te zijn (Koufaki et al., 2002; Levendoglu et al., 2004; Van Vilsteren et al., 2005). Deze trainingsprogramma's, waarvan de duur varieerde van 10 weken tot 12 maanden lieten een verbetering zien in aerobe fitheid met een toename van de VO_{2max} van ongeveer 25 procent. Nu is het niet zo dat deze resultaten gekoppeld kunnen worden aan interventies bij kinderen. Bij kinderen ligt er vaak

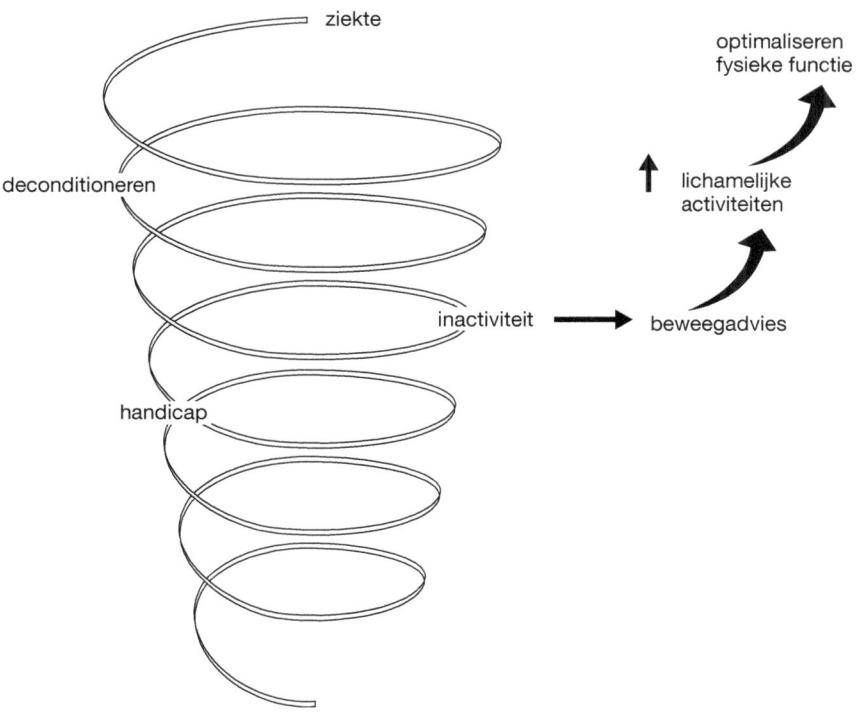

Figuur 14.2 *De vicieuze cirkel van ziekte, deconditioneren, inactiviteit en handicap in patiënten met een nieraandoening (Painter, 1994).*

een andere etiologie dan bij volwassenen ten grondslag aan de chronische nierinsufficiëntie. Kinderen worden vaker behandeld met PD en hebben te maken met andere comorbiditeit. Tot op heden is er geen onderzoek bekend die de effecten van een trainingsprogramma heeft bestudeerd bij kinderen met chronische nierinsufficiëntie.

Fysieke activiteit kan overigens de nierfunctie in gezonde personen niet beïnvloeden. Dus ook trainingsprogramma's kunnen geen verbetering geven in het functioneren van de nieren bij kinderen met chronische nierinsufficiëntie. Niettemin kan een trainingsprogramma positief werken op mogelijke complicaties en zo het algemene welbevinden of de kwaliteit van leven van de patiënt verbeteren. Bloeddrukverlaging en verbeterde vetzuurspiegels kunnen het gevolg zijn van trainingsprogramma's. Gewichtdragende activiteiten en spierkrachttraining kunnen een positief effect hebben op de botdichtheid. Psychosociale aspecten van een trainingsprogramma kunnen bijdragen aan vergroting van het zelfvertrouwen van deze kinderen (Bar-Or, 2004).

> **Praktische tips**
> Tegenwoordig worden kinderen met chronische nierinsufficiëntie door hun behandelend artsen aangemoedigd om binnen veilige grenzen fysiek actief te zijn. Er zijn geen specifieke onderzoeken bekend die de risico's van fysieke activiteit bij chronische nierinsufficiëntie in kaart hebben gebracht.
> Wel moet er te allen tijde rekening gehouden worden met potentiële risico's.
> - Deze kinderen zijn vaak bekend met een verminderde botdichtheid (osteodystrofie) en lopen dus een groter risico op fracturen, waar tegenover staat dat fysieke activiteit een positief effect heeft op de botaanmaak.
> - Kinderen in dialyse kunnen een trauma oplopen aan de dialysekatheter (PD) of de arterioveneuze shunt (hemodialyse). Om deze redenen worden contactsporten vaak afgeraden.
> - Ook na transplantatie worden contactsporten afgeraden, omdat de getransplanteerde nier op een minder beschermde plaats in de onderbuik gelokaliseerd is.
>
> Sporten die vaak worden aanbevolen zijn fietsen, zwemmen, aerobics, dansen, golf, tennis en hardlopen.

Een inspanningstest kan meer inzicht geven in eventuele risico's en kan gebruikt worden bij het advies met betrekking tot fysieke activiteit. Ook kan de test als uitgangspunt dienen bij het maken van een trainingsprogramma. Bij de start van een trainingsprogramma is het belangrijk de intensiteit niet te hoog te laten zijn; ook een geleidelijke opbouw is van belang. Het is beter om te trainen op de dag na de dialyse. Te allen tijde moet de volumestatus in de gaten gehouden worden; bij deze kinderen bestaat het gevaar op dehydratie, vooral in warme omstandigheden.

Conclusie

Kinderen met chronische nierinsufficiëntie hebben een zeer lage inspanningstolerantie en zijn fysiek inactief. Verschillende complicaties van chronische nierinsufficiëntie zijn verantwoordelijk voor deze verminderde inspanningstolerantie. Fysieke activiteit zal niet tot een verbetering van de nierfunctie leiden, maar kan wel complicaties terugdringen. Sportparticipatie kan aanbevolen worden bij kinderen met chronische nierinsufficiëntie, al zijn contactsporten af te raden. Trainingprogramma's zijn effectief gebleken bij volwassenen met chronische nierinsufficiëntie. De inspanningstolerantie verbeterde met gemiddeld 25 procent. Tot op heden zijn er bij kinderen geen trainingsonderzoeken bekend; onze eerste ervaring is dat kinderen wel vooruitgang kunnen boeken; een deel van de kinderen stopt echter voortijdig met de training vanwege ziektegerelateerde factoren en logistieke problemen. Verder onderzoek is nodig om meer inzicht te krijgen in de haalbaarheid en effectiviteit van trainingsprogramma's bij deze groep kinderen.

Literatuur

Adams GR Vaziri ND. Skeletal muscle dysfunction in chronic renal failure: effects of exercise. Am J Physiol Renal Physiol. 2006;290: F753-s61.

Baraldi E, Montini G, Zanconato S, Zacchello G, Zacchello F. Exercise tolerance after anaemia correction with recombinant human erythropoietin in end-stage renal disease. Pediatr Nephrol. 1990; 4:623-6.

Bar-Or O. Hematologic, Oncologic and Renal Diseases. In: Pediatric Exercise Medicine. In: Bar-Or O, Rowland T, editors. Pediatric Exercise Medicine. From Physiologic Principles to Healthcare Application. Champaign, IL: Human Kinetics; 2004. pp. 317-20.

Damme-Lombaerts R van, Herman J. Erythropoietin treatment in children with renal failure. Pediatr Nephrol. 1999;13:148-52.

Diesel W, Noakes TD, Swanepoel C, Lambert M. Isokinetic muscle strength predicts maximum exercise tolerance in renal patients on chronic hemodialysis. Am J Kidney Dis. 1990;16:109-14.

Eijsermans RM, Creemers DG, Helders PJ, Schroder CH. Motor performance, exercise tolerance, and health-related quality of life in children on dialysis. Pediatr Nephrol. 2004;19:1262-6.

Gerson AC, Butler R, Moxey-Mims M, Wentz A, Shinnar S, Lande MB, et al. Neurocognitive outcomes in children with chronic kidney disease: Current findings and contemporary endeavors. Ment Retard Dev Disabil Res Rev. 2006;12:208-15.

Gorman G, Fivush B, Frankenfield D, Warady B, Watkins S, Brem A, et al. Short stature and growth hormone use in pediatric hemodialysis patients. Pediatr Nephrol. 2005; 20:1794-800.

Hiatt WR, Koziol BJ, Shapiro JI, Brass EP. Carnitine metabolism during exercise in patients on chronic hemodialysis. Kidney Int. 1992;41:1613-9.

Horl MP, Horl WH. Hemodialysis-associated hypertension: pathophysiology and therapy. Am J Kidney Dis. 2002;39:227-44.

Hulstijn-Dirkmaat GM, Jetten ML, Damhuis EH, Essink ML. Retarded motor and cognitive development of young children with severe kidney disorders. Ned Tijdschr Geneeskd. 1992;136:2281-5.

Johansen KL. Exercise and chronic kidney disease: current recommendations. Sports Med. 2005;35:485-99.

Koufaki P, Mercer T. Exercise assessment for people with end-stage renal failure. In: Winter EM, Jones AM, Davison RC, Bromley PD, Mercer T, editors. Sport and Exercise Physiology Testing Guidelines Volume II: Exercise and Clinical Testing. Routledge: Milton Park, UK; 2007. pp. 189-98.

Koufaki P, Mercer TH, Naish PF. Effects of exercise training on aerobic and functional capacity of end-stage renal disease patients. Clin Physiol Funct Imaging. 2002;22: 115-24.

Kouidi E, Albani M, Natsis K, Megalopoulos A, Gigis P, Guiba-Tziampiri O, et al. The effects of exercise training on muscle atrophy in haemodialysis patients. Nephrol Dial Transplant. 1998;13:685-99.

Krull F, Schulze-Neick I, Hatopp A, Offner G, Brodehl J. Exercise capacity and blood pressure response in children and adolescents after renal transplantation. Acta Paediatr. 1994;83:1296-302.

Langman CB. Renal osteodystrophy: a pediatric perspective, 2005. Growth Horm IGF Res. 2005;15 Suppl A:42-7.

Levendoglu F, Altintepe L, Okudan N, Ugurlu H, Gokbel H, Tonbul Z, et al. A twelve week exercise program improves the psychological status, quality of life and work capacity in hemodialysis patients. J Nephrol. 2004;17:826-32.

Mathieu RL, Casez JP, Jaeger P, Montandon A, Peheim E, Horber FF. Altered body composition and fuel metabolism in stable kidney transplant patients on immuno-suppressive monotherapy with cyclosporine A. Eur J Clin Invest. 1994;24:195-200.

Matteucci MC, Calzolari A, Pompei E, Principato F, Turchetta A, Rizzoni G. Abnormal hypertensive response during exercise test in normotensive transplanted children and adolescents. Nephron. 1996;73:201-6.

Miller D, MacDonald D. Management of pediatric Patients With Chronic Kidney Disease. Pediatric Nursing. 2006;32: 415-22.

Painter P, Krasnoff J, Mathias R. Exercise capacity and physical fitness in pediatric dialysis and kidney transplant patients. Pediatr Nephrol. 2007;22(7):1030-9.

Painter P. The importance of exercise training in rehabilitation of patients with end-stage renal disease. Am J Kidney Dis. 1994;24:S2-9.

Vilsteren MC van, Greef MH de, Huisman RM. The effects of a low-to-moderate intensity pre-conditioning exercise programme linked with exercise counselling for sedentary haemodialysis patients in The Netherlands: results of a randomized clinical trial. Nephrol Dial Transplant. 2005;20:141-6.

15 Obesitas

Dr. T. Takken

Inleiding

In Nederland neemt obesitas onder kinderen en jongeren onrustbarend toe (Hirasing et al., 2001). Deze toename is het grootst onder allochtone kinderen en jongeren in achterstandwijken (Hirasing et al., 2001). Therapeuten krijgen steeds vaker kinderen verwezen met overgewicht en obesitas. De vraag is echter of de fysiotherapeut wat kan doen aan deze problematiek. In dit hoofdstuk zal worden ingegaan op het ontstaan van obesitas en wordt een behandeladvies voor deze kinderen voorgesteld.

Achtergrond

De snelle toename van obesitas onder de jeugd is vooral het gevolg van een verandering in levensstijl, met name de reductie in fysieke activiteiten en de toename in de consumptie van energierijke, suikerhoudende dranken (Malik et al., 2006; Prentice & Jebb, 1995). Obesitas bij kinderen is zorgwekkend, want een zeer groot deel van de obese kinderen wordt obese volwassenen (Whitaker et al., 1997). Dit leidt tot een aanzienlijk risico op onder andere hart- en vaatziekten, diverse vormen van kanker en een verkorte levensduur. Ook brengt de toename van obesitas onder de bevolking een aanzienlijke toename in de kosten van de gezondheidszorg met zich mee.
Obesitas wordt veroorzaakt door een positieve energiebalans. De energiebalans is het evenwicht tussen energie-inname door voedingsmiddelen, en energiegebruik door het rustmetabolisme, lichamelijke activiteit en de spijsvertering. Kinderen horen een licht-positieve energiebalans te hebben om energie over te hebben om te groeien. Maar ook op momenten van groeiversnelling, zoals tijdens de groeispurt in de puberteit, bedraagt de extra benodigde energie voor

groei en ontwikkeling niet meer dan 3 procent van het totaal. Een negatieve energiebalans lijdt tot gewichtsverlies.

> **Body Mass Index**
>
> Overgewicht wordt meestal vastgesteld aan de hand van de Body Mass Index (BMI). Dit is de ratio tussen het lichaamsgewicht en de lichaamslengte in het kwadraat (kg/m^2). Vanwege groei en ontwikkeling nemen lengte en gewicht niet gelijkmatig toe, waardoor er bij kinderen, in tegenstelling tot bij volwassenen, geen vaste afkappunten zijn voor overgewicht en obesitas. Bij volwassenen worden afkappunten van 25 en 30 aangehouden voor respectievelijk overgewicht en obesitas (Cole et al., 2000). Voor kinderen variëren deze afkappunten per geslacht en leeftijdsklasse en zijn er grafieken opgesteld met hierin de nationale (Hirasing et al., 2001) en internationale definities (Cole et al., 2000). Op de website van het Voedingscentrum (www.voedingscentum.nl) kunt u gemakkelijk vaststellen of een kind wel of geen overgewicht heeft. Er dient echter wel een kritische noot geplaatst te worden bij het gebruik van de BMI. Het is slechts een wiskundige maat en heeft een relatief lage samenhang met het vetpercentage van het lichaam (Piers et al., 2000). Een bodybuilder zal op basis van zijn BMI zo ten onrechte te dik worden genoemd. Ondanks de tekortkomingen zijn de huidige definities voor obesitas opgesteld aan de hand van de BMI van een persoon (Cole et al., 2000).

Bewegen en fitheid

Onderzoek naar het energiemetabolisme bij kinderen geeft aan dat obese adolescenten minder actief zijn dan hun niet-obese leeftijdsgenoten (Van Mil et al., 2001). Daarentegen is eveneens gevonden dat obese adolescenten vergeleken met hun niet-obese leeftijdsgenoten juist een 15 procent hoger basaal energiegebruik hebben (Van Mil et al., 2001) (figuur 15.1). Uit onderzoek blijkt ook dat obese kinderen voldoende spierkracht bezitten. Vaak hebben zij juist een hogere maximale spierkracht dan hun leeftijdsgenoten, omdat zij de hele dag hun extra lichaamsgewicht mee moeten dragen, wat voor een soort trainingseffect zorgt (Owens & Gutin, 1999).

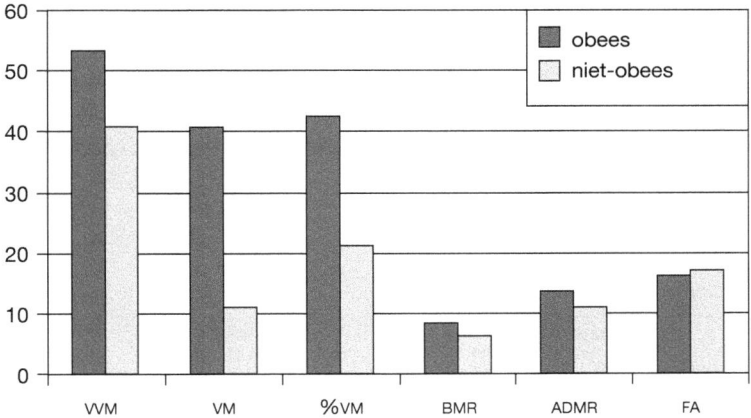

Figuur 15.1 Lichaamssamenstelling, energiegebruik en fysieke activiteiten van obese en niet-obese adolescenten.

VVM = vetvrije massa; VM: vetmassa; %VM: vetpercentage; BMR = basaal metabolisme; ADMR = gemiddelde dagelijkse stofwisseling over de dag; FA = fysieke activiteiten. Naar: Van Mil et al., 2001.

Bewegen en diëten

Het probleem bij het houden van een dieet is dat het rustmetabolisme tijdens de gewichtsafname aanzienlijk daalt (Luke & Schoeller, 1992). Bovendien gaat een persoon ook minder bewegen tijdens een periode van gewichtsreductie, een onbewuste lichamelijke reactie op het energietekort. Zeker bij kinderen is dit onwenselijk, omdat zij juist een gezonde actieve levensstijl moeten aanleren die beklijft tot in de volwassenheid.

Onderzoek laat bovendien zien dat van elke kilo die men in lichaamsgewicht afvalt door een dieet, er ongeveer een kwart afkomstig is van de spiermassa (Garrow & Summerbell, 1995). Spiermassa moet juist niet verminderen, omdat deze vooral actief is in het stofwisselingsproces, terwijl vet juist een heel laag aandeel in de stofwisseling kent. Door het verlies aan spiermassa, gecombineerd met de daling in basaal metabolisme, wordt afvallen op deze wijze heel moeilijk.

Een recent overzichtsartikel geeft aan dat meerdere onderzoeken bij obese kinderen hebben laten zien dat gewichtsreductie door 'lijnen', fysieke training of een combinatie van beide erg lastig is (Watts et al., 2005). Diverse onderzoeken laten wel een positief effect zien, echter de grootte van de effecten is slechts enkele kilo's (Watts et al., 2005). Atlantis et al. voerden een meta-analyse uit en vonden een gemiddeld effect van 11 bewegingsinterventies van 2,7 kilo reductie in lichaamsgewicht bij kinderen en adolescenten met overgewicht (figuur 15.2). Deze daling was echter niet significant. Daarbij vonden zij dat het vetpercentage daalde, maar dat deze daling slechts 0,4 procent bedroeg. Het effect van een beweeginterventie op het lichaamsgewicht is dus niet erg groot.

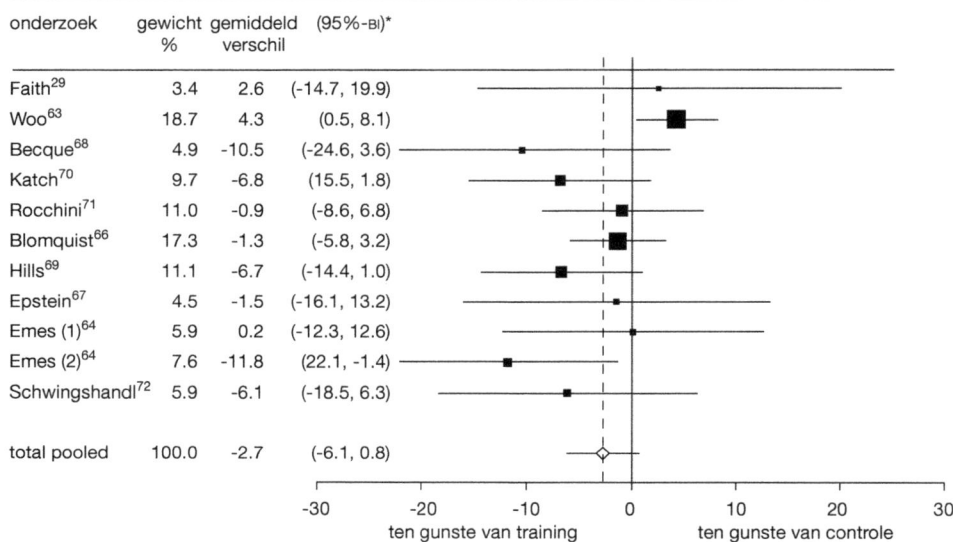

Figuur 15.2 *Het effect van 11 bewegingsinterventies bij kinderen en adolescenten met overgewicht (n = 334) op het verschil in lichaamsgewicht tussen de trainings- en de controlegroep. Bron: Atlantis et al., 2006.*

BI = betrouwbaarheidsinterval.

Gezinsinterventie

Interventies waarbij inspanning en een energiebeperkt dieet worden gecombineerd lijken enig perspectief te bieden bij het verliezen van gewicht, vooral wanneer niet het individu maar het hele gezin het onderwerp van interventie is (Kaur et al., 2003; Watts et al., 2005). Echter, in de meeste onderzoeken worden weinig effecten gevonden van deze gecombineerde interventie op lichaamsgewicht en BMI (Atlantis et al., 2006; Watts et al., 2005). Wel zijn er duidelijke verschuivingen gevonden in lichaamssamenstelling na een dergelijk gecombineerde dieet- en inspanningsinterventie. Het vetpercentage neemt af, terwijl de hoeveelheid spiermassa toeneemt. Hierdoor is de resultante op het totale lichaamsgewicht weliswaar nihil, maar is het risicoprofiel van de patiënt duidelijk verbeterd, onder meer vanwege de toegenomen fitheid. Een familiegebaseerde interventie lijkt het meest succesvol op de lange termijn, vooral voor het behouden van gewichtsverlies en een actieve levensstijl.

Vet maar fit

Recent epidemiologisch onderzoek bij zowel volwassenen als kinderen heeft laten zien dat de risicofactoren die met obesitas samenhangen vrijwel teniet worden gedaan wanneer obese patiënten een goede fitheid hebben: het 'Vet maar Fit principe' (Blair et al., 2001).
In een onderzoek bij Duitse kinderen en jongeren werd gevonden dat de risicofactoren voor het ontstaan van cardiovasculaire aandoeningen in de groep obese kinderen met een goede fitheid zelfs lager waren dan die in de groep kinderen die geen overgewicht hadden, maar wel een slechte conditie (slank en niet-fit) (Halle et al., 2004). Deze en andere onderzoeken suggereren dat de interventies zich niet zozeer op de gewichtsafname moeten richten, maar meer op het verbeteren van de conditie van obesen. Fysiotherapeuten zouden zich dan ook meer moeten richten op het verbeteren van de fitheid dan zich voornamelijk te richten op de afname in lichaamsgewicht.

Aanpak

Uit bewegingsinterventies bij jeugdigen is gebleken dat vermindering van sedentair gedrag bij obese jongeren effectiever is dan alleen het stimuleren van een toename in fysieke activiteiten (Strong et al., 2005). In veel gevallen gaan mensen na een trainingssessie of na een periode van fysieke activiteit extra of extra lang rusten, waardoor het totale energiegebruik over de dag gelijk blijft.
Het gewicht van obese kinderen en volwassenen hangt dan ook niet samen met de hoeveelheid activiteit, maar meer met de hoeveelheid inactiviteit, voornamelijk het aantal uren tv-kijken (Jago et al., 2005). Bovendien worden er allerlei ongezonde eetgewoonten aangeprezen in de reclameblokken, waardoor de vraag naar en consumptie van ongezonde voedingsmiddelen toeneemt (Strong et al., 2005). Een recente aanbeveling voor kinderen en jongeren is om, naast 60 tot 90 minuten fysieke activiteiten per dag, niet meer dan 2 uur per dag te besteden aan zittende activiteiten, zoals tv-kijken, computeren en

telefoneren (Strong et al., 2005). Daarbij wordt aanbevolen om inactieve perioden op de dag in te wisselen voor andere activiteiten (zoals sporten of buitenspelen), waardoor na de interventie het energiegebruik verder toe zal nemen. Dit kan bijdragen aan een gedragsverandering waardoor de handhaving van de conditie en het lichaamsgewicht beter mogelijk wordt.

Bij volwassenen met obesitas is gebleken dat krachttraining effectiever was dan duurtraining voor het behouden van vetvrije massa tijdens diëten, terwijl de combinatie van kracht- en duurtraining beter was dan elke trainingsvorm op zichzelf tijdens het volgen van een dieet (Kraemer et al., 1999). Deze combinatie is nog niet goed onderzocht bij kinderen en jongeren met overgewicht, maar deze aanpak lijkt vanuit theoretisch oogpunt ook plausibel voor kinderen en jongeren.

> **FITT-factoren voor kinderen en jongeren met obesitas**
> Frequentie: 3× of vaker per week
> Intensiteit: matige tot hoge intensiteit (HF >140 slagen/min.)
> Tijd: minimaal 155-180 min./week
> Type: grote spiergroepen, gewichtdragende activiteiten, fietsen, wandelen, buitenspelen. Zo mogelijk in combinatie met krachttraining voor het behoud van spiermassa bij een laag calorisch dieet.
> duur: minimaal 20 weken
>
> Naar: Atlantis et al., 2006.

Natuurlijk moet ook het eetgedrag worden veranderd, waarbij niet alleen gekeken dient te worden naar de hoeveelheid vet in de voeding, maar ook naar de hoeveelheid koolhydraten en suikers die in veel levensmiddelen verborgen zitten. In veel vetvrije producten is namelijk het vet vervangen door suikers, waardoor de totale voedingswaarde vrijwel gelijk is gebleven. Een goede diëtist kan op dit gebied voor waardevolle deskundige begeleiding zorgen van ouders en kind.

Conclusie

Het verbeteren van de conditie, stimuleren van lichamelijke activiteit en vooral het terugdringen van sedentair gedrag zijn belangrijke pijlers bij de behandeling van obesitas. Op de lange termijn zijn obese kinderen en jongeren gebaat bij een actieve levensstijl, zelfs indien deze levensstijl niet tot gewichtsreductie leidt. Omdat voorkomen beter en gemakkelijker is dan genezen, lijkt vroege interventie gericht op het beweeggedrag bij kinderen geïndiceerd.

Literatuur

Atlantis E, Barnes EH, Fiatarone Singh MA. Efficacy of exercise for treating overweight in children and adolescents: a systematic review. Int J Obes. 2006;30:1027-40.
Blair SN, Cheng Y, Holder JS. Is physical activity or physical fitness more important in defining health benefits? Med Sci Sports Exerc. 2001;33:S379-99.
Cole TJ, Bellizzi MC, Flegal KM, Dietz WH. Establishing a standard definition for child overweight and obesity worldwide: international survey. BMJ. 2000;320:1240-3.
Garrow JS, Summerbell CD. Meta-analysis: effect of exercise, with or without dieting, on the body composition of overweight subjects. Eur J Clin Nutr. 1995;49:1-10.
Halle M, Korsten-Reck U, Wolfarth B, Berg A. Low-grade systemic inflammation in overweight children: impact of physical fitness. Exerc Immunol Rev. 2004;10:66-74.
Hirasing RA, Fredriks AM, Buuren S van, Verloove-Vanhorick SP, Wit JM. Toegenomen prevalentie van overgewicht en obesitas bij Nederlandse kinderen en signalering daarvan aan de hand van internationale normen en nieuwe referentiediagrammen. Ned Tijdschr Geneeskd. 2001;145:1303-8.
Jago R, Baranowski T, Baranowski JC, Thompson D, Greaves KA. BMI from 3-6 year of age is predicted by TV viewing and physical activity, not diet. Int J Obes Relat Metab Disord. 2005;29:557-64.
Kaur H, Hyder ML, Poston WS. Childhood overweight: an expanding problem. Treat Endocrinol. 2003;2:375-88.
Kraemer WJ, Volek JS, Clark KL, Gordon SE, Puhl SM, Koziris LP, et al. Influence of exercise training on physiological and performance changes with weight loss in men. Med Sci Sports Exerc. 1999;31:1320-9.
Luke A, Schoeller DA. Basal metabolic rate, fat-free mass, and body cell mass during energy restriction. Metabolism. 1992;41:450-6.
Malik VS, Schulze MB, Hu FB. Intake of sugar-sweetened beverages and weight gain: a systematic review. Am J Clin Nutr. 2006;84:274-88.
Mil EG van, Westerterp KR, Kester AD, Saris WH. Energy metabolism in relation to body composition and gender in adolescents. Arch Dis Child. 2001;85:73-8.
Owens S, Gutin B. Exercise testing of the child with obesity. Pediatr Cardiol. 1999;20: 79-83; discussion 84.
Piers LS, Soares MJ, Frandsen SL, O'Dea K. Indirect estimates of body composition are useful for groups but unreliable in individuals. Int J Obes Relat Metab Disord. 2000; 24:1145-52.
Prentice AM, Jebb SA. Obesity in Britain: gluttony or sloth? BMJ. 1995;311:437-9.
Strong WB, Malina RM, Blimkie CJR, Daniels SR, Dishman RK, Gutin B, et al. Evidence Based Physical Activity for School-age Youth. J Pediatr. 2005;146:732-7.
Watts K, Jones TW, Davis EA, Green DJ. Exercise training in obese children and adolescents: current concepts. Sports Med. 2005;35:375-92.
Whitaker RC, Wright JA, Pepe MS, Seidel KD, Dietz WH. Predicting obesity in young adulthood from childhood and parental obesity. N Engl J Med. 1997;337:869-73.

Oncologie 16

Dr. M. van Brussel

Inleiding

De meest voorkomende vorm van kinderkanker is leukemie: ongeveer 30 procent van alle nieuwe diagnoses van kinderkanker is leukemie (Pui & Evans, 1998). Er bestaan verschillende subtypen, maar het meest voorkomende subtype in kinderen is acute lymfatische leukemie (ALL), een zich snel ontwikkelende en levensbedreigende aandoening van het bloed. Bij deze aandoening worden kwaadaardige witte bloedcellen (lymfocyten) in zowel bloed als beenmerg aangetoond. Kenmerkend voor ALL is de ongecontroleerde groei en deling van onrijpe lymfatische witte bloedcellen. Bij gezonde personen maakt het beenmerg stamcellen aan, die zich ontwikkelen tot verschillende typen bloedcellen. Deze verschillende typen bloedcellen hebben elk weer een specifieke taak. Bij ALL ontwikkelen de witte bloedcellen zich niet tot volwaardige bloedcellen, maar blijven ze steken in hun ontwikkeling door een mutatie, als gevolg van een beschadiging in het DNA van de stamcel. Een ander gevolg van de mutatie is een ongecontroleerde snelle deling van de onrijpe witte bloedcellen (lymfoblasten) die zich vervolgens opstapelen in het beenmerg waar ze de cellen verdringen die normale witte en rode bloedcellen en bloedplaatjes produceren. Door deze verdringing kunnen er bloedarmoede (anemie), blauwe plekken en bloedingen ontstaan, als gevolg waarvan de nog wel aanwezige goede witte bloedcellen hun taak (afweerfunctie) niet meer goed uitvoeren.

Elk jaar worden er in Nederland ongeveer 120 kinderen gediagnosticeerd met ALL. De incidentie varieert met geslacht, leeftijd en ras. ALL komt vaker voor bij jongens dan bij meisjes met een ratio van ongeveer 1,3:1 (Kingma, 2001), maar leukemie gediagnosticeerd in het eerste levensjaar komt meer voor bij meisjes. De piekincidentie van ALL ligt

tussen het 2e en het 5e levensjaar (Kebriaei et al., 2003; Margolin et al., 2002; Steuber & Poplack, 2003).
Er bestaan grote geografische verschillen in de incidentie van ALL; in de ontwikkelde westerse landen is de incidentie ongeveer 2 tot 3 keer zo hoog als in niet-ontwikkelde landen, wat kan duiden op de invloed van omgevings- en genetische factoren bij het ontstaan van leukemie en op verschillen in diagnostische nauwkeurigheid (Greaves & Alexander, 1993; Greaves et al., 1993).
Om nog onbekende redenen is de incidentie van ALL substantieel hoger bij 'blanke' dan bij 'zwarte' kinderen. Bij Spaanse kinderen is de incidentie van ALL het hoogst (McNeil et al., 2002).

Inspanningstolerantie

Leukemie op de kinderleeftijd heeft een toenemend aantal overlevenden na behandeling, waardoor de nadruk steeds vaker wordt gelegd op de langetermijneffecten van de ziekte en de behandeling ervan. Dat meer kinderen leukemie overleven, is te danken aan het gebruik van intensieve systematische therapieën. De chemotherapeutische behandeling bij kinderen met leukemie heeft korte- en langetermijneffecten op het neuromusculaire en cardiovasculaire systeem. Vincristine-geïnduceerde perifere neuropathie is een vaak voorkomende complicatie van de behandeling van ALL (Harila-Saari et al., 2001). Kinderen met leukemie hebben al in een vroeg stadium van de behandeling een verlaagde spierkracht (Gocha Marchese et al., 2003; Schoenmakers et al., 2006). Hoe sterk deze spierkracht is afgenomen en de impact van deze afname op het functioneren en de fysieke fitheid is nog niet geheel duidelijk. In een aantal onderzoeken (Hauser et al., 2001; Van Brussel et al., 2005; Vizinova et al., 2002; Warner et al., 1997) is de fysieke fitheid bij kinderen met leukemie onder de loep genomen. In deze onderzoeken lag de primaire focus op de cardiopulmonaire functie. Er is echter steeds meer bewijs dat, naast cardiopulmonaire factoren, meerdere factoren bijdragen aan de verlaagde fysieke fitheid (Gocha Marchese et al., 2003; Warner et al., 1997). Ook kinderen die succesvol behandeld zijn voor solide tumoren blijken een verlaagde fysieke fitheid te hebben (zowel aeroob als anaeroob) (McKenzie et al., 2000). Van Brussel et al. (2005) konden in hun review naar de fysieke fitheid bij kinderen die ALL overleefd hadden, na analyse van 17 artikelen, slechts 3 geschikte artikelen met elkaar vergelijken. Uit de analyse bleek dat VO_{2piek} verlaagd was ten opzichte van die van gezonde leeftijdsgenoten (figuur 16.1).
Ook kinderen met ALL die een beenmergtransplantatie hebben on-

onderzoek of subcategorie	N	ALL-patiënten gem. (SD)	N	gezonde controlegroep gem. (SD)	GGV (random) (95%-BI)	weging (%)	GGV (random) (95%-BI)
Warner (meisjes)	21	30,50(6,10)	14	41,30(9,20)		19,07	-1,41(-2,17, -0,65)
Warner (jongens)	14	39,90(3,50)	18	47,60(8,40)		19,39	-0,89(-1,63, -0,15)
Hauser (abnorm. stress)	10	35,40(11,60)	19	50,20(12,60)		18,19	-1,17(-2,00, -0,34)
Hauser (normale stress)	28	49,50(10,90)	19	50,20(12,60)		21,29	-0,06(-0,64, 0,52)
Vizinova	29	37,40(7,80)	29	35,60(4,30)		22,06	0,27(-0,24, 0,79)
Totaal (95%-BI)	102		99			100,00	-0,61(-1,27, 0,061)

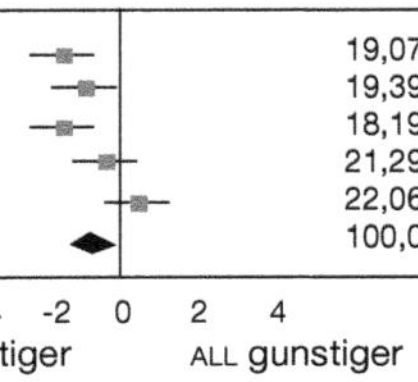

-4 -2 0 2 4
controle gunstiger   ALL gunstiger

review: ALL, Vergelijking: Vo_{2piek}
test voor heterogeniteit: $chi^2 = 19{,}59$, $df = 4$, ($p = 0{,}0006$); $I^2 = 79{,}6\%$)
test voor algemeen effect: $Z = 1{,}79$ ($p = 0{,}07$)
N = aantal patiënten; gem. (SD) = gemiddelde en standaarddeviatie van de Vo_{2piek} (in $ml.kg^{-1}.min.^{-1}$);
GGV = gewogen gemiddeld verschil; weging (%) = de bijdrage van het onderzoek aan het algehele resultaat;
controle gunstiger = controlegroep heeft een hogere Vo_{2piek} dan kinderen die ALL hebben overleefd;
ALL gunstiger = kinderen die ALL hebben overleefd hebben een hogere Vo_{2piek} dan de controlegroep;
het forrestplot met de GGV en de staafvormige weergave van elk betrouwbaarheidsinterval geven het resultaat van ieder onderzoek aan. De zwarte ruit geeft het totaalresultaat aan van de geïncludeerde onderzoeken.

Figuur 16.1 *Forrestplot ter vergelijking van de VO_{2piek}-waarden van ALL-patiënten met die van een controlegroep. Bron: Van Brussel et al., 2005.*

dergaan, zijn extra 'at risk' voor een lage inspanningscapaciteit (Jenney, 1996).
In het meest recente interventieonderzoek naar de fysieke fitheid bij (Nederlandse) kinderen die ALL overleefd hebben (Van Brussel et al., 2006), is gekeken naar de langetermijneffecten van de behandeling tegen kanker op het fysiek functioneren en de fysieke fitheid. Het doel van het artikel was te achterhalen hoe bij deze kinderen, 5 tot 6 jaar na afsluiting van de behandeling, de fysieke functie en fitheid was. Dertien kinderen (6 jongens en 7 meisjes, gemiddelde leeftijd 15,5 jaar) die allen behandeld waren voor leukemie werden 5 tot 6 jaar na de laatste behandeling getest op antropometrie, motorische vaardigheden, spierkracht en fysieke fitheid (aerobe en anaerobe capaciteit). Zeven van de 13 kinderen hadden problemen met de oog-handcoördinatie (motorische vaardigheden). Van de spierkracht was alleen die van de knie-extensoren significant verlaagd. De aerobe en anaerobe capaciteit waren beide lager dan die van gezonde leeftijdsgenoten. Kinderen die behandeld zijn voor ALL blijken dus zelfs 5 tot 6 jaar na afronding van de behandeling nog ernstige langetermijneffecten te hebben op het gebied van motorische vaardigheden en fysieke fitheid. Chemotherapie-geïnduceerde neuropathie en spieratrofie zijn waarschijnlijk prominente oorzaken van deze gereduceerde testresultaten (Van Brussel et al., 2006).

Training

Revalidatieprogramma's voor volwassenen die kanker hebben overleefd, zijn er genoeg. In diverse reviews zijn meer dan 20 onderzoeken opgenomen naar de effecten van training tijdens en na behandeling van deze groep (Galvao & Newton, 2005). Galvao & Newton (2005) concluderen dat fysieke training, tijdens en na de behandeling van kanker, een positief effect heeft op de fysieke fitheid en de kwaliteit van leven bij volwassen overlevenden van kanker. Over de rol van fysieke training als revalidatiebehandeling bij pediatrische kankerpatiëntjes is echter weinig bekend. Drie publicaties beschrijven de effecten van een trainingsprogramma op de fysieke fitheid bij kinderen die ALL overleefd hebben (San Juan et al., 2007a; Sharkey et al., 1993; Shore & Shepard, 1999). Sharkey et al. (1993) includeerden 10 patiënten (5 met ALL, 5 hadden een andere vorm van kinderkanker) met een gemiddelde leeftijd van 19 jaar, die allen succesvol behandeld waren. De (ex)patiënten participeerden 12 weken lang (2× per week) in een trainingsprogramma als revalidatiebehandeling. Zie voor de details van het trainingsprogramma tabel 16.1. Voor aanvang van de training en 12 weken erna werd (onder andere) een maximale inspanningstest afgenomen en kregen de deelnemers 2 vragenlijsten voorgelegd: een over subjectieve inspanningstolerantie en een over fysieke activiteiten. De totale inspanningsduur bleek significant toegenomen te zijn, daarnaast was er een duidelijke verbetering te zien van de VO_{2piek} en de ventilatoire anaerobe drempel. Alle patiënten rapporteerden dat zij baat hadden bij het programma en dat hun inspanningsvermogen toegenomen was (Sharkey et al., 1993).

Tabel 16.1 Revalidatieprotocol. (Bron: Sharkey et al., 1993).

week	% maximale hartslag	warming-up (min.)	inspanning (min.)	cooling-down (min.)	training thuis
1-2	60	15	15	15	geen
3-4	70-80	15	20	15	geen
5-6	70-80	15	30	15	geen
7-12	70-80	15	30	15	1 uur/week

Shore & Shepard (1999) bestudeerden 6 kinderen in de leeftijd van 13 tot 14 jaar met verschillende vormen van kinderkanker, met 3 kinderen in de trainingsgroep en 3 in de controlegroep. De kinderen in de eerste groep volgden een trainingsprogramma van 12 weken tijdens hun behandeling tegen kanker, dat gebaseerd was op een intensiteit van 70 tot 85 procent van hun maximale hartslag. Het trainingsprogramma was gericht op verbetering van de aerobe capaciteit en bestond uit 3 trainingssessies van 30 minuten per week. Een van deze sessies was onder begeleiding van een fysiotherapeut, de andere 2 sessies onder begeleiding van de ouders. Een van de kinderen uit de controlegroep was nog onder behandeling, de andere 2 waren klaar met hun behandeling. Het onderzoek laat een significante verbetering zien van de fysieke fitheid, de kwaliteit van leven en een afname van de hoeveelheid lichaamsvet (Shore & Shepard, 1999).

Het meest recente trainingsonderzoek bij kinderen met ALL is dat van San Juan et al., dat is beschreven in 2 artikelen (San Juan et al., 2007b, 2007a). In dit onderzoek participeerden 7 kinderen met een gemiddelde leeftijd van 5,1 jaar, allen in de laatste fase van de onderhoudstherapie tegen standard-medium risk ALL. Na een trainingsperiode van 4 tot 6 weken om bekend te raken met het programma en de omgeving, ondergingen alle kinderen 16 weken lang een trainingsprogramma. Dit programma bestond uit 3 wekelijkse sessies van elk 90 minuten in de eerste weken tot 120 minuten in de laatste weken. De trainingssessies bestonden uit krachttraining en aerobe training op 50 tot 70 procent van hun maximale hartslag. De kinderen werden gemeten voor de training, na 8 en 16 trainingen en 20 weken na het stoppen van de training. Na 26 weken trainen waren zowel de VO_{2piek}, de $VO_{2piek/kg}$ als de ventilatoire drempel significant verbeterd. Na 20 weken vonden de onderzoekers een achteruitgang waarbij alleen de waarden van de $VO_{2piek/kg}$ en ventilatoire drempel enigszins behouden bleven. Ook al was het aantal kinderen dat participeerde in bovenstaande onderzoeken niet groot en was de methodologische kwaliteit niet altijd heel hoog, toch blijkt uit alle onderzoeken dat fysieke fitheid tijdens en na de behandeling voor kanker toe kan nemen door toedoen van fysieke training; hoewel vooruitgang door groei, ontwikkeling en natuurlijk herstel ook een rol spelen. Dit gegeven, in combinatie met de bevindingen uit de volwassen populatie, geven weer dat overlevenden van ALL waarschijnlijk baat hebben bij training. Er dient nog wel goed en uitgebreid onderzoek gedaan te worden naar de precieze effecten van training op de korte en lange termijn en naar de beste trainingsprotocollen.

FITT-factoren voor oncologische patiënten
Frequentie: > 2× per week
Intensiteit: 60-80% van maximale hartslag
Tijd: 45-60 min.
Type: aerobe activiteiten en krachttraining

Literatuur

Brussel M van, Takken T, Lucia A, Net J van der, Helders PJ. Is physical fitness decreased in survivors of childhood leukemia? A systematic review. Leukemia 2005; 19:13-7.

Brussel M van, Takken T, Net J van der, Engelbert RH, Bierings M, Schoenmakers MA, et al. Physical function and fitness in long-term survivors of childhood leukaemia. Pediatr Rehabil. 2006;9:267-74.

Galvao DA, Newton RU. Review of exercise intervention studies in cancer patients. J Clin Oncol. 2005;23:899-909.

Gocha Marchese V, Chiarello LA, Lange BJ. Strength and functional mobility in children with acute lymphoblastic leukemia. Med Pediatr Oncol. 2003;40:230-2.

Greaves MF, Alexander FE. An infectious etiology for common acute lymphoblastic leukemia in childhood? Leukemia. 1993;7:349-60.

Greaves MF, Colman SM, Beard ME, Bradstock K, Cabrera ME, Chen PM, et al. Geographical distribution of acute lymphoblastic leukaemia subtypes: second report of the collaborative group study. Leukemia. 1993;7:27-34.

Harila-Saari AH, Huuskonen UE, Tolonen U, Vainionpaa LK, Lanning BM. Motor nervous pathway function is impaired after treatment of childhood acute lymphoblastic leukemia: a study with motor evoked potentials. Med Pediatr Oncol. 2001;36: 345-51.

Hauser M, Gibson BS, Wilson N. Diagnosis of anthracycline-induced late cardiomyopathy by exercise-spiroergometry and stress-echocardiography. Eur J Pediatr. 2001; 160:607-10.

Jenney ME. Health-related quality of life, cancer and health care. Eur J Cancer. 1996; 32A:1281-2.

Kebriaei P, Anastasi J, Larson RA. Acute Lymphoblastic Leukemia: diagnosis and classification. Diagnosis and classification. Best Practice & Research Clinical Haematology. 2003;15;597-621.

Kingma A. Neuropsychological Late Effects of Leukemia Treatment in Children. Groningen: Universiteit Groningen; 2001.

Margolin JF, Steuber CP, Poplack DG. Acute Lymphoblastic Leukemia. In: Pizzo PA, Poplack DG, editors. Principles and practice of Pediatric Oncology. 4th ed. Philadelphia: Lippincott, Williams & Wilkins; 2002. pp. 489-544.

McKenzie DC, Coutts KD, Rogers PC, Jespersen DK, Pretula A. Aerobic and Anaerobic Capacities of Children and Adolescents Successfully Treated for Solid Tumors. Clinical Exercise Physiology. 2000;2:39-42.

McNeil DE, Cote TR, Clegg L, Mauer A. SEER update of incidence and trends in pediatric malignancies: acute lymphoblastic leukemia. Med Pediatr Oncol. 2002;39: 554-7; discussion 552-3.

Pui CH, Evans WE. Acute lymphoblastic leukemia. N Engl J Med. 1998;339:605-15.

San Juan AF, Fleck SJ, Chamorro-Vina C, Mate-Munoz JL, Moral S, Garcia-Castro J, et al. Early-phase adaptations to intrahospital training in strength and functional mobility of children with leukemia. J Strength Cond Res. 2007b;21:173-7.

San Juan AF, Fleck SJ, Chamorro-Vina C, Mate-Munoz JL, Moral S, Perez M, et al. Effects of an intrahospital exercise program intervention for children with leukemia. Med Sci Sports Exerc. 2007a;39:13-21.

Schoenmakers M, Takken T, Gulmans VAM, Meeteren NLU van, Bruin MCA, Révész T, Helders PJM. Muscle strength and functional ability in children during and after treatment for acute lymphoblastic leukemia or T-cell Non-Hodgkin lymphoma: a Pilot study. Cancer Therapy. 2006;4:241-8.

Sharkey AM, Carey AB, Heise CT, Barber G. Cardiac rehabilitation after cancer therapy in children and young adults. Am J Cardiol. 1993;71:1488-90.

Shore S, Shepard RJ. Immune responses to exercise in children treated for cancer. J Sports Med Phys Fitness. 1999;39:240-3.

Steuber CP, Poplack DG. Acute Lymphoblasic Leukemia. In: Rudolph's pediatrics: The McGraw-Hill companies; 2003.

Vizinova H, Malincikova J, Klaskova E, Wiedermann J. Exercise cardiorespiratory parameters in children motivated to physical activity after treatment for acute lymphoblastic leukemia. Cas Lek Cesk. 2002;141:491-3.

Warner JT, Bell W, Webb DK, Gregory JW. Relationship between cardiopulmonary response to exercise and adiposity in survivors of childhood malignancy. Arch Dis Child. 1997;76:298-303.

17 Osteogenesis imperfecta

Dr. M. van Brussel

Inleiding

Osteogenesis imperfecta (OI) is een aandoening waarbij collageen type I verminderd en/of afwijkend door mesenchymale cellen wordt aangemaakt (Byers, 1993). Het meest opvallend bij deze ziekte is de verhoogde breekbaarheid van bot; maar ook alle andere orgaansystemen met bindweefselstructuren die collageen type I bevatten kunnen klinisch afwijkingen vertonen. De incidentie van OI wordt geschat op 1:15.000. De genetische afwijking is meestal gelokaliseerd in een van de twee genen die coderen voor collageen type I (Willing et al., 1992): het COL1A1-gen op chromosoom 17 of het COL1A2-gen op chromosoom 7. De overerving is autosomaal dominant of autosomaal recessief. Momenteel zijn er meer dan 200 mutaties bekend. De mate van breekbaarheid van het botweefsel is per kind verschillend en het aantal breuken kan variëren van slechts een paar tot meer dan honderd. De breekbaarheid is bij kinderen het grootst, maar kan op iedere leeftijd voorkomen; zelfs al voor de geboorte.
De indeling in de vier typen van Sillence wordt in de klinische praktijk het meest gebruikt (Sillence et al., 1979). Type I is de mildste vorm van OI en kenmerkt zich klinisch door blauwe sclerae, hyperlaxiteit en een licht verhoogde breekbaarheid van bot. De blauwe sclerae zijn niet pathognomonisch voor OI en kunnen ook voorkomen bij rachitis, osteopetrosis, de ziekte van Marfan en de ziekte van Ehlers-Danlos. Type I is onderverdeeld in IA en IB, afhankelijk van het niet of wel voorkomen van tandafwijkingen (dentinogenesis imperfecta). Bij kinderen met type I is er een verminderde aanmaak van normaal collageen I meestal als gevolg van een niet-functionerend allel (nul-allel). Dit in tegenstelling tot patiënten met type II, III en IV waarbij afwijkend collageen I wordt ingebouwd in de extracellulaire matrix. Type II is per definitie lethaal in de perinatale periode. Type III is de ernstigste

met het leven verenigbare vorm van OI. Deze vorm kenmerkt zich onder meer door ernstige vervormingen van de extremiteiten door frequente fracturen, een korte rug door wervelinzakkingen en/of scoliose, een prominent sternum bij een misvormde thorax, een driehoekig gezicht, een dunne huid, hyperlaxiteit en spieratrofie. Deze kinderen kunnen blauwe sclerae hebben die op latere leeftijd wit worden (Sillence et al., 1993). Type IV bevindt zich wat betreft klinische verschijnselen tussen type III en type I in. Naast deze algemeen gebruikte indeling in 4 typeringen, zijn er recent 3 typeringen bij gekomen (V t/m VII) (Rauch & Glorieux, 2004), allen tussenvormen van de reeds bestaande typeringen.

Naast het skelet en zijn stabiliserende weke delen kunnen ook de overige orgaansystemen zijn aangedaan. Bij de ogen kunnen, naast de blauwe kleur van de sclerae, een verminderde stijfheid van het oog, een afname van de lengte van de oogbol en cornea-afwijkingen voorkomen (Kaiser-Kupfer et al., 1981). Bij ongeveer 50 procent van de families komt conductief of gemengd gehoorverlies voor (Pedersen, 1984). Bij hart en bloedvaten is een verhoogde incidentie van mitralisklepinsufficiëntie en aortaboogdilatatie beschreven (Hortop et al., 1986). Deze afwijkingen leiden echter vrijwel nooit tot klinische verschijnselen. Het af en toe voorkomen van een verhoogde bloedingstijd wordt toegeschreven aan veranderingen in de vaatwand. Luchtweginfecties treden vaak op, onder meer door vervorming van de thorax. De huid en subcutis zijn verhoogd kwetsbaar en kunnen bij een gering trauma ecchymoses tonen. Kinderen met OI type I hebben een normale levensverwachting, die van kinderen met type IV is slechts gering afgenomen (Paterson et al., 1996). Bij kinderen met OI type III is de levensverwachting wel duidelijk afgenomen; de spreiding van leeftijd van overlijden is echter groot. De doodsoorzaken zijn bij deze typen aandoeningen meestal niet gerelateerd aan OI.

Natuurlijk beloop van de motorische ontwikkeling bij OI en andere vaardigheden

Kinderen met OI type I kunnen een vertraagde motorische ontwikkeling met een normale volgorde van de motorische mijlpalen doormaken. Het gaan zitten en staan is moeilijker vanwege de gegeneraliseerde hyperlaxiteit, de proximale spierzwakte van de benen en de zwakkere botten (Engelbert et al., 1998; Engelbert et al., 1997). Kinderen met ernstiger typen OI hebben, naast de breekbare botten, een gegeneraliseerd spierkrachtverlies en een beperking van de gewrichtsmobiliteit die het meest uitgesproken is in de benen. Het motorische ontwikkelingsprofiel is kenmerkend voor de aandoening. Functionele vaardigheden bij de zelfverzorging en de sociale vaardigheden zijn voor alle typen OI hetzelfde, maar er bestaat een verschil in ambulantieniveau tussen de verschillende typen. Uit onderzoek blijkt dat de kinderen die zelfstandig kunnen zitten voor de leeftijd van 10 maanden 76 procent kans hebben om tot lopen te komen. Wordt 'zelfstandig kunnen zitten' niet gehaald op een leeftijd van 10 maanden, dan daalt deze kans naar slechts 18 procent (Engelbert et al., 2000). De functionele vaardigheden zijn bij het kind met OI vooral aan type en leeftijd gebonden. De correlatie met spierkracht en gewrichtsmobiliteit is daarbij slecht. De uiteindelijke motorische functionele vaardigheden lijken vooral bepaald te worden door de mate van ontwikkeling van compensatoire strategieën (Engelbert et al., 1999). Onderzoek naar aspecten van kwaliteit van leven (competentiebeleving) bij kinderen met OI laat zien dat er nauwelijks verschillen in beleving tussen de verschillende typen bestaan. Echter, als kinderen in de puberteit komen, scoren met name meisjes lager dan gemiddeld met betrekking tot uiterlijk en vriendschap (Engelbert et al., 2001).

Inspanningstolerantie

Takken et al. (2004) toonden aan dat kinderen met OI type 1 een verminderde spierkracht en inspanningstolerantie hebben. In dit onderzoek werd bij 17 kinderen met OI type 1 (gemiddelde leeftijd 13,9 jaar) gekeken naar de long- en hartfunctie, de spierkracht en de maximale inspanningscapaciteit. Long- en hartfunctie in rust werden gemeten door middel van spirometrie, plethysmografie, elektrocardiografie en echocardiografie. De maximale inspanningscapaciteit werd gemeten aan de hand van een maximale inspanningstest op een fietsergometer en ademgasanalyse. De spierkracht in de schouderabductoren, heupflexoren, dorsaalflexoren van de enkel en grijpkracht werden gemeten met behulp van een hand-held dynamometer. Uit het onderzoek kwamen geen abnormaliteiten naar voren in hart- en longfunctie in rust. De maximale inspanningstolerantie en de spierkracht waren beide significant verlaagd ten opzichte van gezonde leeftijdsgenoten. Deze verlaagde waarden kunnen volgens de auteurs waarschijnlijk ook de veelvoorkomende vermoeidheid verklaren. Spieratrofie en deconditionering zijn waarschijnlijk de belangrijkste oorzaken van het verminderde uithoudingsvermogen (VO_{2piek}). Het is nog niet geheel duidelijk of de verlaagde VO_{2piek} nu alleen van deze 2 factoren afhankelijk is of dat mogelijk ook de collageensynthese een belangrijke rol speelt (Takken et al., 2004). Door kracht- en duurtraining zou dit in principe verbeterd kunnen worden. Onderzoek naar het effect van trainingsprogramma's werd op basis van dit onderzoek sterk aanbevolen. Dit onderzoek is echter tot op heden de enige publicatie over de inspanningstolerantie van deze groep kinderen.

Training

Tot nu toe is er ook maar 1 wetenschappelijk artikel bekend over de effecten van fysieke training bij kinderen met OI (Van Brussel et al., 2008). Van Brussel et al. (2008) randomiseerden 34 kinderen met OI type I en IV in een trainings- en een controlegroep. De trainingsgroep kreeg 12 weken lang een aangepast, gesuperviseerd, individueel trainingsprogramma aangeboden; de controlegroep kreeg alleen de gebruikelijke zorg. Het trainingsprogramma had als doel de inspanningstolerantie en de spierkracht te laten toenemen en de veel geregistreerde klacht van vermoeidheid te laten afnemen. De kinderen trainden 2 keer per week gedurende 12 weken in een kinderfysiotherapiepraktijk in hun eigen woonplaats, waarbij de kinderen de laatste 6 weken, als extra training, op een andere dag ook nog een wandeling maakten of gingen zwemmen. Alle in de praktijk uitgevoerde trainingssessies werden individueel gesuperviseerd door locale kinderfysiotherapeuten.

Van Brussel et al. (2008) beschrijft de volgende globale opbouw van de training als veilig en effectief; de gehele trainingssessie duurt ongeveer 45 minuten (inclusief 10 minuten warming-up). Na de warming-up wordt een blok aerobe training aangeboden, die is gebaseerd op een intensiteit met een range van 40 tot 80 procent van de maximale hartslag die de kinderen behaalden tijdens een voorafgaande maximaaltest. Dan volgt een spelvorm van 15 minuten, gecombineerd met een vorm van krachttraining. De trainingssessie wordt afgesloten door middel van een cooling-down. De krachttraining bestaat uit oefeningen zonder zware gewichten, waarbij de kinderen eerst de juiste trainingstechnieken kregen aangeleerd, voordat zij daadwerkelijk overgingen op oefeningen met weerstanden tot 1 kilogram (weerstandsbeperking vanwege fractuurrisico).

Week 1 / Les 2
Inleiding
Duur: 5 minuten.

Doel: Bijpraten en vertellen wat vandaag de bedoeling is.
Actie: Laat het kind rustig ergens zitten en laat het kind langzaam zijn verhaal vertellen. Vraag hoe de week was en of er nog sprake was van enige hinder van de vorige interventie (moe, pijn). Vraag of het kind leuke muziek heeft meegenomen. Vertel wat jij vandaag van plan bent om te doen.
Setting: Interventiekamer op een stoel.
Muziek: Rustig.

Warming-up
Intensiteit: Bepaalt de kinderfysiotherapeut (heel rustig beginnen).
Duur: 10 minuten.
Doel: Stelt het kind in de gelegenheid om na te gaan over welke mogelijkheden het kind op dat moment beschikt.
Actie: Vertel aan het kind dat de warming-up gaat beginnen.
Spel: Het kind kan het beste een aantal rondjes warmlopen in de behandelruimte. Hierna mogen ze armen en benen strekken naar eigen believen. Niet pushen, de kinderen weten zelf meestal het beste wat ze prettig vinden en/of wat ze aankunnen. Let op met de hypermobiliteit dat ze niet te ver strekken.
Setting: Op de grond/mat van de interventieruimte.
Muziek: Rustige muziek.

Conditiedeel 1: toepassen van de fietstest fase 1
Intensiteit: 60-70% van maximale hartslag.
Duur: 10 minuten.
Doel: Trainen van het aeroob vermogen.
Actie: Het kind neemt plaats op de fiets en de juiste hoogte wordt ingesteld. Aan het kind wordt nu verteld dat hij/zij op dezelfde snelheid moet proberen te fietsen (tussen de 60-80 rpm) en dat elke minuut de weerstand (de zwaarte) veranderd wordt. Het kan dus of zwaarder worden of lichter; dit is elke minuut weer anders. Dit fietsen moet tot 10 minuten lang worden volgehouden (tenzij het kind echt niet anders kan; neem dan ook contact op met ons). Hier geldt fietstest 60-70% HF_{max}: fase 1.
Spel: Laat de grafiek zien van de bijlage.
Setting: Plaatsnemen op de fiets en een rpm van 60-80 aanhouden en proberen uit te fietsen.
Muziek: Snelle muziek.

De resultaten van dit onderzoek laten zien dat de absolute en relatieve aerobe capaciteit en de spierkracht van de kinderen in de trainingsgroep significant toenemen. Na 3 maanden training is in de trainingsgroep (n = 16) sprake van een significante toename in aerobe capaciteit (VO_{2piek}) van 19,2% (VO_{2piek} controlegroep (n = 17) 2,6) en een afname van de subjectieve vermoeidheid (Van Brussel et al., 2008). Een ander belangrijk aspect van deze studie is dat de kinderen effectief en veilig kunnen trainen als er maar gesuperviseerd en op individueel niveau getraind wordt door een ervaren trainer/(kinder)fysiotherapeut die gebruik maakt van een aangepast trainingsprogramma.

Type en hoeveelheid training

Bij het trainen van kinderen dient altijd een goede inventarisatie te worden gemaakt van de typering, fractuurgeschiedenis en huidige stand van de fysieke fitheid. Aan de hand van deze inventarisatie kan een trainingsprogramma opgesteld worden.

> **FITT-factoren voor training bij kinderen met OI type I en IV**
> Frequentie: 2-3× per week
> Intensiteit: aeroob: 60-80% van maximale hartslag, oplopend per training; spierkracht: tot maximaal 1 kg gewicht, met als voorkeur het eigen lichaamsgewicht
> Tijd: 45-55 min.
> Type: aeroob: fietsen, zwemmen, lopen enzovoort; spierkracht: eerst techniek, daarna lichte weerstand

Advies

Fysieke training bij kinderen met OI moet primair gericht worden op de aerobe component. Uit de studie van Van Brussel et al. (2008) blijkt dat de spierkracht ook significant kan toenemen, maar de nadruk van training bij deze kinderen behoort niet te liggen op krachttraining, omdat er geen goed onderzoek is gedaan naar het effect van krachttraining. Krachttraining met een te hoge weerstand kan bij deze 'fragiele' groep wellicht meer negatieve effecten hebben dan positieve. Uit onderzoek is verder bekend dat fysieke activiteit zowel kan zorgen voor een toename in inspanningstolerantie als voor een toename in botdichtheid (Janz et al., 2001; Kemper & Niemeyer, 1995). Dynamische oefenvormen die gebruik maken van het eigen lichaamsgewicht en de zwaartekracht geven al een hoge botbelasting. Het effect van training op het skelet bij kinderen met OI is niet bekend. Een algemeen gedocumenteerde en passende intensiteit bij ongetrainde kinderen vindt plaats met een hartslag van 160 tot 170 slagen per minuut (Rowland, 2004). In de studie van Van Brussel et al. (2008) begonnen de kinderen hun training met een gemiddelde intensiteit van 60 tot 80 procent van de maximale hartslag om overbelasting en andere mogelijke risico's uit te sluiten. Deze intensiteit ligt net iets hoger dan de hartslag die deze kinderen zullen bereiken tijdens alledaagse activiteiten (alleen dan is training ook daadwerkelijk effectief; het 'overload'-principe). Deze intensiteit ligt in de range van de voorgeschreven intensiteit voor ongetrainde personen (55 à 65-85% van de maximale hartslag) zoals geadviseerd door de American College of Sports Medicine (1998) in hun *Position Stand*.

> **Praktische adviezen**
> Contactsporten/-oefeningen worden sterk afgeraden, omdat het risico op fracturen hierbij zeer waarschijnlijk is; ook oefeningen waarbij er snel om de stand-as (bijvoorbeeld van het kniegewricht) wordt gedraaid, dienen vermeden te worden.
> Indien onverhoopt tijdens het sporten/trainen toch een fractuur optreedt, dient er direct contact gezocht te worden met de ouders van het kind en vervolgens met het ziekenhuis.
> Sporten en trainen kunnen weer hervat worden wanneer de breuk volledig is hersteld, waarbij tijdens de eerste bijeenkomsten een zeer lage intensiteit wordt voorgeschreven en het kind zelf bepaalt tot hoever hij kan gaan.
> Training zonder individueel afgestemd programma en zonder supervisie wordt afgeraden.

Conclusie

De inspanningstolerantie bij kinderen met OI lijkt sterk verlaagd te zijn ten opzichte van die van gezonde leeftijdsgenootjes. Spieratrofie en deconditionering zijn waarschijnlijk de belangrijkste oorzaken van de verminderde inspanningstolerantie. Het is nog niet geheel duidelijk of de verlaagde inspanningstolerantie alleen van deze twee factoren afhankelijk is of dat mogelijk de collageensynthese ook een belangrijke rol speelt (Takken et al., 2004). Door training is er veel progressie mogelijk, mits er een individueel programma wordt opgesteld en er getraind wordt onder vakkundige begeleiding. Verder is het duidelijk dat er nog veel onderzoek nodig is bij deze aandoening over hoe en wat de beste trainingsmogelijkheden zijn en wat de precieze oorzaken zijn van de verminderde inspanningstolerantie en spierkracht.

Literatuur

ACSM. American College of Sports Medicine Position Stand. The recommended quantity and quality of exercise for developing and maintaining cardiorespiratory and muscular fitness, and flexibility in healthy adults. Med Sci Sports Exerc. 1998;30: 975-91.

Brussel M van, Takken T, Uiterwaal CSPM, Pruijs HJ, Net J van der, Helders PJM, et al. Physical training in children with Osteogenesis Imperfecta. J Pediatr 2008;152;111-6.

Byers PH. Osteogenesis Imperfecta. In: Royce PM, Steinman B, editors. Connective Tissue and Its Heritable Disorders. Molecular, Genetic and Medical Aspects. New York, NY, USA: Wiley Liss. 1993. pp. 317-50.

Engelbert RH, Beemer FA, Graaf Y van der, Helders PJ. Osteogenesis imperfecta in childhood: impairment and disability – a follow-up study. Arch Phys Med Rehabil. 1999;80:896-903.

Engelbert RH, Graaf Y van der, Empelen R van, Beemer FA, Helders PJ. Osteogenesis imperfecta in childhood: impairment and disability. Pediatrics. 1997;99:E3.

Engelbert RH, Gulmans VA, Uiterwaal CS, Helders PJ. Osteogenesis imperfecta in childhood: perceived competence in relation to impairment and disability. Arch Phys Med Rehabil. 2001;82:943-8.

Engelbert RH, Pruijs HE, Beemer FA, Helders PJ. Osteogenesis imperfecta in childhood: treatment strategies. Arch Phys Med Rehabil. 1998;79:1590-4.

Engelbert RH, Uiterwaal CS, Gulmans VA, Pruijs H, Helders PJ. Osteogenesis imperfecta in childhood: prognosis for walking. J Pediatr. 2000;137:397-402.

Hortop J, Tsipouras P, Hanley JA, Maron BJ, Shapiro JR. Cardiovascular involvement in osteogenesis imperfecta. Circulation. 1986;73:54-61.

Janz KF, Burns TL, Torner JC, Levy SM, Paulos R, Willing MC, et al. Physical activity and bone measures in young children: the Iowa bone development study. Pediatrics. 2001;107:1387-93.

Kaiser-Kupfer MI, McCain L, Shapiro JR, Podgor MJ, Kupfer C, Rowe D. Low ocular rigidity in patients with osteogenesis imperfecta. Invest Ophthalmol Vis Sci. 1981;20: 807-9.

Kemper HCG, Niemeyer C. The importance of a physical active lifestyle during youth for peak bone mass. In: Blimkie CJR, Bar-Or O, editors. New Horizons in pediatric science. Champaign, IL: Human Kinetics; 1995. pp. 77-95.

Paterson CR, Ogston SA, Henry RM. Life expectancy in osteogenesis imperfecta. BMJ. 1996;312:51.

Pedersen U. Hearing loss in patients with Osteogenesis Imperfecta. A clinical and audiological study of 201 patients. Scand Audiol. 1984;13:67-74.

Rauch F, Glorieux FH. Osteogenesis imperfecta. Lancet. 2004;363:1377-85.

Rowland TW. Responces to physical training. In: Children's Exercise Physiology. Champaign, IL: Human Kinetics;. 2004. pp. 197/220.

Sillence D, Butler B, Latham M, Barlow K. Natural history of blue sclerae in osteogenesis imperfecta. Am J Med Genet. 1993;45:183-6.

Sillence DO, Senn A, Danks DM. Genetic heterogeneity in osteogenesis imperfecta. J Med Genet. 1979;16:101-16.

Takken T, Terlingen HC, Helders PJ, Pruijs H, Ent CK van der, Engelbert RH. Cardiopulmonary fitness and muscle strength in patients with osteogenesis imperfecta type I. J Pediatr. 2004;145:813-8.

Willing MC, Pruchno CJ, Atkinson M, Byers PH. Osteogenesis imperfecta type 1 is commonly due to a COL1A1 null allele of type I collagen. Am J Hum Genet. 1992;51:508-15.

Spierziekten 18

Dr. T. Takken

Inleiding

Spierziekten is een verzamelnaam voor een groot aantal verschillende aandoeningen. In het verleden was het beleid inzake testen en trainen van patiënten met een spierziekte zeer behoudend, omdat er altijd een risico bestaat dat de gezondheidstoestand van de patiënten door de training verslechtert.
In dit hoofdstuk zal worden ingegaan op de volgende groepen: de dystrofinopathieën en metabole, mitochondriële en inflammatoire myopathieën.

Dystrofinopathieën

Er zijn veel verschillende spierziekten die met name invloed hebben op de spiermassa van een patiënt. Dit zijn onder meer de familiale aandoeningen, zoals de ziekte van Duchenne en Becker.

INSPANNINGSTOLERANTIE

Uit een recent onderzoek bij een groep ambulante kinderen met de ziekte van Duchenne blijkt dat deze kinderen aanzienlijk minder actief zijn dan gezonde kinderen; vooral op intensieve en matig intensieve activiteiten scoorden zij laag (McDonald et al., 2005). Bovendien was bij deze kinderen de hartfrequentie in rust en tijdens rustige activiteiten hoger dan bij gezonde kinderen. De hartfrequentiestijging tijdens inspanning daarentegen was, in vergelijking met die van gezonde kinderen, aanzienlijk lager (McDonald et al., 2005). Trainen op geleide van de hartfrequentie lijkt bij deze patiëntengroep dan ook minder toepasbaar. Zowel bij kinderen met de ziekte van Duchenne als zij met de ziekte van Becker werden grote afwijkingen gevonden in inspanningsvermogen (Sockolov et al., 1977; Tirosh et al., 1990).

Sockolov et al. (1977) vonden bij kinderen met de ziekte van Duchenne zelfs in de vroege fase van de ziekte reeds een verslechterde inspanningstolerantie vergeleken met die van gezonde kinderen, vooral door het effect van de aandoening op de functie van de hartspier en de ademhalings- en skeletspieren.

Eenzelfde beeld kwam naar voren ten aanzien van de inspanningsrespons bij patiënten met spinale musculaire atrofie en limb-girdle dystrofie (Silva et al., 1987). Deze twee patiëntengroepen haalden echter aanzienlijk hogere maximale hartfrequenties tijdens een maximale inspanningstest dan kinderen met de ziekte van Duchenne.

Een sterk uiteenlopend inspanningsniveau
Het inspanningsvermogen van patiënten met de spierdystrofie van Becker blijkt sterk te kunnen verschillen, zo blijkt op de afdeling kinderfysiotherapie en pediatrische inspanningsfysiologie in het Wilhelmina Kinderziekenhuis te Utrecht. Een van onze patiënten met deze vorm van dystrofie was een zeer getalenteerde jeugdwielrenner en had een VO_{2max} van 63 ml/kg/min. tijdens een maximale fietstest, bijna 3 standaarddeviaties boven normaal, terwijl zijn jongere neefje, die dezelfde ziekte had, meer dan 3 standaarddeviaties beneden de norm scoorde op de Bruce looptest.

TRAINING
Een probleem tijdens training en bij het evalueren van de training is het progressieve beloop van veel neuromusculaire aandoeningen. Door training zal de adl en de spierfunctie nauwelijks kunnen toenemen en zal de doelstelling een vertraagde achteruitgang zijn. Meer dan 40 jaar geleden werd dit ook gevonden in een krachttrainingsonderzoek bij kinderen met de ziekte van Duchenne (Vignos & Watkins, 1966). In dit onderzoek werden 28 kinderen met de ziekte van Duchenne in de leeftijd van 6 tot 10 jaar 2 jaar vervolgd. In het eerste jaar werd niet getraind en werd alleen de achteruitgang in spierkracht vastgelegd. In het tweede jaar werd bij de helft van de kinderen getraind op spierkrachtverbetering, de andere helft kreeg geen training. De kinderen in de krachttrainingsgroep lieten een stationair beeld zien in het tweede jaar, terwijl de kinderen die geen training hadden gehad verder achteruit gingen. Dit onderzoek geeft een indicatie dat krachttraining effectief kan zijn bij de fysiotherapeutische behandeling van deze kinderen. De methodologische kwaliteit van dit

onderzoek voldoet niet aan de huidige kwaliteitseisen om definitieve conclusies te mogen trekken. Van der Kooi et al. (2004) evalueerden het effect van een krachttrainingsprogramma bij patiënten met facioscapulohumerale musculaire dystrofie (FSHD). Zij vonden wel een toename in spierkracht door de krachttraining, maar geen additief effect wanneer deze patiënten naast de krachttraining een niet-steroïde anabool middel namen (Albuterol) voor de spieropbouw (Van der Kooi et al., 2004).

Een andere mogelijke trainingsvorm is duurtraining. Een onderzoek bij 8 patiënten met FSHD evalueerde een 12 weken durend trainingsprogramma (Olsen et al., 2005). De patiënten met FSHD trainden 4 keer per week 35 minuten op een fietshometrainer op een intensiteit van 65 procent van hun maximale zuurstofopname. Na afloop van het programma werden aanzienlijke verbeteringen gevonden in maximale zuurstofopname en maximale belasting. Daarnaast werden ook verbeteringen in adl-functie gevonden (Olsen et al., 2005).

Voor patiënten met een progressieve myopathie wordt wél een actieve levensstijl aanbevolen. Training zou met name gericht moeten worden op duurtraining en training met een lage intensiteit. Hoge intensiteit, met name bij krachttraining, wordt vooralsnog afgeraden (Ansved, 2003). Daarnaast wordt aanbevolen om in een vroeg stadium van de ziekte te beginnen met training. Ook wordt aanbevolen om tijdens de training zo min mogelijk excentrische contracties uit te voeren omdat hierbij meer spierschade ontstaat; het accent moet liggen op oefeningen met concentrische en dynamische spiercontracties (Ansved, 2003).

Metabole myopathieën

De klachten bij de patiënten komen met name aan het licht op momenten dat er aanspraak wordt gemaakt op een verhoogde of veranderde stofwisseling, zoals tijdens inspanning of tijdens vasten. Deze twee mogelijkheden worden dan ook ingezet in het diagnostisch proces (Haller & Bertocci, 1994; Tarnopolsky, 2004). Inspanning wordt daarnaast steeds meer ingezet bij de behandeling en follow-up van deze patiënten.

In deze paragraaf zal er ingegaan worden op de mogelijkheden van training bij patiënten met glycogeenstapelingsziekten, mitochondriële myopathieën en vetzuuroxidatiestoornissen.

GLYCOGEENSTAPELINGSZIEKTEN
Inspanningstolerantie
Tot op heden zijn er 9 verschillende typen glycogeenstapelingsziekten (GSD's) beschreven. Kenmerkend voor deze aandoeningen is een reductie in inspanningstolerantie. Wat verder opvalt is een grote variatie in inspanningstolerantie tussen patiënten met eenzelfde aandoening. Er zijn slechts weinig patiënten in onderzoeken geïncludeerd omdat de aandoeningen zelden voorkomen. De ziekte van McArdle (GSD V) is nog het meest beschreven. Deze patiënten zijn, vanwege de myofosforylasedeficiëntie in de spier een uniek inspanningsfysiologisch model. Vanwege deze enzymdeficiëntie kan in hun spieren geen glycogeen worden afgebroken, en wordt er dus via deze route tijdens inspanning geen lactaat geproduceerd, waardoor patiënten een sterke reductie ondervinden in hun inspanningstolerantie. Een opmerkelijk fenomeen is het 'second-wind' effect bij deze patiënten (Braakhekke et al., 1986). Na circa 10 minuten inspanning gaat bij deze patiënten de inspanning een stuk makkelijker, waarbij onder meer een daling in hartfrequentie en ervaren mate van inspanning te zien is. Dit komt omdat er dan meer vrije vetzuren en glucose uit de lever vrijkomen in de bloedbaan, die dankbaar gebruikt worden in de stofwisseling. Dit 'second-wind' effect is specifiek voor deze patiëntengroep; het wordt niet geobserveerd bij andere GSD's, zoals de ziekte van Tarui (GSD VII; fosfofructokinasedeficiëntie) (Haller & Vissing, 2004) en wordt dan ook gebruikt bij de diagnostiek van deze aandoening (Vissing & Haller, 2003a).

Training
Een klein onderzoek bij een handvol patiënten met de ziekte van McArdle liet zien dat een 3 maanden durend fietstrainingsprogramma (4× per week, 70-80% van de maximale hartfrequentie, 30-40 min.) de maximale belasting (> 25%) en de maximale zuurstofopname (> 10%) aanzienlijk verbeterde (Haller et al., 1998). Frans onderzoek liet zien dat volwassen patiënten een vergelijkbare hoeveelheid dagelijkse activiteiten verrichten in vergelijking met gezonde volwassenen. Echter, in deze groep patiënten hing de hoeveelheid fysieke activiteiten samen met lichamelijke klachten, ervaren inspanningsintolerantie en spierpijn (Ollivier et al., 2005). De auteurs adviseren deze patiëntengroep regelmatig fysieke activiteiten uit te voeren met een gematigde inspanningsintensiteit.

Voeding

Patiënten met de ziekte van McArdle krijgen het advies om, voorafgaand aan inspanning, een koolhydraatrijke drank te nemen. In een gerandomiseerd placebogecontroleerd onderzoek werd aangetoond dat inname van 75 gram sucrose (in een sucrosedrankje) 40 minuten voorafgaand aan een inspanningstest de inspanningstolerantie verbeterde, niet alleen tijdens de second-wind periode, maar ook tijdens de eerste 10 minuten van de inspanning (Vissing & Haller, 2003b). De gemiddelde hartslag op eenzelfde intensiteit daalde maar liefst 34 slagen per minuut en ook de mate van ervaren inspanning (Borgschaal) daalde enorm tijdens de sucrosetrial. Een simpele en goedkope oplossing voor deze patiënten. De auteurs waarschuwen wel voor het risico van overgewicht als de suikers vaker dan uitsluitend voorafgaand aan daadwerkelijke inspanning worden genuttigd.

MITOCHONDRIËLE MYOPATHIEËN
Inspanningstolerantie

De meest op de voorgrond staande klachten van patiënten met mitochondriële myopathieën zijn verminderde inspanningstolerantie en vermoeidheid en pijn in de spieren tijdens inspanning (Taivassalo et al., 2003). Voorheen werd deze vermoeidheid gerelateerd aan de hoge bloedlactaatconcentraties tijdens inspanning. Onderzoek laat echter zien dat wanneer het bloedlactaat wordt gebufferd tijdens inspanning door bijvoorbeeld dichlooracetaat, de klachten niet verminderen en de inspanningstolerantie niet verbetert, ondanks de daling in de bloedlactaatconcentratie (Duncan et al., 2004, Vissing et al., 2001). Verder valt bij deze patiëntencategorie de grote spreiding op in inspanningstolerantie; uit een groot onderzoek bij 40 patiënten met mitochondriele myopathieën bleek dat sommige patiënten een extreem lage maximale zuurstofopname hadden, terwijl de waarden van de patiënten die het beste presteerden te vergelijken waren met die van inactieve volwassenen (Taivassalo et al., 2003). De inspanningstolerantie bleek samen te hangen met het percentage gemuteerde mitochondria en was derhalve gerelateerd aan de hoeveelheid zuurstof die de spieren aan het bloed konden onttrekken (Taivassalo et al., 2003).

VETZUUROXIDATIE STOORNISSEN

Patiënten met vetzuuroxidatiestoornissen kunnen te kampen krijgen met problemen in de stofwisseling tijdens langdurig vasten en/of bij langdurige inspanning. Tijdens een maximale inspanningstest hebben zij een (laag)-normale inspanningstolerantie. In vergelijking met patiënten met de glycogeenstapelingsziekten (V en VII) scoren deze patiënten op deze test aanzienlijk beter. Een duurtest is voor deze groep een geschikter inspanningstest om bijvoorbeeld het effect van therapie of de ernst van de aandoening vast te stellen. Tijdens langdurige rustige inspanning is namelijk de vetzuuroxidatie de voornaamste energiebron (Coyle, 1995). De afgelopen jaren zijn bij verschillende patiënten met vetzuuroxidatiestoornissen submaximale duurtests van 60 tot 90 minuten uitgevoerd (Orngreen et al., 2004; Orngreen et al., 2005; Orngreen et al., 2003; Takken et al., 2005a). Bij alle bovengenoemde onderzoeken bleek de vetzuuroxidatie aanzienlijk lager te liggen dan bij de controlegroep. Patiënten met vetzuuroxidatiestoornissen krijgen het advies om niet te vasten tijdens inspanning en tijdens fysieke activiteiten koolhydraatrijke voeding te nemen (Orngreen et al., 2003). Trainingsonderzoeken zijn nog niet verricht bij deze patiënten.

Training

Ook bij patiënten met mitochondriële myopathieën laten meerdere onderzoeken positieve effecten van duurtraining zien. Taivassalo et al. (1999a) lieten 15 patiënten met mitochondriële myopathie 8 weken trainen op een loopband (3-4× per week, 20-30 min., intensiteit 70-80% van de hartslagreserve). De resultaten lieten zien dat de patiënten aanzienlijk vooruitgingen in inspanningscapaciteit, maar ook in gezondheidgerelateerde kwaliteit van leven (Taivassalo et al., 1999a). Deze resultaten zijn bevestigd in andere studies (Phillips & Mastaglia, 2000; Siciliano et al., 2000; Taivassalo et al., 2001).

Krachttraining heeft op een andere manier potentie om een positieve bijdrage te leveren aan de inspanningstolerantie bij patiënten met mitochondriële aandoeningen. Door het uitvoeren van krachttraining kunnen er mogelijk satellietcellen met ongestoord mitochondrieel DNA binnenin volwassen spiervezels terecht komen (Taivassalo et al., 1999b). Hierdoor komen er meer ongestoorde mitochondria in de spiervezel en zal de spierfunctie verbeteren. De effectiviteit en veiligheid van deze 'fysiologische' gentherapie moet nog verder worden uitgezocht.

Een recent gerandomiseerd onderzoek onderzocht het effect van een 20 weken durend trainingsprogramma bij 20 patiënten met een mitochondriële myopathie (Cejudo et al., 2005). Tien patiënten namen deel aan het trainingsprogramma, 10 patiënten vormden de controlegroep. De trainingsgroep voerde 3 keer per week duurtraining uit (fietsen op 70% van de maximale belasting) gecombineerd met krachttraining voor het bovenlichaam (50% van de maximale spierkracht) uitvoeren. Na de trainingsperiode bleek in de trainingsgroep de VO_{2max}, de loopafstand, de perifere spierkracht en de gezondheidsgerelateerde kwaliteit-van-leven significant te zijn verbeterd. In de controlegroep werd geen vooruitgang geboekt.

Inflammatoire myopathieën

Inflammatoire myopathieën zijn zeldzame aandoeningen. Bij kinderen worden er twee vormen gezien, juveniele dermatomyositis (JMD) en juveniele polymyositis (LPM). Bij deze ziekten richt het immuunsysteem zich op de microvasculatuur van de skeletspier en bij JDM ook op die in de huid. Dit leidt bij JDM en JPM tot een myopathie en bij JDM ook tot een typische huidrash (Pachman, 1995). De pathofysiologie van JDM en JPM is nog onduidelijk. In het algemeen zijn er twee ontstaanspieken; bij kinderen van 5 tot 9 en bij kinderen van 11 tot 14 jaar. In alle leeftijdscategorieën zijn er meer meisjes dan jongens. Bij deze aandoening zijn er diverse functionele uitkomstmaten ontwikkeld. Voorbeelden hiervan zijn de Childhood Myositis Assessment Scale (Lovell et al., 1999), de Childhood Health Assessment Scale (Huber et al., 2001), het meten van de spierkracht (Resnick et al., 1981) en het meten van de inspanningstolerantie (Hicks et al., 2002; Takken et al., 2003). Deze laatste verdient op deze plek extra belangstelling. Een lage inspanningstolerantie is niet alleen indicatief voor een verminderd vermogen voor het uitvoeren van diverse activiteiten van het dagelijkse leven, maar is ook een belangrijke risicofactor voor onder andere een verhoogde mortaliteit, een hoger risico voor een aantal vormen van kanker, obesitas en hypertensie (US Department of Health and Human Services, 1996).

JDM
Inspanningstolerantie
De gouden standaard voor de inspanningstolerantie is de maximale zuurstofopname van een proefpersoon die wordt behaald tijdens een inspanningstest met een toenemende belasting tot uitputting (Shephard et al., 1968). Uit onderzoek blijkt dat dermatomyositispatiënten een abnormale energiehuishouding in de spieren bezitten (Park et al., 2000); eenzelfde taak kost hen meer energie dan gezonde personen. Daarnaast blijkt ook dat het maximale inspanningsvermogen bij volwassen dermatomyositis- en polymyositispatiënten sterk verminderd is (Hebert et al., 1990; Wiesinger et al., 2000). Hicks et al. (2002) onderzochten 14 JDM-patiënten door middel van een maximale inspanningstest op een fietsergometer en vonden een VO_{2piek} die bij JDM-patiënten gemiddeld 34 procent lager lag dan bij gezonde con-

trolekinderen. In een vergelijkbare studie bij 15 kinderen die getest werden op de loopband volgens het Bruce Protocol werd een vermindering van 40 procent gevonden (Takken et al., 2003). Echter, niet alle patiënten met JDM waren in staat om een maximale inspanningstest te volbrengen (hartslag > 180, of RER > 1,0). Vijf patiënten moesten voortijdig stoppen vanwege vermoeidheid in de beenspieren, maar zowel de patiënten die tot een maximale inspanning konden komen als de patiënten die voortijdig moesten stoppen lieten een significante vermindering van hun VO_{2piek} zien. Recent is een sterk verband gevonden tussen de ziekteactiviteit en de inspanningstolerantie, wat laat zien dat inspanningstolerantie spierfunctie en ziekteactiviteit kan volgen bij JDM- en JPM-patiënten (Takken et al., in press 2007). Verder is er een afname in de anaerobe capaciteit bij JDM- en JPM-patiënten gevonden (Takken et al., 2005b).

Training

Over training bij kinderen met JDM en JPM is nog maar erg weinig bekend. Bij volwassenen met dermatomyositis en polymyositis is er al meer kennis op dit gebied verzameld. Deze onderzoeksresultaten zullen hieronder worden besproken, omdat we er vanuit gaan dat deze resultaten ook (gedeeltelijk) opgaan voor kinderen met JDM en JPM. De lagere oxidatieve capaciteit in de spieren, die mogelijk wordt veroorzaakt door de lage concentratie van het enzym cytochroomoxidase (een sleutelenzym in de mitochondria van skeletspieren, dat de productie van ATP in de mitochondria reguleert, kan mogelijk door conditietraining verbeteren. Trainingsstudies bij gezonde volwassenen laten verbeteringen in de concentratie van cytochroom oxidase zien na duurtraining (Carter et al., 2001).

Studies bij volwassenen met dermatomyositis en polymyositis hebben de effecten van krachttraining Alexanderson et al., 2000; Alexanderson et al., 1999) en conditietraining (Wiesinger et al., 1998a, Wiesinger et al., 1998b) geëvalueerd. Deze training heeft bij zowel patiënten met een actieve ziekte als bij patiënten met een myositis in remissie plaatsgevonden.

Arnadottir et al. (2002) en Maillard (2002) vonden in een pilotstudie dat een 12 weken durend thuistrainingsprogramma veilig was voor patiënten met 'inclusion body myositis' (een derde vorm van inflammatoire myositis die vrijwel alleen bij volwassenen wordt gevonden). In een van deze studies werden spierbiopten genomen voor en na het trainingsprogramma. De onderzoekers vonden een toename in het percentage type-1-spiervezels en een toename in de dwarsdoorsnede van de type-II-spiervezels na een krachttrainingsprogramma (Esbjornsson-Liljedahl et al., 2003).

Zoals hierboven beschreven is er bij kinderen met JDM/JPM een effect van training beschreven. Echter, Maillard et al. vonden geen toegenomen inflammatie in de spier (gemeten met behulp van MRI-scans) na een enkele trainingssessie bestaande uit oefeningen met een gematigde intensiteit en stretchen (Maillard, 2002). Dit is een aanwijzing dat kinderen met JDM/JPM veilig een trainingsprogramma met een gematigde intensiteit kunnen volgen zonder dat de ontsteking in de spier verergert. Ziekteactiviteit (ontstekingsparameters), medicatie (bijvoorbeeld het effect van cyclosporine A (Biring et al., 1998) en prednison (Hickson & Marone, 1993) kunnen de trainbaarheid van deze kinderen verminderen, hoewel bekend is dat steroïdenmyopathie, myopathie die wordt veroorzaakt door steroïdenmedicatie, door training teniet kan worden gedaan (Hickson & Marone, 1993; Horber et al., 1985). Dit is een potentieel belangrijk effect van training bij deze kinderen, dat echter voor deze groep wel wetenschappelijke bevestiging behoeft.

> **Trainingsadvies voor kinderen met JDM/JPM**
> Frequentie: 3-4 keer per week
> Intensiteit: 50-70% van het 1 herhalingsmaximum voor krachttraining, 70-80% van de HF_{piek} voor duurtraining
> Tijd: 10-20 min. (plus 5-10 min. warming-up en cooling-down)
> Type: krachttrainingsoefeningen met een algemene tot matige intensiteit om spierkracht te verbeteren in combinatie met aerobe activiteiten, zoals zwemmen, lopen en fietsen

Conclusie

Voor patiënten met een spierziekte kan training een positieve bijdrage leveren aan de inspanningstolerantie, de functionele capaciteiten en de gezondheidstoestand. Vanwege de grote heterogeniteit van deze aandoeningen is het moeilijk om een op maat gesneden advies te geven. De meeste onderzoeken hebben het effect van een matig-intensief trainingsprogramma bij volwassen patiënten geëvalueerd. Dit blijkt op de korte termijn een veilige aanpak. De toegepaste trainingsprogramma's zijn echter vaak te weinig afwisselend voor toepassing bij kinderen. Het is de uitdaging van kinderfysiotherapeuten om aantrekkelijke programma's op te zetten die de inspanningstolerantie bij kinderen met een neuromusculaire aandoening verbeteren. Een actieve levensstijl is voor deze patiënten zeer belangrijk. Het aloude adagium 'use it or lose it' is ook op deze kinderen van toepassing (Taivassalo & Haller, 2004).

Literatuur

Alexanderson H, Stenstrom CH, Jenner G, Lundberg I. The safety of a resistive home exercise program in patients with recent onset active polymyositis or dermatomyositis. Scand J Rheumatol. 2000;29:295-301.

Alexanderson H, Stenstrom CH, Lundberg I. Safety of a home exercise programme in patients with polymyositis and dermatomyositis: a pilot study. Rheumatology (Oxford). 1999;38:608-11.

Ansved T. Muscular dystrophies: influence of physical conditioning on the disease evolution. Curr Opin Clin Nutr Metab Care. 2003;6:435-9.

Arnardottir S, Alexanderson H, Lundberg IE, Borg K. Sporadic inclusion body myositis: pilot study on the effects of a home exercise program on muscle function, histopathology and inflammatory reaction. J Rehabil Med. 2002;35:31-5.

Biring MS, Fournier M, Ross DJ, Lewis MI. Cellular adaptations of skeletal muscles to cyclosporine. J Appl Physiol. 1998;84:1967-75.

Braakhekke JP, Bruin MI de, Stegeman DF, Wevers RA, Binkhorst RA, Joosten EM. The second wind phenomenon in McArdle's disease. Brain. 1986;109 (Pt 6):1087-101.

Carter SL, Rennie CD, Hamilton SJ, Tarnopolsky MA. Changes in skeletal muscle in males and females following endurance training. Can J Physiol Pharmacol. 2001;79: 386-92.

Cejudo P, Bautista J, Montemayor T, Villagomez R, Jimenez L, Ortega F, et al. Exercise training in mitochondrial myopathy: a randomized controlled trial. Muscle Nerve. 2005;32:342-50.

Coyle EF. Substrate utilization during exercise in active people. Am J Clin Nutr. 1995; 61:S968-79.

Duncan GE, Perkins LA, Theriaque DW, Neiberger RE, Stacpoole PW. Dichloroacetate therapy attenuates the blood lactate response to submaximal exercise in patients with defects in mitochondrial energy metabolism. J Clin Endocrinol Metab. 2004;89: 1733-8.

Esbjornsson-Liljedahl M, Dasmalchi M, Alexanderson H, Stahlberg M, Lundberg IE. Changed muscle morphology in myositis patients following a home exercise program. In: Klarlund Petersen B, Febbraio M, Fleshner M, editors. 6th International Society of Exercise Immunology Symposium;. 2003; Copenhagen, Danmark; 2003. p. 47.

Haller RG, Bertocci LA. Exercise evaluation of metabolic myopathies. In: Engel AG, Franzini-Armstrong C, editors. Myology. 2nd ed. New York: McGraw-Hill; 1994. pp. 807-21.

Haller RG, Vissing J. No spontaneous second wind in muscle phosphofructokinase deficiency. Neurology. 2004;62:82-6.

Haller RG, Wyrick P, Cavender D, Wall A, Vissing J. Aerobic conditioning: an effective therapy in McArdle's disease. Neurology. 1998;50:p. A369.

Hebert CA, Byrnes TJ, Baethge BA, Wolf RE, Kinasewitz GT. Exercise limitation in patients with polymyositis. Chest. 1990;98:352-7.

Hicks JE, Drinkard B, Summers RM, Rider LG. Decreased aerobic capacity in children with juvenile dermatomyositis. Arthritis Rheum. 2002;47:118-23.
Hickson RC, Marone JR. Exercise and inhibition of glucocorticoid-induced muscle atrophy. Exerc Sport Sci Rev. 1993;21:135-67.
Horber FF, Scheidegger JR, Grunig BE, Frey FJ. Evidence that prednisone-induced myopathy is reversed by physical training. J Clin Endocrinol Metab. 1985;61:83-8.
Huber AM, Hicks JE, Lachenbruch PA, Perez MD, Zemel LS, Rennebohm RM, et al. Validation of the Childhood Health Assessment Questionnaire in the juvenile idiopathic myopathies. Juvenile Dermatomyositis Disease Activity Collaborative Study Group. J Rheumatol. 2001;28:1106-11.
Kooi EL van der, Vogels OJ, van Asseldonk RJ, Lindeman E, Hendriks JC, Wohlgemuth M, et al. Strength training and albuterol in facioscapulohumeral muscular dystrophy. Neurology. 2004;63:702-8.
Lovell DJ, Lindsley CB, Rennebohm RM, Ballinger SH, Bowyer SL, Giannini EH, et al. Development of validated disease activity and damage indices for the juvenile idiopathic inflammatory myopathies. II. The Childhood Myositis Assessment Scale (CMAS): a quantitative tool for the evaluation of muscle function. The Juvenile Dermatomyositis Disease Activity Collaborative Study Group. Arthritis Rheum. 1999; 42:2213-9.
Maillard S. Quantitative Assessment of the Effects of Exercise on Muscles in Children with Dermatomyositis [MSC]. London: City University; 2002.
McDonald CM, Widman LM, Walsh DD, Walsh SA, Abresch RT. Use of step activity monitoring for continuous physical activity assessment in boys with Duchenne muscular dystrophy. Arch Phys Med Rehabil. 2005;86:802-8.
Ollivier K, Hogrel J-Y, Gomez-Merino D, Romero NR, Laforêt P, Eymard B, et al. Exercise tolerance and daily life in McArdle's disease. Muscle & Nerve. 2005;31:637-41.
Olsen DB, Orngreen MC, Vissing J. Aerobic training improves exercise performance in facioscapulohumeral muscular dystrophy. Neurology. 2005;64:1064-6.
Orngreen M, Norgaard MG, Sacchetti M, Engelen BG van, Vissing J. Fuel utilization in patients with very long-chain acyl-coa dehydrogenase deficiency. Ann Neurol. 2004; 56:279-83.
Orngreen MC, Duno M, Ejstrup R, Christensen E, Schwartz M, Sacchetti M, et al. Fuel utilization in subjects with carnitine palmitoyltransferase 2 gene mutations. Ann Neurol. 2005;57:60-6.
Orngreen MC, Ejstrup R, Vissing J. Effect of diet on exercise tolerance in carnitine palmitoyltransferase II deficiency. Neurology. 2003;61:559-61.
Pachman LM. Juvenile dermatomyositis. Pathophysiology and disease expression. Pediatr Clin North Am. 1995;42:1071-98.
Park JH, Niermann KJ, Ryder NM, Nelson AE, Das A, Lawton AR, et al. Muscle abnormalities in juvenile dermatomyositis patients: P-31 magnetic resonance spectroscopy studies. Arthritis Rheum. 2000;43:2359-67.
Phillips BA, Mastaglia FL. Exercise therapy in patients with myopathy. Curr Opin Neurol. 2000;13:547-52.
Resnick JS, Mammel M, Mundale MO, Kottke FJ. Muscular strength as an index of response to therapy in childhood dermatomyositis. Arch Phys Med Rehabil. 1981;62: 12-9.
Shephard RJ, Allen C, Benade AJ, Davies CT, Di Prampero PE, Hedman R, et al. The maximum oxygen intake. An international reference standard of cardiorespiratory fitness. Bull World Health Organ. 1968;38:757-64.
Siciliano G, Manca ML, Renna M, Prontera C, Mercuri A, Murri L. Effects of aerobic

training on lactate and catecholaminergic exercise responses in mitochondrial myopathies. Neuromuscul Disord. 2000;10:40-5.

Silva AC, Russo AK, Picarro IC, Schmidt B, Gabbai A, Oliveira AS, et al. Cardiorespiratory responses to exercise in patients with spinal muscular atrophy and limb-girdle dystrophy. Braz J Med Biol Res. 1987;20:565-8.

Sockolov R, Irwin B, Dressendorfer RH, Bernauer EM. Exercise performance in 6-to-11-year-old boys with Duchenne muscular dystrophy. Arch Phys Med Rehabil. 1977;58:195-201.

Taivassalo T, De Stefano N, Chen J, Karpati G, Arnold DL, Argov Z. Short-term aerobic training response in chronic myopathies. Muscle Nerve. 1999a;22:1239-43.

Taivassalo T, Fu K, Johns T, Arnold D, Karpati G, Shoubridge EA. Gene shifting: a novel therapy for mitochondrial myopathy. Hum Mol Genet. 1999b;8:1047-52.

Taivassalo T, Haller RG. Implications of exercise training in mtDNA defects – use it or lose it? Biochim Biophys Acta. 2004;1659:221-31.

Taivassalo T, Jensen TD, Kennaway N, DiMauro S, Vissing J, Haller RG. The spectrum of exercise tolerance in mitochondrial myopathies: a study of 40 patients. Brain. 2003;126:413-23.

Taivassalo T, Shoubridge EA, Chen J, Kennaway NG, DiMauro S, Arnold DL, et al. Aerobic conditioning in patients with mitochondrial myopathies: physiological, biochemical, and genetic effects. Ann Neurol. 2001;50:133-41.

Takken T, Custers J, Visser G, Dorland L, Helders P, Koning T de. Prolonged exercise testing in two children with a mild Multiple Acyl-CoA-Dehydrogenase deficiency. Nutr Metab (Lond). 2005a;2:12.

Takken T, Net J van der, Engelbert RH, Pater S, Helders PJM. Responsiveness of exercise parameters in children with inflammatory myositis. Arthritis and Rheumatism. In press 2007.

Takken T, Net J van der, Helders PJ. Anaerobic exercise capacity in patients with juvenile-onset idiopathic inflammatory myopathies. Arthritis Rheum. 2005b;53:173-7.

Takken T, Spermon N, Helders PJ, Prakken AB, Net J van der. Aerobic exercise capacity in patients with juvenile dermatomyositis. J Rheumatol. 2003;30:1075-80.

Tarnopolsky M. Exercise testing as a diagnostic entity in mitochondrial myopathies. Mitochondrion. 2004;4:529-42.

Tirosh E, Bar-Or O, Rosenbaum P. New muscle power test in neuromuscular disease. Feasibility and reliability. Am J Dis Child. 1990;144:1083-7.

US Department of Health and Human Services. Physical Activity and Health: A Report of the Surgeon General. Atlanta, GA: U.S.: Department of Health and Human Services, Centers for Disease Control and Prevention, National Center for Chronic Disease Prevention and Health Promotion; 1996.

Vignos PJ, Jr., Watkins MP. The effect of exercise in muscular dystrophy. JAMA. 1966;197:843-8.

Vissing J, Gansted U, Quistorff B. Exercise intolerance in mitochondrial myopathy is not related to lactic acidosis. Ann Neurol. 2001;49:672-6.

Vissing J, Haller RG. A diagnostic cycle test for McArdle's disease. Ann Neurol. 2003a;54:539-42.

Vissing J, Haller RG. The effect of oral sucrose on exercise tolerance in patients with McArdle's disease. N Engl J Med. 2003b;349:2503-9.

Wiesinger GF, Quittan M, Aringer M, Seeber A, Volc-Platzer B, Smolen J, et al. Improvement of physical fitness and muscle strength in polymyositis/dermatomyositis patients by a training programme. Br J Rheumatol. 1998a;37:196-200.

Wiesinger GF, Quittan M, Graninger M, Seeber A, Ebenbichler G, Sturm B, et al.

Benefit of 6 months long-term physical training in polymyositis/dermatomyositis patients. Br J Rheumatol. 1998b;37:1338-42.

Wiesinger GF, Quittan M, Nuhr M, Volc-Platzer B, Ebenbichler G, Zehetgruber M, et al. Aerobic capacity in adult dermatomyositis/polymyositis patients and healthy controls. Arch Phys Med Rehabil. 2000;81:1-5.

19 Spina bifida

Drs. J. de Groot
Dr. T. Takken

Inleiding

Spina bifida (SB) is de meest voorkomende aangeboren afwijking van de neurale buis, met een incidentie van 1,4 tot 3,6 per 1000 levend geborenen, wat overeenkomt met 112 nieuwe gevallen per jaar in Nederland (RIVM, 2006). Als gevolg van een verbeterde prenatale diagnostiek en toevoeging van foliumzuur aan de voeding zal de incidentie de komende jaren sterker afnemen. Als gevolg van betere medische zorg, overleeft ongeveer 75 tot 80 procent van de kinderen met SB nu de kindertijd (Bowman et al., 2001; Mitchell et al., 2004). Dit vraagt een behandelstrategie waarbij de nadruk niet enkel ligt op de aandoening zelf, maar ook op preventie van secundaire gezondheidsrisico's en sociale gevolgen van de aandoening (Simeonsson et al., 2002).
Vanwege het defect aan de neurale buis in de wervelkolom bij patiënten met SB, worden signalen vanuit het brein niet of maar gedeeltelijk voortgeleid naar het lichaam en vice versa. Dit heeft consequenties voor verschillende delen van het lichaam onder het laesieniveau, die niet of maar gedeeltelijk worden geïnnerveerd door de neurale buis. Deze consequenties kunnen worden onderverdeeld in 4 categorieën: cognitieve problemen, musculoskeletale problemen, problemen met gevoel, en darm- en blaasproblemen (Ryan et al., 1991).
De vorm en het niveau van de laesie zijn bepalend voor de ernst van de stoornissen, waarbij de open vorm van SB de ernstigste is, vaak gepaard gaande met hydrocefalus of waterhoofd en chiari-II-malformatie (tabel 19.1). Een onderzoek laat zien dat 20 procent van de adolescenten met SB de gesloten vorm heeft en 80 procent de open. Van deze laatste groep is bij 66 procent hydrocefalus aanwezig (Verhoef et al., 2004). De chiari-II-malformaties komt bij bijna alle vormen SB

arperta voor. Het gaat hierbij om een herniatie van de hersenstam, de kleine hersenen en het vierde ventrikel, waardoor slikstoornissen, ademhalingsproblemen en coördinatiestoornissen op kunnen treden (Ryan et al., 1991; Schoenmakers & Jansen, 2006).

Tabel 19.1 Overzicht van vormen van spina bifida. Bron: Schoenmakers & Jansen, 2006.

soort defect aan de neurale buis	beschrijving
anencefalie	Sluitingsdefect van het bovenste deel van de neurale buis, waardoor hersenweefsel blootligt.
encefalokèle	Uitpuilen van hersenweefsel, -vliezen en -vocht door een benig defect van de schedel; dit defect is meestal occipitaal gelokaliseerd, maar kan ook elders in de schedel voorkomen.
spina bifida	Sluitingsdefect waarbij de wervelbogen open zijn, gepaard gaand met een uitpuilende zak.
spina bifida aperta	De zak is gevuld met hersenvliezen en/of ruggenmerg.
spina bifida meningokèle	De zak is bedekt met epitheel en bevat hersenvliezen en hersenvocht; de klinische symptomen variëren sterk en zijn afhankelijk van de mate waarin het ruggenmerg afwijkend is.
spina bifida myelomeningokèle	De zak is gevuld met hersenvliezen, hersenvocht en ruggenmerg. Dit is de ernstigste afwijking. Hoe hoger het defect gelokaliseerd is, hoe uitgebreider de stoornissen zijn. Het defect komt het meest voor in de lumbale regio.
spina bifida occulta	Sluitingsdefect waarbij de wervelbogen openblijven. Het ruggenmerg kan wel afwijkend aangelegd zijn. Het defect is met huid bedekt (verborgen spina bifida).
spina bifida lipomeningo-(myelo)kèle	Het werveldefect gaat gepaard met een vetbult (lipoom) en met ruggenmergafwijkingen. De klinische symptomen kunnen zeer wisselend zijn. Bij deze kinderen is geen hydrocefalus aanwezig. Het defect is met huid bedekt (verborgen spina bifida).

Ook het laesieniveau is een belangrijke factor voor het dagelijks functioneren. De laesie in SB is vaak asymmetrisch en incompleet, wat bepaling van het motorisch niveau, volgens Sharrard & McDonald (tabel 19.2), lastig maakt. Behalve bepaling van het motorisch niveau, wordt voor het indelen van het ambulantieniveau gebruik gemaakt van de schaal van Hoffer (1973), recentelijk aangepast door Schoenmakers et al. (2005b) (tabel 19.3).

Van de laesies bevindt zich 41 procent op L2 of hoger, 38 procent op L3 tot L5 en 21 procent op sacraal niveau; bij patiënten met laesies op sacraal niveau komt hydrocefalus minder vaak voor dan bij de hoge laesies (Verhoef et al., 2004).

Tabel 19.2 Bepaling van het motorisch niveau volgens Sharrard (Sharrard, 1964) en McDonald (McDonald et al., 1991). Bron: Schoenmakers & Jansen, 2006.

indeling volgens Sharrard	niveau wervelkolom	indeling volgens McDonald
m. iliopsoas	L1-L3	mediale hamstrings
m. sartorius	L1-L3	
m. pectineus en m. gracilis	L2-L3	
m. adductor longus en brevis	L2-L4	
m. quadriceps	L2-L4	mediale hamstrings
m. tibialis anterior	L4-L5	m. gluteus maximus, medius en minimus
m. tibialis posterior	L5-L5	
m. gluteus medius en minimus	L4-S1	
mediale hamstrings	L4-S1	
m. extensor hallucis longus	L5-S1	
m. extensor digiti longus	L5-S1	
m. peroneus brevis	L5-S1	
m. peroneus longus	L5-S2	
m. gastrocnemius	L5-S1	
m. soleus	L5-S3	
laterale hamstring	L5-S3	
m. gluteus maximus	L5-S2	
m. flexor hallucis	S1-S2	
m. flexor digitorum	S1-S3	
intrinsieke voetspieren	S2-S3	

Het merendeel van de patiënten met laesies op sacraal niveau is in staat om te lopen zonder hulpmiddelen; deze kinderen ervaren minder problemen dan kinderen met hogere laesies. Daarom wordt er in de gezondheidszorg meer aandacht gegeven aan patiënten met de hogere laesies. Echter, in de afgelopen 10 jaar zijn er maar enkele studies verschenen die de problemen van kinderen met een sacrale spina bifida hebben geïnventariseerd. Het wordt steeds duidelijker dat kinderen met lumbosacrale laesies minder goed fysiek functioneren, over minder fysieke fitheid beschikken en een lager dagelijks activiteiten-

Tabel 19.3 Schaal van Hoffer (Hoffer et al., 1973), aangepast door Schoenmakers et al. (2005b).	
loopfunctie	omschrijving
normal ambulation	zelfstandig onbeperkte afstanden buitenshuis lopen zonder hulpmiddelen
community ambulation	zelfstandig buitenshuis lopen met of zonder hulpmiddelen, waarbij het gebruik van een rolstoel alleen nodig is voor lange afstanden
household ambulation	lopen binnenshuis, waarbij het gebruik van een rolstoel nodig is voor alle activiteiten buitenshuis
non-functional ambulation	alleen lopen tijdens de therapie
non-ambulation	volledig rolstoelgebonden

niveau hebben dan hun gezonde leeftijdsgenoten (Schoenmakers et al., 2004).

Hoewel SB vaak als niet-progressieve aandoening wordt geclassificeerd, treedt in de loop der jaren toch verlies op in de loopfunctie (Bowman et al., 2001). Dit is waarschijnlijk het gevolg van een combinatie van factoren als '(re)tethered cord' (een vorm van verkleving van het ruggenmerg), overgewicht, natuurlijk beloop en mogelijk een vicieuze cirkel van minder doen naar minder kunnen, wanneer kinderen zelf kiezen voor het gebruik van een rolstoel voor verplaatsing buiten de deur.

Fysieke activiteiten

Over het dagelijkse fysieke activiteitenniveau bij kinderen met SB is niet veel bekend. Uit het eerder genoemde onderzoek van Schoenmakers et al. (2004) naar kinderen met SB op spinaal niveau is wel bekend dat deze kinderen moeite hebben met het uitvoeren van dynamische activiteiten, zoals springen en rennen. Dit maakt het moeilijker voor hen om deel te nemen aan reguliere sportactiviteiten, waardoor het risico op een hypoactieve levensstijl is verhoogd. Kleine studies wijzen er inderdaad op dat deze kinderen minder actief zijn dan hun gezonde leeftijdsgenoten (Schoenmakers et al., in press 2008; Steele et al., 1996). Onderzoek bij adolescenten en jongvolwassenen (16-30 jaar) toont vergelijkbare resultaten (Van den Berg-Emons et al. 2001; Van den Berg-Emons et al., 2003). Conclusie van deze onderzoekers is dat jongvolwassenen met SB zich in een vicieuze cirkel bevinden van functieverlies, hypoactiviteit, obesitas en een verminderde fitheid, die mogelijk weer resulteert in secundaire beperkingen. De hoeveelheid dagelijkse activiteiten hing samen met de aerobe capaciteit en obesitas. Trainingsprogramma's in de kinderleeftijd, gericht op het verbeteren van de conditie, kunnen mogelijk een rol spelen in de preventie van deze secundaire beperkingen.

Fysieke fitheid

Agre et al. (1987) hebben verschillende parameters van fysieke fitheid bestudeerd in relatie tot het dagelijks functioneren bij 33 kinderen met myelomeningocele. Bovendien werd de 'energy cost of locomotion' vergeleken met het energieverbruik bij rolstoelgebruik van kinderen die konden lopen en kinderen die van een rolstoel gebruik maakten. Zij vonden dat loopsnelheid en de maximale zuurstofopname (VO_{2piek}) een maat was voor conditie die direct gerelateerd was aan het niveau van de laesie. De rolstoelgebonden patiënten hadden de laagste zelfgekozen loopsnelheid, VO_{2piek}, maximale hartfrequentie en maximaal ademminuutvolume. De zuurstofopname die nodig was voor het voortbewegen met een rolstoel van volledig rolstoelgebonden patiënten was gelijk aan die van lopende patiënten. Voor kinderen die beide manieren van voortbewegen gebruikten, was lopen bijna twee keer zo zwaar. Zelfs patiënten die geen verlies in motorisch functioneren hadden, toonden een lagere VO_{2piek}, spierkracht en gemiddelde wandelsnelheid dan gezonde leeftijdsgenoten (Agre et al., 1987).
Onderzoek (Schoenmakers et al. 2005a, in press 2008) laat zien dat de aerobe capaciteit van adolescenten en jongvolwassenen met SB ongeveer 10 tot 50 procent lager is dan dat van gezonde leeftijdsgenoten. Dit is deels aandoeningsgebonden, maar deels ook toe te schrijven aan deconditionering (hypoactieve levensstijl). In een recent onderzoek, waarbij spierkracht, inspanningsvermogen en dagelijkse activiteiten werden onderzocht in 2 groepen kinderen met een lumbosacrale SB, namelijk kinderen met myelomeningokèle (MMC) en kinderen met lipomyelomeningokèle (LMMC), bleek dat de 6-minuten loopafstand sterk afhankelijk was van de spierkracht van heupabductoren en voetheffers. Bovendien was de aerobe capaciteit sterk afhankelijk van spierkracht van heupabductoren, maar ook (net als bij gezonde kinderen) van lengte en gewicht.
Uit gangbeeldanalyse blijkt dat het energieverbruik van patiënten met SB tijdens lopen veel hoger is dan dat van gezonde leeftijdsgenoten. Met name kracht van de heupspieren en de mate van bekkenscheefstand tijdens lopen bleken sterk te correleren met het energiegebruik. Ook blijken de 'community ambulators' en de 'normal ambulators' goed van elkaar te onderscheiden wat betreft hoeveelheid gebruikte energie en de intensiteit tijdens het lopen van de 6-minuten wandel-

test. Zo bleken normal ambulators te lopen op 52 procent van hun maximale zuurstofopname; voor de community ambulators was dat 83 procent. Daarnaast was de maximale zuurstofopname negatief gerelateerd aan het energieverbruik tijdens het lopen, dus hoe beter de maximale zuurstofopname, des te lager het energieverbruik tijdens het lopen.

Training

Er is nog zeer weinig bekend over de effecten van training bij kinderen en jongeren met SB. Bij andere populaties, waaronder patiënten met een dwarslaesie, blijkt dat een trainingsprogramma de fitheid kan verhogen en het energieverbruik tijdens het lopen verlagen (Protas et al., 2001). Een dergelijk programma zou dus ook gunstige effecten kunnen hebben bij kinderen met SB. Er is in het verleden één onderzoek uitgevoerd naar de effecten van fysieke training bij een klein groepje kinderen met SB, met positieve resultaten bij een gestructureerde training van 1 uur per week (Andrade et al., 1991). In afwachting van meer onderzoek rond het testen en trainen van fitheid bij kinderen van SB is het daarom belangrijk advies in te winnen bij een expertisecentrum (bijvoorbeeld het UMC Utrecht of het Erasmus Medisch Centrum Rotterdam) wanneer kinderen en jongeren met SB een sport- of beweegadvies op maat willen hebben.

Belangrijke aandachtspunten zijn:
- Door training kan kracht en uithoudingsvermogen mogelijk verbeterd worden.
- Besteed bij krachttraining ook aandacht aan de heupspieren (abductoren en extensoren).
- Voorkom deconditionering, obesitas en een hypoactieve levensstijl.
- Stimuleer duuractiviteiten.
- Het is van belang overtraining te voorkomen aangezien veel activiteiten bij deze kinderen meer energie kosten.

Conclusies

De spierkracht en het uithoudingsvermogen van kinderen met SB zijn sterk verminderd vergeleken met die van leeftijdsgenoten. De loopmogelijkheden en het inspanningsvermogen vertonen een sterke samenhang met spierkracht, vooral van heupabductoren, en energieverbruik tijdens het lopen. Ook bij zelfstandig lopende kinderen met SB kan verbetering van spierkracht en uithoudingsvermogen zinvol zijn.

Literatuur

Agre JC, Findley TW, McNally MC, Habeck R, Leon AS, Stradel L, et al. Physical activity capacity in children with myelomeningocele. Arch Phys Med Rehabil. 1987;68:372-7.

Andrade CK, Kramer J, Garber M, Longmuir P. Changes in self-concept, cardiovascular endurance and muscular strength of children with spina bifida aged 8 to 13 years in response to a 10-week physical-activity programme: a pilot study. Child Care Health Dev. 1991;17:183-96.

Berg-Emons HJ van den, Bussmann JB, Brobbel AS, Roebroeck ME, Meeteren MJ van, Stam HJ. Everyday physical activity in adolescents and young adults with meningomyelocele as measured with a novel activity monitor. J Pediatr. 2001;139:880-6.

Berg-Emons HJ van den, Bussmann JB, Meyerink HJ, Roebroeck ME, Stam HJ. Body fat, fitness and level of everyday physical activity in adolescents and young adults with meningomyelocele. J Rehabil Med. 2003;35:271-5.

Bowman RM, McLone DG, Grant JA, Tomita T, Ito JA. Spina Bifida: a 25-year prospective. Pediatr Neurosurg. 2001;34:114-20.

Hoffer M, Feiwell E, Perry J, Bonnet C. Functional ambulation in patients with myelomeningocele. J Bone Joint Surg Am. 1973;55:137-48.

McDonald CM, Jaffe KM, Shurtleff DB. Modification to the traditional description of neurosegmental innervation in myelomeningocele. Dev Med Child Neurol. 1991;33: 473-81.

Mitchell LE, Adzick NS, Melchionne J, Pasquariello PS, Sutton LN, Whitehead AS. Spina bifida. Lancet 2004;364:1885-95.

Protas EJ, Holmes SA, Qureshy H, Johnson A, Lee D, Sherwood AM. Supported treadmill ambulation training after spinal cord injury: a pilot study. Arch Phys Med Rehabil. 2001;82:825-31.

RIVM. http://www.rivm.nl/vtv/object_document/o1762n18478.html. 2006.

Ryan DK, Ploski C, Emans JB. Myelodysplasia - the musculoskeletal problem: habilitation from infancy to adulthood. Phys Ther. 1991;71:67-78.

Schoenmakers MA, Jansen C. Perifeer neurologische aandoeningen: Fysiotherapie bij kinderen met spina bifida. In: Empelen R van, Nijhuis-van der Sanden R, Hartman A, editors. Kinderfysiotherapie. 2e druk. Maarssen: Elsevier; 2006. pp. 481-504.

Schoenmakers MA, Gulmans VA, Gooskens RH, Helders PJ. Spina bifida at the sacral level: more than minor gait disturbances. Clin Rehabil. 2004;18:178-85.

Schoenmakers MA, Helders PJ, Hilleart J, Gorter JW, Takken T. Physical activity, exercise capacity and muscle strength in indepent ambulating children with lumbosacral spina bifida. Dev Med Child Neurol. 2005a;47:53.

Schoenmakers MA, Uiterwaal CS, Gulmans VA, Gooskens RH, Helders PJ. Determinants of functional independence and quality of life in children with spina bifida. Clin Rehabil. 2005b;19:677-85.

Schoenmakers MA, Groot JF de, Gorter JW, Hillaert JL, Helders PJ, Takken T. Muscle strength, aerobic capacity and physical activity in independent ambulating children with lumbosacral spina bifida. Disabil & Rehabil. In press 2008.

Sharrard WJW. The segmental innervation of lower limb muscles in man. Ann Royal Coll Surg. 1964;35:106-22.

Simeonsson RJ, McMillen JS, Huntington GS. Secondary conditions in children with disabilities: spina bifida as a case example. Mental retardation and developmental disabilities research reviews. 2002;8:198-205.

Steele CA, Kalnins IV, Jutai JW, Stevens SE, Bortolussi JA, Biggar WD. Lifestyle health behaviours of 11-16 year old youth with physical disabilities. Health Education Research 1996;11:173-86.

Verhoef M, Barf HA, Post MW, Asbeck FW van, Gooskens RH, Prevo AJ. Secondary impairments in young adults with spina bifida. Dev Med Child Neurol. 2004;46:420-7.

Register

6-minuten loopafstand 231
6-minuten wandeltest 55, 56
10-herhalingsmaximum 82
20-meter shuttle run test 57

aangeboren hartafwijking 145
actine 19
acute lymfatische leukemie (ALL) 198
adaptatie 62
adaptatiefase 65
ademfrequentie 31
ademhaling 22
adenosinetrifosfaat (ATP) 16, 75
ADHD 55
adrenaline 23
aerobe capaciteit 28, 117
aerobe efficiëntie 150
aerobe scoop 21
aerobe training 62, 70
alvleesklier 140
anaerobe capaciteit 32
anaerobe drempel (AD) 71
anaerobe glycolyse 39, 75
anaerobe inspanning 20
anaerobe metabolisme 75
anaerobe training 62, 74
anaerobe-aerobe vermogenratio 34
anemie 183, 184
arterial switch operatie 156
arterioveneus zuurstofverschil 30
artritis 169
artslagreserve 219
ASO 156
Åstrand Test 53
atlantoaxiale gewricht 174
ATP 19
atriumseptumdefect (ASD) 146, 150, 151

basaalmetabolisme 21
beenmergtransplantatie 199

beweeginterventie 194
bewegen en diëten 193
bewegingsuitslag 81
blessures 67
bloed 14
bloedarmoede 14
bloedlactaat 218
bloedlactaatconcentratie 72
bloedsuikerspiegel 136, 137
Body Mass Index 192
bohr-effect 22
Bruce Protocol 52

capillair 19
cardiorespiratoire training 62
catecholamines 38, 140
β-cellen 139
cerebrale parese 106
chiari-II-malformaties 227
Childhood Health Assessment Scale 220
Childhood Myositis Assessment Scale 220
chronischevermoeidheidssyndroom (CVS) 115
chronotropische incompetentie 176
circuittraining 110
coarctatio aortae 162
concentrisch 63
contra-indicaties 164
coronaire circulatie 16
cortisol 140
creatinefosfaat 17, 75
criteria voor het afbreken van een inspanningstest 54
critical power 72
cystic fibrose (CF) 48, 58, 122

Dallas bedrest and training study 44
deconditioneren 184
deconditionering 117

dermatomyositis 220
desatureren 160
detraining 64
diabetes mellitus 135
diabetes mellitus type I 135
diabetes mellitus type II 135
dialyse 183
ductus arteriosus 155
duurtests 219
duurtraining 70
dystrofinopathieën 214

EIA 98
EIB 98
eigen veldtest 58
eilandjes van Langerhans 135, 139
eiwitten 17
energierijke fosfaten 72
energiesystemen 18
energieverbruik 232
energy cost of locomotion 31, 231
EPO 185
erytrocyten 14
erytropoëtine 183
etnische verschillen 30
excentrisch 63
exercise-induced bronchoconstriction, EIB 95

facioscapulohumerale musculaire dystrofie (FSHD) 216
fast-twitch spiervezels 63
FEV_1 155
Fick-vergelijking 159
fietsergometer 52
FITT-factoren 67, 68, 162, 179, 196
FITT-factoren voor kinderen met een hartaandoening 149
FITT-principe 67
foliumzuur 227
fontan-circulatie 146, 157, 159, 161, 164
fontan-patiënt 162
formule van Karvonen 85
Forrestplot 200
fosfaatsysteem 75
fractuurrisico 208
Frank-Starling mechanisme 24
frequentie 67, 68
FVC 155
fysieke training 62
fysiologische veranderingen 62

gemodificeerde shuttle test 58
gewrichtsontsteking 169
gewrichtszwelling 169
glucagon 140
glucose 17
glycogeen 17
glycogeenstapelingsziekten 217
glycolyse 75
Godfrey Protocol 52
groei 62
groeihormoon 70, 140
groeihormoonspiegel 183
Gross Motor Function Classification System (GMFCS) 107

halfwaardetijd 37
halve Bruce Test 52
hart- en vaatziekten 139, 140, 191
hartfrequentie 23
hartfunctie 145
hartminuutvolume 23, 117, 158, 160
hartrevalidatieprogramma 147
hartslagmeters 164
hartslagreserve 74
Harvard Alumni Study 42
hematocriet 14
hemiplegie 108
hemodialyse 182
hemoglobine 13, 23
herstel na inspanning 36
hoge ademfrequentie 22
hoge bloeddruk 164
homeothermen 24
H^+-ionen 72
hydrocefalus 227
hyperglykemie 138
hyperinsulinemie 141
hyperlaxiteit 206
hyperlipidemie 139
hyperplasie 63
hypertensie 139, 183
hypertrofie 63, 78, 162
hyperventilatie 72
hypoactiviteit 22, 175, 230
hypoglykemie 48, 136, 138, 140
hypoplastische linkerhartsyndroom 157
hypoplastische rechterhartsyndroom 157

inactiviteitgerelateerde ziekten 42
inclusion body myositis 221
indicaties voor een inspanningstest 50

individualiteit 65
inflammatoire myopathieën 220
inspanningsastma 97
inspanningsstimulus 63
insuline 136, 138, 139
insulineachtige groeifactor 70
insulinegevoeligheid 141
insulineresistentie 139
intensiteit 67, 68, 73
intervaltraining 72, 73
ischemie 16
isometrisch 63

juveniele dermatomyositis 220
juveniele idiopathische artritis (JIA) 169
juveniele polymyositis 220

kanker 201
kerntemperatuur 24
ketoacidose 137
ketonlichamen 137
kinderkanker 198
kooldioxideconcentratie 22
krachttraining 62, 78, 141, 219
krachttrainingsonderzoek 215

laboratoriumtests 51
lactaat 72
lactaatconcentratie 36
lactaatgehalte 72
laesieniveau 228
leukemie 198
lichaamscirculatie 16, 158
limb-girdle dystrofie 215
lipomyelomeningokèle 231
longcirculatie 14
longen 13
longslagader 157
loopband 52
lumbosacrale laesies 229

maximale hartfrequentie 30, 160
maximale zuurstofopname 44
Mean Muscle Power Test 110
mentale retardatie 174, 175
metabole equivalent (mET) 43
metabole myopathieën 216
metabole non-specialist 34
metabole scoop 21
metabole stoornissen 184
metabole syndroom 139

mitochondria 218
mitochondriële myopathieën 218, 219
motor units 63, 76
mustard 157
myelomeningokèle 231
myosine 19

natuurlijke ontwikkeling 62
Nederlandse Norm Gezond Bewegen 45
nervus vagus 23
nierfunctie 182
nierinsufficiëntie 182, 186
niertransplantatie 184
normoglykemie 140

obesitas 175, 191, 196, 230
ochtendpols 67
one size fits all 82
one size fits all-principe 65
optimale belasting 64
osteogenesis imperfecta 205
overbelasting 211
overcompensatie 65
overgewicht 218
overgewicht (obesitas) 42
overlevingskans 43
overload-principe 211
overtraining 67

parasympathische activiteit 38
partiële cavopulmonale connectie (PCPC) 158
patent foramen ovale 15
patiënten met transpositie van de grote vaten 146
periodisering 67
peritoneale dialyse 182
physical working capacity 153
piekvermogen 75
pijn op de borst 164
plateauvorming 65
polymyositis 220
puberteit 73
pulmonalisatresie 157, 158
pulmonalisstenose 152

RER 20, 23, 221
respiratoir quotiënt (RQ) 23
respiratory-exchange ratio (RER) 20
reuma 169
reumatische aandoeningen 169

reumatoïde arthritis 169
reversibiliteit 64
richtlijnen voor dagelijkse beweging voor kinderen 46
rijping 62
ritmestoornissen 164
rode bloedcellen 14
rustmetabolisme 179
SB arperta 227
shuttle run 176
shuttle tests 57
shuttle wandeltest 57
slagader 156
slagvolume 23, 160
spasticiteit 106
spastische diplegie 108
specificiteit 63
spieratrofie 183, 186
spierfysiologie 35
spierglycogeen 20
spierkracht 34, 220
spiermassa 185
spiermetabolisme 16
spierschade 184
spiervezeltypen 19
spiervezeltypering 76
spierziekten 214
spina bifida 227
spinale musculaire atrofie 215
sportparticipatie 145
sportvoeding 136
sprinttraining 72
stretching 153
ST-segmentdepressie 164
submaximaaltests 53
submaximale intervaltraining 75
suikerziekte 135
supercompensatie 65
syndroom van Down 174, 177

testosteron 70, 79
tetralogie van Fallot 146, 152, 153, 154, 164, 174
tijd 67, 69
training 146, 177, 186
trainingsadvies 56
trainingsgeschiedenis 64
trainingsprogramma 184
trainingswetten 63
transplantatie 182
transpositie van de grote vaten 155

tricuspidalisatresie 157
trisomie van chromosoom 21 174
tv-kijken 195
type 67, 69
type-II-diabetes 139
type-I-spiervezels 21

use it or lose it-principe 64

vaardigheidstraining 76
veldtests 55
vena cava superior 158
ventilatie 31
ventilatoire drempel 73
ventilatoire equivalent 31
ventriculair septumdefect 148
ventriculaire cardiale disfunctie 184
vergelijking van Fick 13, 23, 29
verminderde meeropbrengst 65, 71
vermoeidheid 47, 115, 116
vermoeidheidsklachten 42
verzuring 72
vet maar fit 195
vetpercentage 185
vetten 17
vetverbranding 21, 141
vetvrije massa 193
vetzuuroxidatie 20, 219
vetzuuroxidatiestoornissen 218
volumeoverlading 158
VO_{2max} 12, 31, 44
VO_{2piek} 28, 31, 44

warmtehuishouding 24
weerstand 209
weerstandstraining 78
Wingate Anaerobe Test 33

zelfvertrouwen 80
zenuwstelsel 76
ziekte van Duchenne 214
ziekte van McArdle 217, 218
ziekte van Tarui 217
zuurstofopnamekinetiek 72
zuurstofopnamereserve 74
zuurstofpols 162
zuurstofschuld 39
zuurstofspanning 160
zuurstoftransportsysteem 12, 13
zweetklieren 25

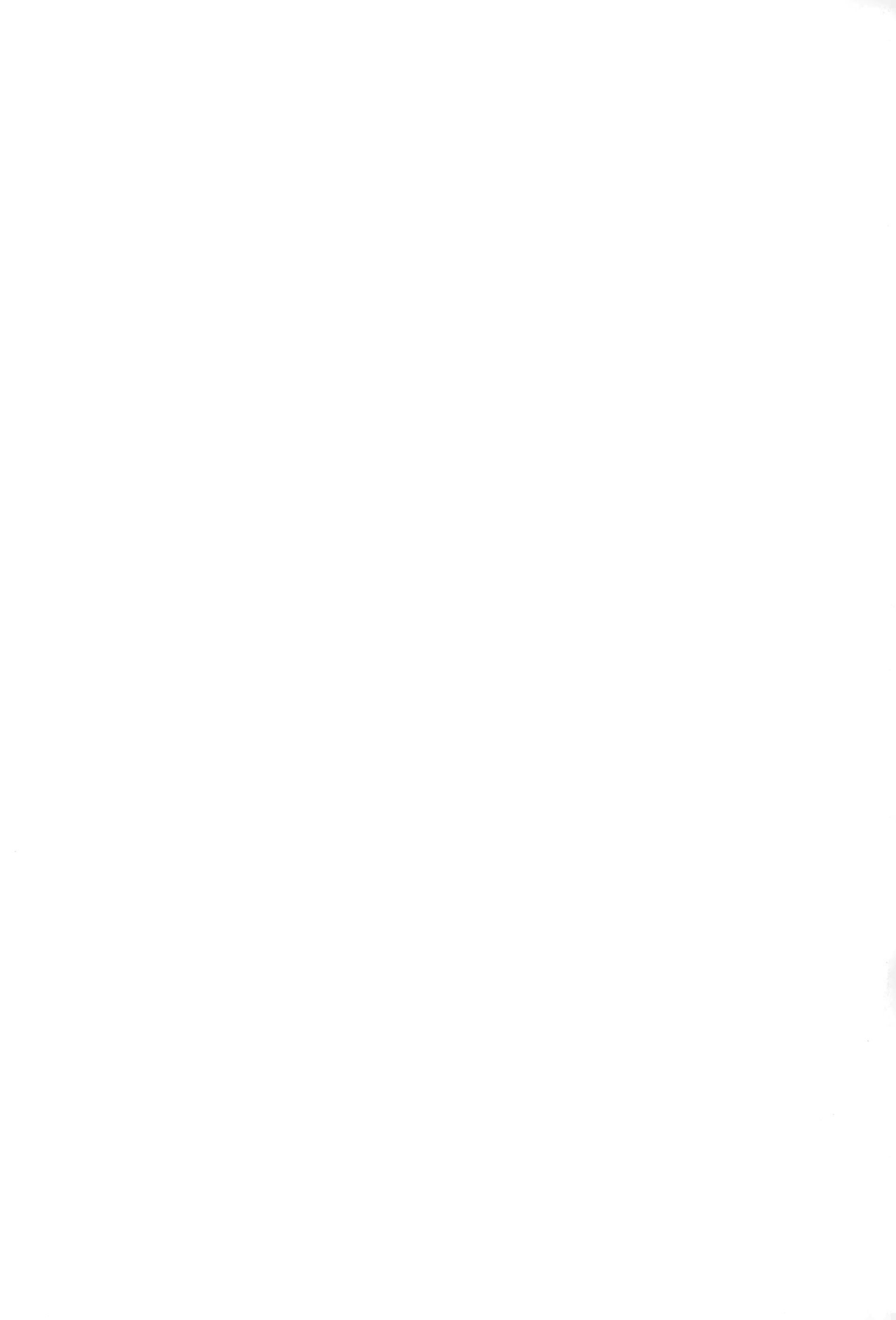

GPSR Compliance

The European Union's (EU) General Product Safety Regulation (GPSR) is a set of rules that requires consumer products to be safe and our obligations to ensure this.

If you have any concerns about our products, you can contact us on

ProductSafety@springernature.com

In case Publisher is established outside the EU, the EU authorized representative is:

Springer Nature Customer Service Center GmbH
Europaplatz 3
69115 Heidelberg, Germany

www.ingramcontent.com/pod-product-compliance
Ingram Content Group UK Ltd.
Pitfield, Milton Keynes, MK11 3LW, UK
UKHW051250180426
11947UKWH00020B/1627